Prima edizione italiana: ottobre 2007
Seconda edizione italiana aggiornata e corretta: febbraio 2008
Terza edizione italiana: gennaio 2010
Quarta edizione italiana aggiornata e corretta: aprile 2012
Quinta edizione italiana aggiornata e corretta: gennaio 2015
Stampa Grafica DGS – Varazze (SV)
Distribuzione nelle librerie: Gruppo Editoriale Macro

ISBN 978-88-907804-1-7

Per informazioni e ordini del testo si prega contattare l'Autore
E-mail: claudiotrupiano@gmail.com

Avvertenze
Questo libro è prodotto e pubblicato dall'autore, con la distribuzione editoriale esclusiva di Macro Edizioni.
L'autore declina ogni responsabilità circa le informazioni scientifiche e sanitarie contenute nel libro.
Ogni riferimento ai processi patologici si fonda sulle ricerche e sulle scoperte fatte dal dr. R.G. Hamer, oggi non ancora verificate e riconosciute da parte della Medicina accademica e ufficiale.
Si rammenta pertanto al lettore che questo testo non intende essere sostitutivo di alcuna terapia.
Per qualsiasi caso il lettore è tenuto a rivolgersi a terapeuti competenti, libero di confrontare rischi e benefici delle diverse terapie disponibili.

Claudio Trupiano

Grazie dottor Hamer

Un anello mancante nell'evoluzionismo di Darwin: la causa e il senso biologico delle malattie, dal raffreddore al tumore

...non ancora per tutti!

Macro Edizioni Distribuzione

SOMMARIO

Prefazione di Marco Pfister

Sono lieto di presentarvi questo testo che ci parla con semplicità e precisione delle meravigliose scoperte del dr. Hamer.

Questo libro, redatto con profonda dedizione e sensibilità da Claudio, ci permette di entrare, pagina dopo pagina, in empatia con la nostra esistenza come esseri in evoluzione, evoluti pazientemente per milioni di anni, nelle braccia amorevoli di "Madre Natura".

Mosso dal tenace desiderio di comunicare al lettore la propria meraviglia, la propria gioia e il suo rispettoso stupore di fronte all'immenso creato, egli ci porta a considerare "l'uomo nuovo" che sta nascendo, con la consapevolezza che nulla della nostra biologia sia frutto del caso e tantomeno possa essere considerato nelle sue accezioni di maligno o benigno. In effetti, quello che noi classifichiamo comunemente come "malattia" contiene già di per sé il prefisso "mal-", dandoci quindi, in modo scontato, la sensazione di una "cosa" cattiva o sbagliata. Grazie alle scoperte capovolgenti del dr. Hamer, siamo ora in grado di riappropriarci, giorno dopo giorno, della nostra esistenza di "uomini nuovi", liberi dall'insensata angoscia del "maligno" che ci fa la posta dietro ogni angolo, dietro ogni colpo di vento o, peggio ancora, che ci cade addosso per "sfortuna". L'autore ci guida con semplicità e schiettezza attraverso argomentazioni scientifiche, considerazioni filosofiche, aneddoti e relazione di casi clinici, al fine di renderci fruibile questo fondamentale bene dell'umanità che sono le *Cinque Leggi Biologiche* donateci, grazie ai decennali lavori di ricerca scientifica, dal dr. Hamer e da lui definite il fondamento della "Nuova Medicina Germanica".

Permeandoci della profonda comprensione della Natura e delle sue leggi fondamentali, possiamo sentire come il nodo scorsoio della paura e del panico, impostoci ipnoticamente da un continuo martellamento mediatico in relazione alla "malattia" e al "brutto male", inizia progressivamente ad allentarsi sino a sciogliersi completamente. Siamo quindi in grado, quali "uomini liberi", di ammirare come da sempre la Natura abbia predisposto delle precise reazioni sensate del nostro organismo atte a fronteggiare con forza ed eleganza gli eventi della nostra esistenza che richiedevano una reazione immediata e una capacità di adattamento evolutivo. Questo ci allontana inevitabilmente sempre più dalla vecchia tradizione medico-riduzionistica da un lato, portatrice dei concetti ormai desueti che presumono un errore o uno sbaglio della natura: la cellula impazzita, il DNA portatore di geni patogeni, il sistema immunitario deficiente o del microbo infettivo, ecc. D'altro lato ci allontana dall'antica tradizione medico-religiosa che presume un castigo divino: uno spirito maligno da estirpare, una colpa da espiare o una prova da sopportare per diventare più buoni o spirituali.

Il cambiamento radicale e profondo del paradigma della malattia che ne consegue, non corrisponderà quindi ad un semplice "perfezionamento" delle vecchie tradizioni, ma consiste nella nascita di una vera e propria *nuova tradizione* in medicina!

Questa **"nuova medicina"**, basandosi in effetti su concetti e riferimenti del tutto rivoluzionari e precisamente verificabili, non potrà di conseguenza più essere "amalgamata" alle vecchie credenze. Essa produrrà inevitabilmente un cambiamento radicale sia nella prassi medico-terapeutica, sia nella nostra modalità di essere "pazienti". La conoscenza approfondita delle *Cinque Leggi Biologiche* permetterà la nascita del **"nuovo medico"** che finalmente potrà esercitare la sua arte sapendo precisamente perché il paziente ha quello che ha, accompagnando, alla pari, il **"nuovo paziente"** che, consapevole del perché ha quello che ha, non delega più a nessuno la responsabilità della propria salute e sceglierà le cure a lui più adeguate verso il proprio benessere.

A Claudio, va il mio grazie di cuore per l'entusiastico e coinvolgente contributo nella divulgazione di questo nuovo modo di intendere la malattia e mi associo al titolo **"Grazie dottor Hamer"**, al quale va tutta la mia gratitudine per la scoperta di questo bene dell'umanità, affinché presto possano nascere sempre più "uomini nuovi" responsabili e liberi dalla paura.

Con l'auspicio mio più grande che questa nuova medicina diventi presto **"per tutti!"**

Marco Pfister

Ringraziamenti

Spesso, lo confesso, ho saltato la lettura dei ringraziamenti degli autori.

Ora mi rendo conto che sono importanti. La riconoscenza alle persone che contribuiscono alla riuscita di un libro, permette che non vada persa la loro energia.

Ripeto quindi volentieri questa prassi, felice di testimoniare lo sforzo delle persone nominate.

Purtroppo la parola "grazie" viene usata così spesso che, quando si vorrebbe darle il giusto peso, ci si accorge che è quasi scontata.

Con tale disposizione esprimo la mia gratitudine e riconoscenza a queste persone.

Ringrazio Alba Lercara di Firenze, che la sorte mi ha fatto incontrare casualmente, ma come sempre, nulla è a caso.

Grazie a lei questo libro ha potuto essere "pulito" con la sua opera di editing (e chi la fa più?).

Se non peccassi di presunzione nell'accostamento manzoniano potrei dire che anch'io "... sono andato a sciacquare i panni in Arno".

Un po' più di un "grazie" lo devo alla sua dedizione di cuore, in aggiunta alla sua professionalità, spinta dal credo e dall'entusiasmo comuni nelle scoperte del dottor Hamer.

Ringrazio Silvia, senza la quale non avrei creduto di arrivare in fondo ai libri di Chimica e di Medicina, dopo quelli di Diritto.

Ringrazio Chiara e Daniela che, come due "picchi caterpillar", hanno raccolto la sfida di trovare più errori possibili da correggere.

Ringrazio Simona per il suo prezioso e appassionato contributo alla supervisione tecnica di tutto il libro.

Ringrazio tutti i soci di A.L.B.A, i componenti del Consiglio Direttivo e del Comitato Scientifico che, con la loro professionalità e dedizione allo studio di questo capovolgimento scientifico, mi hanno aiutato nel portare avanti la sfida di un cambiamento.

Claudio Trupiano

Noi confessiamo più facilmente
i nostri errori, difetti e peccati morali che non quelli
scientifici.

Ciò deriva dal fatto che la coscienza è umile e
si compiace addirittura di essere umiliata.

Invece l'intelletto è altezzoso e,
se è costretto a smentirsi cade in preda alla disperazione.

Da ciò deriva che le verità rivelate vengano prima
ammesse in segreto,
poi si diffondano a poco a poco,
finché ciò che si era ostinatamente negato
non possa da ultimo apparire come qualcosa di affatto
naturale.

Johann Wolfgang Goethe

PREFAZIONE

"La Nuova Medicina è una bomba di pace"
Ryke Geerd Hamer

Alcuni anni fa incontrai un uomo che mi disse di non credere più in Dio.
Suo figlio era morto di tumore e i medici gli avevano detto che la causa era una proliferazione di cellule maligne e impazzite. Non era possibile, secondo lui, che questo potesse accadere in un mondo voluto da un Dio, considerato buono e giusto.
Anche volendo considerare lo sfogo di questo signore e comprendere la tristezza di un padre, non potevo non riconoscere un fondo di verità nelle sue considerazioni.
Ma, a parte questa storia, mi sono ritrovato diverse volte a vivere lo sconcerto per molti buchi neri della Medicina moderna: l'incomprensibile ineluttabilità della malattia, considerata dalla scienza attuale come un errore della Natura; il tutto in un contesto, ritenuto scientifico, ma dove è dato per scontato il fatto che non si conosca quasi mai la causa delle malattie.
Così, inoltre, si resta amaramente rassegnati di fronte all'affermazione secondo la quale le malattie, definite autoimmuni, sarebbero delle sconosciute reazioni di un sistema immunitario che, un giorno e a caso, invece di continuare la sua funzione di difesa, decide di rivoltarsi contro di noi.
Poi, una delle maggiori contraddizioni della scienza attuale è che, da una parte si avalla l'evoluzionismo darwiniano, mentre dall'altra ci si continua a chiedere come sia possibile che, a fronte della tendenza al miglioramento evolutivo delle specie, aumentino invece, senza apparente ragione, le malattie degenerative, contravvenendo così i fondamenti delle scoperte di Darwin.
Come non vivere, infine, una sorta di tristezza d'impotenza di fronte al ricorrente, e ormai usurato, epilogo finale: la causa è genetica! E così è come essere archiviati "SS = scientificamente sfigati".

Ora, finalmente, per me come per molte altre persone, tutti questi interrogativi e perplessità hanno trovato una risposta, dopo aver conosciuto le scoperte del dottor Hamer.

Perché scrivere un libro?

Ne sono certo. Ho un debito di gratitudine verso la vita, che mi ha dato la possibilità di apprendere queste conoscenze.

Quando ho sentito il bisogno di pagare il mio debito, e di non considerarmi semplicemente una persona fortunata, ho compreso che il modo migliore sarebbe stato contribuire a trasmettere questa conoscenza, per consentire anche ad altri di essere protagonisti della nascita di una "Nuova Medicina", così come ora potrei incontrare quel padre, addolorato dalla morte del figlio, e dimostrargli il senso biologico di quanto accaduto.

Non è certo mia intenzione riscrivere quanto già pubblicato da Hamer, non ne sarei degno.

Perché allora scrivere un libro?

Per due motivi: il primo per rendere una testimonianza della verifica delle teorie di questo medico tedesco, maturata dopo un'esperienza di molti anni di studio.

Il secondo, perché avendo avuto la possibilità di conoscere personalmente Hamer e di vivere direttamente alcuni suoi momenti di vita, ho sentito la necessità di un contributo di chiarezza, a fronte di un diffuso dilagare di notizie inesatte sulle sue scoperte, oltre a quelle volutamente denigratorie sulla sua persona.

Le integrazioni con le altre discipline

Per diversi anni ho studiato e approfondito le scoperte di Hamer insieme ad altri, medici e terapeuti, che in Italia hanno avuto il coraggio e l'entusiasmo di portare avanti questa ricerca.

La certezza della scoperta di Leggi Biologiche, e quindi universali, mi ha consentito di raccogliere molti casi e vicende di persone con patologie che confermano la valenza del lavoro di Hamer.

Ma se la verifica sui casi proposti dai pazienti è prioritaria, in quanto finalizzata alla salute della persona, non meno entusiasmante è la verifica, in sede di studio, delle integrazioni con tutte

le altre discipline scientifiche, che risultano reciprocamente comprovabili.
Così ho analizzato e verificato le diverse interconnessioni e comparazioni tra le scoperte del medico tedesco e altre discipline come la biologia, la neurologia, la botanica. Da questi studi comparati vengono ridefinite e rivisitate discipline come la psicologia, la psicosomatica, la psichiatria, oltre che naturalmente tutta l'impalcatura della Medicina classica.
Il tutto a vantaggio della costruzione esatta di un puzzle scientifico dove l'essere umano, nella sua integrità di psiche, cervello e organo, trova la spiegazione e il senso biologico di fenomeni sinora sconosciuti nel contesto globale della vita.
Da questa nuova prospettiva d'indagine nella Medicina ne consegue una rivoluzione del sistema e, come analizzeremo, non è certamente facile accettare una rivoluzione, specie in un settore come la Medicina, da sempre restio a riconoscere novità scientifiche, se non prodotte dal sistema stesso.

Un nuovo approccio conoscitivo della Nuova Medicina
Per l'esposizione delle scoperte di Hamer considero determinante, sino a costituire la finalità principale del libro, proporre un nuovo approccio conoscitivo.
Infatti spesso si parla di Hamer riferendosi solo ai tumori e, inevitabilmente, l'apprendimento e la verifica, per molti motivi, diventano difficili. Invece si può arrivare, meglio e prima, alla comprensione delle Leggi Biologiche scoperte da Hamer, verificando e analizzando i programmi biologici delle malattie, per così dire, **più semplici**.
Un contributo di chiarezza, mi è stato chiesto più volte dai partecipanti ai corsi che ho tenuto in giro per l'Italia e, io stesso, mi sono accorto che, dalla lettura dei testi pubblicati, sia da parte di Hamer sia di altri, il contenuto essenziale delle nuove scoperte si disperde per la difficoltà di comunicare questi concetti.
Per chiarire meglio il mio intento, posso riferirmi all'entusiasmante esperienza di essere stato chiamato a correggere la forma in italiano del suo libro principale, "Il Testamento per una Nuova Me-

dicina" tradotto dal tedesco: 1300 pagine scritte "con il cuore e con il furore" di un genio arrabbiato.
Trasparivano con forza le emozioni di uno scienziato al quale, per anni e in tutti i modi, si è cercato di impedire la diffusione delle sue scoperte, sino ad arrivare alla radiazione dall'Ordine dei medici e a ben due incarcerazioni.
Non è stato facile quindi porre mano alla forma italiana di un testo, del quale dovevo mantenere l'integrità della traduzione da una parte e nel contempo rendere leggibile un travaso continuo di punti esclamativi, interiezioni e puntini infiniti di sospensione a chiusura delle frasi.
Inoltre, l'elevato contenuto medico-scientifico e l'enorme portata di novità in sede di diagnosi medica hanno creato non poche difficoltà di comprensione anche agli stessi operatori nel campo medico.
Di certo restano nel cuore del lettore la sofferenza di Hamer come uomo-padre e la sua rabbia di uomo di scienza incompreso, ma coloro che oggi sono arrivati alle conclusioni dell'enorme mole di ricerca e di lavoro effettuati da quest'uomo, non possono non rimanere estasiati di fronte alla meraviglia di una Nuova Medicina fondata su semplici regole biologiche dell'universo, da sempre esistite, ma mai rilevate sino a ora.
Lo stupore maggiore nasce proprio dopo che si è superata la difficoltà di accettare la paradossale semplicità di queste scoperte.
Ecco la ragione del desiderio di esaudire le aspettative di un pubblico più vasto, attraverso un linguaggio meno tecnico e più accessibile, con un testo integrativo a carattere divulgativo.
Ovviamente, l'invito per medici e terapeuti è quello di approfondire lo studio sui testi scritti dal medico tedesco, anche se l'auspicio, un po' presuntuoso, è che la parola "invito" si traduca in "necessità".
Colgo l'occasione, al riguardo, per preannunciare che a questo testo divulgativo seguirà la stampa di un altro testo, più completo dal punto di vista clinico-medico, a cura del Comitato Scientifico dell'Associazione A.L.B.A.

Le Leggi Biologiche: il piacere di scoprire ciò che esiste da sempre.

La chiarezza che mi sono prefissato non è però solo espositiva, riguarda anche le interpretazioni che, da più parti, nascono in merito ai contenuti originali delle teorie di Hamer, oltre ai giudizi sulla persona stessa.
Molti hanno travisato i concetti cardine del conflitto biologico e mischiano in un unico calderone psicanalisi, psicologia e biologia, quasi a voler accreditare la psicosomatica o altre discipline che in qualche modo si rifanno alla psiche: nulla di tutto questo.
Altri poi hanno spesso contribuito alla confusione dell'opera di Hamer, limitandosi alle sue dichiarazioni personali, cogliendone solo i contenuti politici, sino alla strumentalizzazione, per fini denigratori, di alcune prese di posizione nei confronti di ebrei o di cattolici, ma senza considerare i concetti più autentici che il medico tedesco ha voluto trasmettere nei confronti di una certa classe politico-religiosa.
C'è poi chi ha pensato bene di appropriarsi in qualche modo dei suoi insegnamenti, camuffandoli con storture di termini o applicazioni personali e arbitrarie, finalizzate al proprio "giardinetto di interessi".
Ma per tutti valga questa considerazione: esiste un giudice inappellabile e del tutto imparziale di fronte a ogni tentativo di personalizzazione o appropriamento indebito delle sue scoperte. E questo giudice, una volta conosciuto, dovrebbe dissuadere chiunque dal voler speculare sul suo lavoro. Si tratta dell'assunto finale e fondamentale, al quale si arriva al termine dei suoi studi: **Hamer non ha scoperto un farmaco nuovo o una nuova terapia, ma semplicemente delle Leggi Biologiche, e quindi non brevettabili**, senza possibilità alcuna di registrazione di marchi o di vendita di nuovi prodotti.
Non si possono quindi manomettere o interpretare, né tanto meno farne strumento di speculazioni commerciali.
Le Leggi Biologiche **sono nella e della Natura da sempre**, e continueranno il loro percorso nel contesto evolutivo, nonostante i tentativi di personalismo connaturati all'essere umano.

Diversamente però da una scoperta di valore tecnico-scientifico, quale potrebbe essere una legge fisica o chimica, qui siamo di fronte a una rivoluzione per la salute dell'individuo, e quindi a un bene dell'umanità.
E' sufficiente conoscere le Leggi Biologiche, verificarle, per poi divulgarle.

Una richiesta ufficiale al Ministero della Salute
Il risultato principale dell'attività di ricerca svolta dal gruppo di studio dell'Associazione A.L.B.A. è costituito dal deposito, effettuato il 20 ottobre 2006 a Roma, presso il Ministero della Salute, di una richiesta formale, sottoscritta da un Comitato di medici, affinché in un consesso scientifico si proceda a una verifica ufficiale delle scoperte fatte da Hamer.
Alla messa in stampa del libro, dopo circa un anno dalla richiesta formale, è appena iniziato uno scambio di corrispondenze, che, sebbene sia ancora a livello di battute iniziali, lascia aperto uno spiraglio di dialogo, con la speranza di fornirvi il seguito nelle edizioni aggiornate del libro.

Questi dunque gli obiettivi del libro, ma cogliere la vera portata e il senso profondo di quanto mi sono proposto, sarà possibile solo alla fine della lettura.
Più vasta sarà la risonanza e la comprensione di tutto questo, tanto più grande sarà l'eco del "Grazie dottor Hamer" formulata nel titolo del libro.

INTRODUZIONE

"Se volete fare delle nuove scoperte,
ascoltate semplicemente il battito della Natura"
Ryke Geerd Hamer

I FONDAMENTI DI UNA RIVOLUZIONE

Di fronte al proliferare di infinite profezie e statistiche ricorrenti, meravigliosamente illusorie o terribilmente catastrofiche, le scoperte di Hamer rappresentano una vera trasformazione e un radicale capovolgimento della Medicina.
Le implicazioni derivanti da queste scoperte comporteranno una rivoluzione nell'accezione di tutto ciò che, oggi, significa malattia.
Due sono i pilastri alla base di queste nuove conoscenze:
a) il riconoscimento, finalmente su basi scientifiche, della psiche umana nella ricerca della causa delle malattie, e quindi un capovolgimento della diagnosi medica;
b) una nuova strutturazione biologica dell'evento sinora definito malattia, scoprendo un senso biologico in ciò che sinora è stato interpretato come un errore della Natura.
I segnali che provengono dalla interdisciplinarità tra Medicina e Psicologia, e dalle svariate medicine complementari o alternative, lasciano intendere che l'umanità è pronta a considerare il primo aspetto: il coinvolgimento della psiche umana nella diagnosi medica.
Kalil Gibran ha scritto: "Non c'è nulla che si possa insegnare a un uomo, che non sonnecchi già nell'alba della sua conoscenza".
Per molte persone i tempi sono maturi per il sorgere di quest'alba.
Certamente più radicali e rivoluzionarie sono invece le implicazioni derivanti dal secondo aspetto: la scoperta scientifica della nuova strutturazione biologica della malattia.

a) La psiche umana alla base della diagnosi medica

Sostenere di essere di fronte a un capovolgimento copernicano nella Medicina, potrebbe sembrare arrogante e presuntuoso, soprattutto in un mondo mediatico-farmaceutico dove la soluzione delle malattie sembra essere sempre dietro l'angolo.

Ma le scoperte di Hamer non propongono l'ennesimo farmaco-miracolo o una Medicina migliorata grazie a nuove sperimentazioni. Comportano una svolta radicale nel sistema diagnostico: la scoperta della vera causa delle cosiddette malattie.

Con la Nuova Medicina la presunzione della certezza dei risultati è pari a quella di chi sia riuscito a scoprire con meraviglia che, invece di continuare a usare stracci e secchi per asciugare un pavimento sempre bagnato, è sufficiente e fondamentale chiudere prima il rubinetto.

Ma andiamo con ordine, anche perché, come per ogni rivoluzione, occorrerà molta umiltà e tanto coraggio per reimpostare i dati del passato, raccogliere ciò che è ancora valido e abbandonare quello che non serve più.

Da dove nasce tutta la costruzione di Hamer?

La chiave si trova nella connessione tra Psiche-Cervello-Organo, un esatto e preciso collegamento tra conflitto biologico e malattia.

Per ora accontentatevi di leggere per la prima volta il termine "conflitto biologico", poi un capitolo intero sarà dedicato alla spiegazione di questo concetto rivoluzionario.

Con ossessiva scientificità e riproducibilità, vedremo, quasi con meraviglia, che a ogni malattia corrisponde un determinato conflitto della persona e solo quello.

La Medicina ufficiale ammette, non senza difficoltà, un generico collegamento tra le malattie e la psiche, riferendosi al "logorìo della vita moderna" etichettato con la parola "stress". Non si va però oltre a questo vago riferimento e, in ogni caso, non tornano i conti per spiegare come, ad esempio, la maggior parte dei pendolari che percorrono tutti i giorni le tangenziali di Milano o il raccordo anulare di Roma, nonostante il quotidiano stress, riescano comunque a mantenersi in salute.

Ora, grazie alla Nuova Medicina, invocare genericamente lo stress

non ha più senso.
Scopriremo anche come altri tentativi di studi, tipo la psicosomatica o la bioenergetica, che riconducono in qualche modo alla sfera emozionale la causa presunta di alcuni disturbi, risultano alla fine imprecisi e non riproducibili.
Invece nel rigore e nella riproducibilità scientifica delle scoperte di Hamer troviamo non solo le cause vere di quello che oggi definiamo malattia, ma anche la risposta ai "perché" delle guarigioni attribuite alla Medicina ufficiale o a quelle alternative, dall'omeopatia alle discipline orientali, dall'effetto placebo ai miracoli, al karma e... chi più ne ha, più ne metta.
Hamer ha finalmente scoperto l'interazione scientifica tra Psiche, Cervello e Organo, dalla quale emerge l'esatta comprensione della malattia e della conseguente possibile guarigione.
Se questo radicale capovolgimento diagnostico ci porta scientificamente a connettere la malattia all'individuo e al suo vissuto, tutto ciò implicherà anche un'evidente conseguenza: il malato non sarà più un corpo in attesa, un numero di letto d'ospedale, un ammasso di paura che invoca una mano che lo tiri fuori, ma una persona libera e consapevole che parteciperà insieme al suo medico alla ricerca di un nuovo equilibrio.
Il risultato finale è ancora più straordinario: **il giusto connubio tra la richiesta di certezza della scienza e la variabilità della psiche umana.**
Siamo agli albori di un nuovo modo di pensare e considerare la malattia, al servizio di un *Nuovo Essere Umano*.
Quando la conoscenza di queste scoperte sarà di dominio pubblico e accettata nella sua applicazione, tutti ne potranno beneficiare consapevolmente. Però questo è ancora di difficile applicazione per due motivi.
Primo, perché anche se le Leggi Biologiche scoperte da Hamer, proprio in quanto biologiche, si ripetono continuamente in natura, di fatto, poichè non conosciute, vengono distorte o addirittura impedite da un esercizio errato della pratica medica.
Secondo, perché non sarà facile superare l'ormai consolidata e secolare accezione del concetto di malattia, dove il paziente rice-

ve "passivamente e comodamente" una terapia, mentre ora gli verrà chiesto un coinvolgimento personale e consapevole.
La comprensione di queste due considerazioni ci porterà a capire perché nel titolo del libro è stato aggiunto: "... non ancora per tutti".
Intanto però possiamo sostenere che i benefici del riconoscimento delle Leggi Biologiche sono già a disposizione di chi è pronto a comprenderle e accettarle.
Questa conoscenza implica in sostanza un aspetto dell'evoluzione **qualitativa** dell'Essere Umano, contribuendo a migliorare il cammino stesso della specie.

b) Una nuova realtà: la malattia ha un senso e un processo biologico

L' effettiva e comprovata riconducibilità alla psiche umana della causa delle malattie costituisce subito per chiunque un motivo di sorpresa e di fascino.
Questo accade, per esempio, quando con Hamer si arriva a conoscere il semplice perché di un raffreddore o il perché una malattia si manifesti sulla parte destra anziché sinistra del corpo, e così via, sino al completo mosaico causa-effetto scoperto per tutte le malattie.
Scherzosamente, in uno degli ultimi incontri con lui, un giorno ci ha detto: "Credo di aver trovato ormai tutte le connessioni tra la psiche e le malattie, devo ancora capire perché si forma il tartaro nei denti, ma senz'altro anche questo ha un suo senso biologico".
Lo studio della connessione scoperta da Hamer diventa poi quasi un gioco, quando lo si verifica su se stessi o sugli altri e, dopo la fase delle cosiddette prove, si passa alla verifica della continua riproducibilità.
Ma, dopo questo primo impatto conoscitivo, pur nella sua enorme valenza scientifica, di fatto non abbiamo ancora la risposta alla domanda: "Che cosa facciamo con la malattia?"
In fondo conoscere la causa psichica di un raffreddore o di un tumore, rispetto alla semplice imputazione allo stress o alla mutazione arbitraria di un gene del nostro DNA, non cambia la situazione di essere malati.

Per fortuna... nostra, il nostro... Hamer ha dato alla luce la vera e più importante scoperta in campo medico: **ogni processo fisiologico, sinora chiamato malattia, non è altro che un processo con una sua precisa finalità e senso biologico.**
Mi limito per ora a esporre il concetto di fondo di questa nuova accezione del termine *malattia*, mentre sarà ovviamente approfondito nei capitoli seguenti.
Nel corso dell'evoluzione della scienza medica la malattia è stata intesa nei più disparati modi, attribuendole le più svariate connotazioni, dalle primordiali di origine divina, mistica oppure esoterica, agli odierni referti medici di analisi sempre più dettagliate sul corpo umano.
Centinaia di nomi vengono usati per attribuire la paternità della scoperta e della codifica di un sintomo, mentre i medici continuano a suddividersi sempre più in molteplici specializzazioni.
Si è superata scientificamente la credenza religiosa per cui "l'infermità del corpo nasce dal peccato", ma è rimasta per tutte le malattie l'accezione di fondo: è "un errore" della Natura, del quale non si conosce la causa precisa, e l'uomo-Medicina, col suo sapere scientifico e nel suo fine terapeutico, si propone di correggere questo errore.
Terapie utilizzate: farmaci e/o interventi chirurgici.
Supporto ritenuto fondamentale: la prevenzione.
Questo è lo stesso substrato di conoscenza sul quale si è formato come medico anche Hamer. Ma dall'evento traumatico della morte del figlio è iniziato per lui un lungo periodo di riesame critico dei postulati medici.
In maniera del tutto empirica e sulla base delle osservazioni su migliaia di casi clinici, ha rielaborato non solo la ricerca della causa, ma anche il nuovo senso della malattia.
La fonte primaria alla quale ha attinto tutte le sue informazioni è **lo studio comparato dell'embriologia (sviluppo dell'embrione) e della filogenesi (evoluzione delle specie).**
Come nel gioco di un puzzle ogni riconoscimento di una scoperta andava a incastrarsi perfettamente con la precedente, sino a racchiudere e comprendere tutti i processi fisiologici dei tessuti del

corpo umano in un unico processo biologico, sensato, prevedibile e riproducibile.
Ora siamo in grado di riscontrare facilmente (..."facilmente" lo possiamo dire solo ora, dopo Hamer) che la malattia non solo non arriva più per "maledizione o malasorte ricevuta", ma nemmeno è "un errore" della Natura: è una fase utile e necessaria per compensare uno squilibrio subìto dall'individuo.
Ma il fatto di conoscere che, finalmente, esiste un processo consequenziale e preciso ci porta alla più grande conquista: **l'eliminazione della paura dell'incognito**.
Un inciso è doveroso: forse Hamer fa paura proprio perché toglie la paura, ma questa è una vecchia storia; ne parleremo.
Al nuovo medico, dopo aver appreso queste conoscenze, non resta che iniziare con il paziente un cammino terapeutico che lo vedrà responsabilizzato nel prescrivere tutto ciò che è utile, anche farmacologicamente, per portare a termine questo processo sensato della Natura, mentre il paziente diventerà protagonista e collaborerà con il suo medico per lo studio e la possibile soluzione conflittuale psichica alla base del processo insorto.

Le difficoltà di un cambiamento
Prima di passare alla trattazione non mi resta che ammonire il lettore dai facili entusiasmi e, sebbene la logica delle scoperte di Hamer risulti in definitiva ferrea e la loro semplicità quasi sconcertante, ci vorrà tempo prima della maturazione collettiva di questa rivoluzione.
Anche dopo la migliore esposizione possibile, non basta ritenere o pretendere di aver ragione, è importante che chi ti ascolta te la dia e, soprattutto, la scopra dentro di sé. Perché ciò avvenga ci sono molte resistenze da superare.
Innanzi tutto l'inevitabile sconvolgimento dello "statu quo" in Medicina deve tener conto del pensiero di Goethe, posto all'inizio del libro.
A questo riguardo la presunzione dell'essere umano nel suo credo scientifico non è un fenomeno esclusivo del campo medico, ma lo diventa, inevitabilmente e necessariamente, in Medicina

nella relazione medico-paziente.
Infatti, e qui spezzo una lancia in favore dei medici, non si può pensare che un medico, dopo anni di studio, di fronte a un paziente non confidi, sino all'atto di fede, nella validità delle sue conoscenze di base. Anzi, questa presunzione di sicurezza spesso acquista anche una valenza terapeutica nell'aspettativa del paziente.
Il rischio, però, è di rimanere abbarbicati ai fondamenti di una scienza acquisita sui libri, per cui si ricade nell'errore apostrofato da Howard Haggard nel 1941: "*L'errore più persistente nel campo della Medicina è la tendenza a considerare le cognizioni correnti come verità definitive*".
Per questo dunque, a meno che gli effetti del terremoto di una rivoluzione del genere possano farsi sentire, cosa improbabile data la posta in gioco, i tempi non possono che essere di lunga durata.
La resistenza più forte viene però da un altro dato di fatto.
L'evoluzione della scienza, e quindi dell'uomo, produce incessantemente credenze, conservando e promuovendo non quelle che servono a scoprire come funziona davvero il mondo, ma solo quelle che risultano più utili per sopravvivere. Il concetto di utilità è in fondo il metro delle scelte politico-economiche di ogni tempo e di ogni ambito sociale. Basti pensare alla scelta rimandata di soluzioni energetiche, più opportune ed economiche, ma che andrebbero ad alterare gli equilibri economici mondiali.
Questo modo di operare può anche avere un senso e una ragione di equilibrio politico, ma diventa veramente difficile accettarlo nell'ambito medico-scientifico, dove in gioco è la salute degli individui.
Sull'arte medica e sui rimedi per curare le malattie sono stati scritti fiumi d'inchiostro e milioni di libri riempiono le biblioteche del mondo; su questa carta stampata migliaia di medici si formano ed escono ogni anno dalle università.
Il campo d'azione nel quale, però, si ritrovano a esercitare, non si limita alla sperimentazione o all'attività terapeutica, il cui fine dovrebbe essere solo la salute della persona. La realtà che li aspetta è uno scenario dove spesso bisogna scendere a compromessi per

rispettare altre leggi, in particolare quelle dell'economia di mercato.
Le regole del consumismo hanno trovato infatti terreno fertile nella salute della persona, alla stregua di una categoria merceologica. Il risultato è che, come disse il sociologo austriaco Ivan Illich, "*... anche se impregnati dall'ideale strumentale della scienza, il sistema sanitario continua a creare incessantemente nuovi bisogni terapeutici*".
Allora sorge legittimo il dubbio se la Medicina preventiva non sia di fatto utile solo per prevenire ...la carenza di malati.
Lo scenario presenta da una parte un gran numero di medici, dall'altra una folla di pazienti; nel mezzo resta la malattia, necessaria materia prima per la creazione di reddito al sistema.
La testa di questo iceberg è la corsa alla brevettualità dei geni e degli agenti ritenuti patogeni. Una volta riconosciuto il brevetto, si apre il botteghino e chi è dietro stabilisce il prezzo: il test dei geni BRCA per il cancro al seno costerebbe mille dollari, ma viene venduto a tre mila dollari[1]; circa venti agenti patogeni sono di proprietà privata, dal bacillo dell'influenza *Haemophilus Influenzae* al virus dell'epatite C, E.
Il sistema quindi sembra imporre alle case farmaceutiche, e di conseguenza a tutta la classe medica, l'eufemistica speranza che la malattia non cessi mai.
Ironicamente si potrebbe affermare che avrebbe poche speranze di successo lo scienziato che volesse brevettare la pillola della salute perpetua.
Si tranquillizzi però chi continua a speculare sulla salute, perché si può presumere che la razza umana sarà ancora per molto tempo una ricca miniera di malattia, intesa nella sua vecchia accezione, dalla quale questa materia prima sarà estratta in gran quantità, per cui i tradizionali schemi "malattia = errore della Natura, Medicina = correzione dell'uomo" saranno a lungo una realtà insostituibile e primaria.
Questo anche perché, soprattutto nei Paesi più sviluppati, la salute perfetta è ormai una richiesta dominante e non c'è più tempo per sopportare un mal di testa, né tanto meno per accettare l'età

che avanza, per non parlare della paura della morte.
Quindi, tranquilli tutti, compresi gli investitori in borsa, i fatturati continueranno a salire ancora per molto, come da sempre.
Con altrettanta forza, però, aggiungo che queste considerazioni non vogliono riproporre l'ennesima visione demagogica dei grandi sistemi, qui in particolare della classe medica, ma sono dirette solo all'aspetto opportunistico del mondo della Medicina, che nulla ha di scientifico.
Del resto è risaputo che tutti i settori della vita sociale vengono e saranno sempre intaccati nella loro integrità dalle regole di un consumismo fine a se stesso, fintantoché l'ideale di benessere e di felicità sarà correlato solo al possesso.
Si tranquillizzi anche il paziente sulla definizione e sui contenuti della Medicina preventiva.
Chiaramente la prevenzione è importante, sia nei tempi di intervento, sia nella moderna strumentazione diagnostica, ma, dopo la conoscenza delle Leggi Biologiche, sarà più facile e più utile fare prevenzione, con diversi presupposti d'indagine.
Anche se serve a poco e rasenta la retorica auspicare un mondo migliore e condannare gli opportunismi, questo richiamo a una Medicina "usata" per fini economici è fondamentale per comprendere come mai da oltre 25 anni, venga osteggiato il riconoscimento delle scoperte di Hamer.
Ma perché è così pervicacemente negata la ricerca di un medico?
La risposta sarà più chiara al termine del libro, per ora accontentatevi di meditare sulla conseguenza logica dell'esempio citato nell'introduzione: se per un pavimento sempre bagnato tutti continuano solo "a comprare" stracci e secchi, cosa pensate farebbero i produttori di stracci e secchi a quello sciagurato che si permettesse di dire: "Non servono gli stracci, chiudiamo il rubinetto!"
Va da sé che i due fenomeni insieme, la presunzione scientifica e i privilegi da questa derivati, diventano resistenze fortissime di fronte a ogni cambiamento che tenti di invalidarle.
Basti ricordare gli oltre 200 anni che sono stati necessari al mondo scientifico per riconoscere che Copernico, nonostante la conferma di Galileo, aveva ragione.

Per questo spesso ci vediamo costretti e disarmati a dover riconoscere la validità del pensiero di Max Planck che scrisse: "*Una nuova verità scientifica non trionfa perché i suoi oppositori se ne convincono, quanto piuttosto perché alla fine muoiono, e nasce una nuova generazione cui i nuovi concetti diventano familiari*".
Anche se l'affermazione di Planck ha un riscontro nella storia, è auspicabile che, almeno in virtù dei mezzi moderni di comunicazione, non si debbano attendere altri 200 anni per il riconoscimento della Nuova Medicina.
La conoscenza collettiva si è evoluta e possiamo presumere che sia pronta a recepire il messaggio.
Alla base della difficoltà di ogni cambiamento c'è infine una giustificazione psicologica, che convalida i concetti sinora esposti, ed è raccolta negli studi di psicoterapia, definita "la neurobiologia del credere".
E' una spiegazione della difficoltà di ricezione e accettazione di un concetto nuovo, per cui si resta strutturati e radicati in una certa *forma mentis*.
Riporto fedelmente la citazione degli autori Rampin-Nardone tratta dal testo "*Terapie apparentemente magiche*", edito da McGraw-Hill:
"Le nostre conoscenze sono strutturate in una rete interconnessa del cervello, pervicacemente strutturato e radicato in una certa forma mentis, all'interno del quale ogni dato è coerente con altri, cosicché l'intera rete si sostiene reciprocamente.
Quando un'informazione deve essere inserita all'interno della rete, essa viene processata per stabilire il suo grado di coerenza con la rete, ossia di compatibilità con le altre conoscenze contenute nella rete: se questa informazione contraddice significativamente le credenze preesistenti, essa non viene ritenuta degna di credibilità e viene rigettata.
Se contraddice soltanto poche credenze, può darsi che siano queste ultime a essere rimesse in discussione. Se non contraddice nulla, viene creduta vera".
E' chiaro ora perché, se da una parte è difficile per gli oncologi tradizionali riconoscere i fondamenti della Nuova Medicina, dal-

l'altra risulta invece più facile per molti medici di base, omeopati, dentisti, psicologi e terapeuti in generale.
Per non citare poi chi, con semplici nozioni di Medicina, dopo aver appreso le scoperte di Hamer ti guarda con occhi sgranati e ti dice: "... ma è tutto così ovvio! Perché non viene applicata?".
Così possiamo ora comprendere "la difesa del giardinetto" di quell'ingegnere che, alla fine di un corso, mi manifestò il suo entusiasmo per quanto appreso dalla Nuova Medicina ma, in disparte, con un sorriso di compiacimento, mi disse: "Devo riconoscere la fondatezza delle scoperte di Hamer, ma anche lei sarà d'accordo con me che esiste una terapia indubbiamente efficace ... l'urinoterapia!".
E' inevitabile: l'inerzia della mente umana e la sua resistenza all'innovazione sono i baluardi contro tutto ciò che minaccia lo "statu quo"... anche quando lo statu quo è credere nell'urinoterapia.
Così la mente umana arriva a costruirsi e a consolidarsi delle strutture mentali, veri e propri strumenti di misura e basi per l'apprendimento.
Per capire come agiscono anche le più semplici, ma fortissime, strutturazioni mentali, basta un esperimento tratto dall'opera psicoterapeutica di Milton Erickson.
Provate a risolvere questo problema: disponete dieci alberi in un terreno, formando cinque file diritte e mettendo quattro alberi per ogni fila.
Concedetevi un po' di tempo.
Tutti coloro ai quali ho sottoposto il quesito (compreso il sottoscritto la prima volta) hanno risposto che è impossibile, perché, giustamente, per mettere quattro alberi in cinque file, occorrono venti alberi. Ma questa è la risposta di una nostra strutturazione mentale.
Ora andate a vedere la soluzione alla pagina 34.
E' solo un semplice esercizio di posizionamento di oggetti, ma che fa ben capire l'approccio usuale, o comunque strutturato, della mente.
Basta modificare il criterio di riferimento e si trova una soluzione logica, scientificamente esatta e riproducibile.

Erickson sottoponeva questo test ai suoi pazienti per indurli a considerare la possibilità di una nuova visione del proprio problema. E' difficile, dunque, accettare un cambiamento, ma mi preme rivolgere al lettore un'ultima considerazione.
Indipendentemente dalla tua professione, dal tuo credo, dalle tue conoscenze e soprattutto, al di là del contenuto del libro e di ogni considerazione utile ad avvalorare la scientificità delle scoperte di Hamer, ti chiedo, al termine della lettura, di essere tu stesso ad aggiungere un argomento decisivo: la verifica personale.
Infatti, non c'è risultato più autentico di quello confermato dalla verifica che si può fare sulla propria persona e sugli altri.
Per il resto il tempo e i risultati saranno, come sempre, gli unici e migliori giudici di quanto viene dichiarato come rivoluzione nella Medicina per l'umanità.
La storia insegna: le verità scientifiche hanno sempre travolto pregiudizi e interessi, anche a costo di sacrifici elevatissimi dei loro scopritori.
Come un giorno Dmitrij I. Mendeleev scoprì i primi elementi della Tavola Periodica, destinata a essere verificata e completata dagli scienziati, così ora sono state gettate le basi della Nuova Tabella Sinottica delle malattie, destinata a essere verificata e integrata dalle nuove generazioni.

Un ringraziamento particolare

Infine una constatazione e un ringraziamento dovuti.
Senza timore di essere smentito, posso confermare che l'Italia è la nazione, a livello mondiale, dove esiste il maggior fermento e la maggior divulgazione della Nuova Medicina, nonostante la nazionalità tedesca di Hamer.
Un apporto determinante è stato il contributo di un terapeuta svizzero, Marco Pfister, attuale Presidente dell'associazione A.L.B.A. (Associazione Leggi Biologiche Applicate) che per molti anni ha seguito da vicino Hamer e ha deciso poi di divulgare nel nostro Paese le sue scoperte.
Ed è con un sincero sentimento di affetto che sento di formulare un ringraziamento autentico, a nome personale e di tutti i soci di

A.L.B.A., nei confronti di quest'uomo, senza il quale la Nuova Medicina non avrebbe avuto in Italia una così efficace divulgazione e questo libro non sarebbe nato.
A lui si deve anche lo studio e la ricerca di come porsi in qualità di terapeuti nel rispetto delle Leggi Biologiche.
Dunque, tutte queste nuove scoperte, ricostruite empiricamente con il coraggio e l'umiltà dei veri ricercatori, ci vengono ora consegnate su un piatto d'argento.
A noi resta l'impegno e il dovere di divulgare la Nuova Medicina, vero patrimonio dell'Umanità, affinché esploda, nel senso voluto da Hamer, come una bomba di pace.

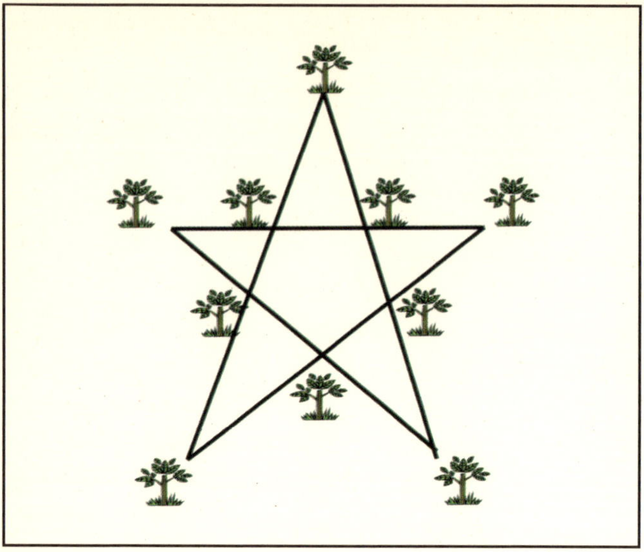

Soluzione del test di Milton Erickson a pagina 31

Capitolo 1

"L'unità della Natura si è perduta
nella solitudine del laboratorio"
Ernst Haeckel

LA MEDICINA AL CAPOLINEA

Le premesse fatte sinora potrebbero indurre facilmente il lettore a un istintivo atteggiamento critico e di rifiuto verso chi si pone, sino alla presunzione, nella posizione del detentore della "verità" e del contestatore globale del sistema della Medicina.
Sul merito della "verità" ribadisco il rinvio a fare insieme un percorso di conoscenza e verifica, ma sulla contestazione globale del sistema è doveroso puntualizzare.
Il rischio della generalizzazione nei discorsi è ricorrente in tutti i grandi sistemi. Spesso si diventa banalmente superficiali quando si pretende di criticare un'organizzazione, limitandosi ad alcuni episodi o a singoli individui.
Oggi, riguardo alla responsabilità sanitaria, si usa la definizione generale di "malasanità" per ogni disservizio o errore. Ragion per cui si assiste alle precisazioni del politico di turno, obbligato a dover tranquillizzare che molta parte della sanità italiana è sana e funziona. In effetti si rischia di fare un calderone ingiusto e generalizzato, includendo anche chi fa il suo lavoro con correttezza e professionalità, oltre che a porre inevitabilmente in ombra il progresso scientifico.
Alla stessa stregua le scoperte di Hamer ribaltano il sistema scientifico della diagnosi, ma non vanno a intaccare la validità e la straordinaria utilità sia di gran parte delle strutture sanitarie consolidate, sia di molti risultati scientifici della ricerca.
Superflui l'accenno e l'encomio ai medici che svolgono il loro lavoro con professionalità e con il cuore in mano: questi sono e saranno sempre dei "costruttori" dell'evoluzione. Inoltre sul piano strettamente scientifico non si può disconoscere l'elevata qua-

lità professionale raggiunta in molti settori della Medicina, uno per tutti quello della chirurgia.
Così non si può mettere in discussione l'insostituibile utilità e l'efficienza di un pronto soccorso.
Lo stesso Hamer chiede con vigore la possibilità di avvalersi degli enormi progressi tecnici, unendo le sue scoperte diagnostiche alla pratica terapeutica.
Ritengo utile questa premessa, al fine di cominciare a dare la giusta collocazione al lavoro di Hamer.
Abbiamo già visto nell'introduzione alcune delle più forti resistenze al recepimento di nuove scoperte nel campo scientifico. Sono veri e propri muri difficili da superare, ma una visione oggettiva della storia porta a una sorta di rispetto "forzato"e di convivenza con tali strutture di opposizione, per quanto criticabili.
Il rispetto diventa d'obbligo se consideriamo che le scoperte di Hamer destrutturano un intero sistema. Ci vuole tempo.
Il motivo di questa mia considerazione è dovuto soprattutto al fatto che, quando si parla di Medicina, non si può perdere di vista il suo fine ultimo: la salute del paziente. E, per un paziente, la legalità e il riconoscimento di una struttura sanitaria diventano una profonda aspettativa terapeutica.
Ne consegue il significato di un'utilità collettiva, senza escludere anche l'utilità dei legittimi interessi economici che da questo ne derivano.
Anche se i "rivoluzionari" da sempre sognano che la storia cambi velocemente a loro favore, occorre quindi saper aspettare che il tempo dia modo a ciascuno di prendere consapevolezza dell'utilità di un cambiamento, per un nuovo sistema collettivo.
Il senso di questa attesa sarà chiaro, a studi fatti, quando si comprenderà che l'innovazione di fondo delle Leggi Biologiche comporta una rivoluzione culturale negli individui, portandoli a una nuova accezione della malattia e a una nuova consapevolezza di fronte ai processi biologici del corpo collegati alla psiche.
Così si conferma ancora il titolo del libro, dove si rammenta che tutto questo "non è ancora per tutti".
Al riguardo è importante precisare che, dicendo "non è ancora

per tutti", non ci si limita a considerare l'essere umano solo come paziente, ma anche come terapeuta. Infatti modificando il campo d'azione sul quale operare, cambiano anche i protocolli d'indagine e, per i medici e i terapeuti, questo vuol dire rimettersi in gioco con altre regole. Ci vuole tempo!
E' vero altresì che ogni rivoluzione, qualunque sia il suo campo d'azione, trova la propria ragion d'essere sulle ceneri di uno "statu quo" superato, ma la riuscita e la velocità di un cambiamento non risiedono tanto nella forza propulsiva di chi vuole tale cambiamento, quanto nella debolezza e nell'esaurimento del contesto precedente.
E' proprio dai punti di debolezza della Medicina ufficiale che è iniziato tutto il lavoro di Hamer, ma solo dopo essersi liberato, in qualità di ricercatore, da ogni peso di dogmi e condizionamenti utilitaristici.
Alla luce delle nuove scoperte questi punti di debolezza si traducono in una sorta di capolinea, dove, per andare avanti, si deve necessariamente scendere e cambiare ... autobus.
E' arrivato il momento di considerare il nuovo autobus e soprattutto il suo conducente: **la psiche umana con tutto il suo contenitore, chiamato cervello.**
Sino a oggi è come se si fosse rispettato in pieno il divieto di parlare al conducente.
Lo stesso Hamer si domandava, stupito, come sia possibile che, di fronte a un computer che non funziona, si vada a cercare il guasto nel processore, mentre nel corpo umano, di fronte a qualsiasi malattia, s'insista a voler ignorare il cervello.
Ma procediamo con ordine.
Raccolto l'invito a scendere da quel bus arrivato al capolinea, affrontiamo il nuovo percorso: questa volta ci si potrà rivolgere al conducente, consapevoli e desiderosi di conoscere il suo programma di viaggio.
Sedetevi comodi e cominciamo intanto a capire perché quel vecchio autobus è arrivato al capolinea.
Osserviamo il comportamento di una persona sana che al giorno d'oggi si trova a dover pensare alla sua salute.

Nel caso di una situazione ottimale, senza disturbi di rilievo, di solito si è portati a pensare alla malattia come a qualcosa che capita agli altri. Ma, vista l'ossessione mediatica che induce alla prevenzione, quasi tutti, chi più chi meno, ci premuriamo di saperne di più con riviste, libri, enciclopedie mediche "fai da te", televisione e quant'altro.
Molti arrivano a cavalcare l'onda delle terapie alternative: fa moda e riempie la bocca nei salotti. Così troviamo chi sa sempre tutto (o meglio, fa credere di sapere) di Medicina cinese, ayurvedica, tibetana, pranoterapia, fiori di Bach, ecc.
Non manca poi chi si sottopone scrupolosamente alle visite mediche di controllo, con cadenza sporadica per prevenzione sino a quella ossessiva ipocondriaca.
Ma quando, un giorno, ci arriva addosso "la malattia", allora abbandoniamo riviste, enciclopedie, terapie più o meno dolci e alternative, per correre dal medico, pronti a farci ricoverare in ospedale.
E' questo il momento in cui i tecnici del settore salgono sul nostro corpo come su di un tram e, dovendo capire perché sia andato fuori strada, cominciano ad analizzare ogni parte strutturale di questa macchina.
Noi, che sino allora ne eravamo i conducenti, restiamo degli anonimi silenziosi e aspettiamo i risultati dell'indagine, come una sentenza.
Questo modo di procedere è strutturato su un errore d'impostazione che continua da secoli: il **metodo riduzionistico d'indagine**.

Il metodo riduzionistico d'indagine: vediamo solo quello che conosciamo

Il sistema attuale di indagine del corpo umano e delle malattie trova le sue radici alla fine del Medioevo, quando, con il Rinascimento e l'Illuminismo, si riconobbe finalmente all'uomo il ruolo di protagonista di una ricerca fondata su spiegazioni scientifiche dei fenomeni.
La finalità di questo nuovo modo di procedere è ben espressa dalle

parole di Francis Bacon che, nel 1549, disse: "*La Scienza moderna dovrà dominare e controllare la Natura*".
L'uomo, giustamente, cominciò a riconsiderare il metodo di indagine scientifica, rifuggendo ogni preconcetto riferibile a dogmi o credenze. Mise in gioco la sua capacità intellettiva e iniziò il cammino della ricerca analizzando tutto l'analizzabile.
Nel campo della Medicina non restava che sezionare e studiare il corpo umano a colpi di bisturi per comprendere nel dettaglio come questo fosse costituito, secondo un metodo d'indagine sempre più riduzionistico.
Il risultato finale è che nella terminologia moderna si annoverano due classi principali legate ai fattori eziologici delle malattie: quelle intrinseche, comprensive di quelle genetiche, e quelle acquisite, cioè per eventi infettivi, nutrizionali, chimici o fisici. Nessun riferimento all'individuo.
Nel frattempo, per quanto riguardava il fenomeno delle cosiddette malattie, l'obiettivo primario rimaneva sempre, e rimane tuttora, quello di eliminare i sintomi del dolore e combattere la morte.
Il risultato a oggi è che ormai si è arrivati alla dotazione di strumenti sempre più sofisticati e di alta precisione (TAC, RM, PET, scintigrafia, microscopi elettronici, ecc.) che ci hanno portato a osservare sempre più nel dettaglio il corpo umano, sino allo studio del DNA e dei suoi acidi nucleici.
Sul fronte terapeutico si continuano a sfornare farmaci sempre più nuovi e costosi, oppure si ricorre al rimedio estremo dell'intervento chirurgico e addirittura microchirurgico.
Ma il concetto di fondo della malattia resta sempre quello dal quale si è partiti: **la malattia è un errore della Natura e l'uomo-Medicina deve porvi rimedio.**
A buon diritto, oggi, la Medicina ufficiale, con ostentata certezza, definisce "allopatica" la terapia corrente scelta per le malattie, cioè basata sul trattamento "dei contrari con i contrari"; detto in soldoni, si usano le strategie di un combattimento.
Anche tutte le altre metodologie terapeutiche, da quelle chiamate naturali a quelle più balzane, comprese le più pittoresche stregonerie, adottano lo stesso concetto di fondo. Ciò che cambia

è solo il prodotto da usare, ma bisogna sempre "combattere contro". Avviene quindi che, curvi sugli strumenti di laboratorio, con gli occhi dentro i monocoli di microscopi sempre più potenti, si continua pervicacemente a ricercare il virus cattivo o la cellula cancerogena - definita maligna – e, quando questi vengono trovati in qualche tessuto istologico, si grida al colpevole.
Il concetto è ben rappresentato dal simbolo presente sul marchio adottato dall'Associazione per la Ricerca sul Cancro: un grosso microscopio!
La conclusione di questo sistema di indagine è una grossolana, errata, ma inevitabile attribuzione della causa: **tutto ciò che si trova è il colpevole.**
L'allegoria seguente chiarisce perfettamente l'errore di metodo.
Immaginate un extraterrestre che arriva sulla Terra per cercare di capire quale sia la causa degli incendi delle case.
La prima volta vede una casa che brucia, e annota che ci sono: i pompieri, forse i proprietari della casa e alcuni curiosi. Poi, per dovere di indagine statistica, si propone di osservare altri cento incendi. Si accorge che cambiano i proprietari, cambiano i curiosi, ma vede che in tutti gli incendi ci sono sempre i pompieri.
Al termine della sua indagine, sulla base dei dati raccolti, l'extraterrestre ha la certezza della risposta: chi causa gli incendi? I pompieri, ovviamente! A questo punto per spegnere gli incendi bisogna uccidere i pompieri.
I nostri ricercatori usano lo stesso metodo e arrivano alle stesse conclusioni.
Allegorie a parte, osserviamo questa metodologia di approccio della Medicina ufficiale nel caso di una ricerca sull'osteoporosi.
Riporto di seguito il testo integrale di un articolo apparso sul quotidiano *La Repubblica* del 1 settembre 2003.

Punto 1) ***""LA SCOPERTA – Pool italo-americano annuncia: OSTEOPOROSI – INDIVIDUATA LA VERA CAUSA***

Punto 2) Roma - C'è una reazione autoimmunitaria alla base dell'osteoporosi. Un gruppo di ricercatori dell'Istituto scientifico San Raffaele di Milano, della Emory University di Atlanta e della Washington University di Saint Louis ha esposto la sua teoria sulla rivista specialistica Proceedings of the National Academy of Sciences.

Punto 3) *L'osteoporosi consiste in un progressivo depauperamento del tessuto osseo, colpisce una donna su tre oltre i 65 anni ed è la causa di molte fratture. La ricerca italo-americana spiega come mai colpisce soprattutto dopo la menopausa. "Si tratta- spiega Simone Ceci, geriatra del San Raffaele, rientrato in Italia da alcuni mesi dopo una carriera negli Stati Uniti – di una reazione a catena innescata dal calo degli estrogeni tipico della menopausa. La riduzione di ormoni femminili fa aumentare il livello di una proteina chiamata "Ciita", che a sua volta scatena una reazione esagerata dei macrofagi, le cellule sentinella che avvertono il sistema immunitario della presenza di microrganismi pericolosi".*

I macrofagi hanno il compito di allertare i linfociti T, i veri e propri soldati che in genere hanno il compito di eliminare i microrganismi estranei, ma in questo caso agiscono a vuoto. Alla loro proliferazione è associato un effetto collaterale: la formazione degli osteoclasti, cellule responsabili del deterioramento dell'osso.

Punto 4) *Nel giro di cinque anni i ricercatori* ***sperano*** *di mettere a punto un farmaco che protegga dall'osteoporosi"".*

Il grassetto è mio, perchè oggi, dopo quattro anni dalla redazione dell'articolo, non si sa ancora nulla del farmaco "sperato".

Questo articolo rappresenta bene il sistema d'indagine perpetuato sino a oggi dalla Medicina, perché lo schema è un classico:

può cambiare il nome della patologia, ma l'approccio scientifico è sempre lo stesso, così come il finale: la speranza di trovare un farmaco.
Analizziamo i punti numerati.
Punto 1): nel più ligio e canonico stile giornalistico viene presentata la notizia come una nuova e promettente scoperta scientifica, per cui, dicendo che è stata trovata "la vera causa dell'osteoporosi", se ne dovrebbe dedurre che, per la soluzione, è solo questione di tempo.
Per chi non è interessato all'argomento dell'articolo, tanto basta per appagare le aspettative: gli scienziati stanno lavorando per l'umanità.
Per chi invece vuol saperne di più, e va avanti nella lettura dell'articolo, (Punto 2), c'è la garanzia dell'avallo scientifico delle Università americane; come sappiamo, volenti o nolenti, i protocolli arrivano da laggiù.
Peraltro la presenza di un gruppo di studiosi italiani aggiunge un po' di gratificazione al nostro patriottismo.
Punto 3): qui cominciano le dolenti note. Si cerca di spiegare il fenomeno osteoporosi.
Innanzi tutto a un lettore attento, per non dire scientifico, non si spiega perché l'osteoporosi si verifica solo in una donna su tre, dopo la menopausa.
Dato che la causa sarebbe imputabile al calo degli estrogeni, forse è perché due donne su tre non ce l'hanno? La Medicina risponderebbe che a qualcuna gli estrogeni scendono di più, ad altre meno, ma non provate ad andare avanti a chiedere il perché di questo, non avreste risposta.
Tra l'altro, per chi non lo sapesse, l'osteoporosi è un fenomeno che può verificarsi anche prima della menopausa, e può riguardare anche gli uomini; ma qui il collegamento con gli estrogeni diventa un'impresa titanica.
Poi si arriva alla spiegazione principale dell'osteoporosi e sembra di assistere alla descrizione della battaglia di Waterloo, dove la ritirata di un reparto di fucilieri (gli estrogeni) ringalluzzisce la fanteria avversaria (la proteina Ciita), allora le sentinelle degli

altri (i macrofagi) fanno la spia al capo (il sistema immunitario) il quale decide di mandare i veri soldati (i linfociti T); questi arrivano, ma inspiegabilmente e sistematicamente soccombono. Allora gli osteoclasti (la retroguardia avversaria) hanno sempre la meglio e così si abbuffano sulle povere ossa di quell'unica donna su tre, condannata alle fratture.
L' accentuazione del richiamo allegorico alla battaglia, usato nell'articolo, per quanto possa sembrare irriverente, è voluta di proposito, perché uno degli errori fondamentali dell'indagine medica è esattamente quello di una sorta di "umanizzazione" degli elementi costituenti il nostro organismo. E' proprio come se il nostro corpo fosse un campo di battaglia, dove, un giorno della nostra vita, questi soldati in miniatura decidono, ovviamente a nostra insaputa e a loro insindacabile giudizio, di giocare alla guerra. A noi, impotenti spettatori, non resta che aspettare l'esito della loro battaglia. Dal risultato di queste dispute dipende la nostra salute: se vincono i cattivi, stiamo male, se vincono i buoni stiamo bene.
In questa logica, quale potrà essere la strategia medica, (Punto 4), se non cercare di introdurre nel corpo dei nuovi soldati (i farmaci) ritenuti alleati di quelli buoni? E se i farmaci non ci sono ancora, "si spera", come citato nell'articolo, che tra cinque anni arriverà l'esercito della salvezza.
Nel frattempo non possiamo che attendere e sperare che le battaglie volgano al meglio, in attesa delle prossime, che non si sa quando arriveranno.
Se poi si apre un testo di Medicina e si cerca di capire perché questi soldati nel nostro corpo decidono di farsi le guerre, non si trova la risposta, anzi per quasi tutte le malattie la causa è sempre la stessa: sconosciuta.
Quando invece, tramite gli esami di laboratorio, si scoprono i famigerati soldati, virus, batteri, proteine varie ecc., allora questi sono additati come colpevoli.
Risulta allora inevitabile la posizione dei ricercatori, dei medici e dei farmacologi: **uccidiamo tutto ciò che troviamo di diverso!**
Non resta che convenire ancora una volta con Goethe e il suo

pensiero: "*L'uomo, nel mezzo degli eventi, non può astenersi dal ricercare le cause. Ma da quell'essere comodo che è, si appiglia alla prima che trova, considerandola la migliore, e si tranquillizza codificandola*".
Solo a titolo esemplificativo, rimandando alla seconda parte la trattazione nel merito, riporto alcuni casi dove appaiono evidenti le incomprensibili risultanze derivanti da questo errore di sistema: le malattie autoimmuni, il carcinoma al collo dell'utero associato al papilloma virus, le malattie genetiche e il raffreddore.
Di seguito esporrò un'altra applicazione errata dei risultati correlati alle statistiche e che ho definito "effetto cicogna".

a) Le malattie autoimmuni

Provate a leggere qualsiasi trattato di Medicina sul sistema immunitario: con piacere apprendiamo dell'esistenza di un ottimo e programmato sistema, pronto a difenderci, con vere e proprie armate di soldati, dagli "intrusi" che attaccano il nostro corpo. Così si legge che dal midollo partono efficienti strutture di difesa: leucociti, linfociti T, B, granulociti vari, ecc.
Ma il compiacimento e la soddisfazione di essere difesi lasciano presto il posto a uno stato di rassegnato sconforto, quando si cerca di definire un fenomeno inspiegabile per la Medicina ufficiale: questo esercito di difesa, all'improvviso, senza una ragione plausibile, decide di diventare nemico del nostro corpo e quegli stessi soldati, preposti alla difesa, si rivoltano contro di noi.
La patologia quindi viene qualificata con l'aggettivo, valido per tutte quelle similari, di **malattia autoimmune**.
E' come se il Ministro dell'Interno (il medico) dicesse: "Non capisco perché, senza un motivo, carabinieri e poliziotti (virus e batteri), impazziscono e cominciano a sparare sui cittadini (il nostro corpo)".
Infatti, a parte i generici richiami ai fattori ambientali, allo stress, alla cattiva alimentazione e all'onnipresente ammonizione sul fumo delle sigarette, non si comprende il motivo di questa destabilizzazione funzionale dell'organismo.
Tanto meno ha una risposta la domanda perché succede ad alcuni e ad altri no.

Risultato finale: come pazienti ci sentiamo impotenti e restiamo con lo sguardo triste, pronti ad ascoltare quanti "soldati" dobbiamo acquistare per aumentare le nostre difese in previsione della prossima battaglia.
Nel frattempo abbiamo solo l'imbarazzo della scelta delle molteplici proposte del circo mediatico farmaceutico, che fanno a gara per farci assumere l'ultimo ritrovato che fa alzare il sistema immunitario.
Con la conoscenza delle Leggi Biologiche tutto questo costrutto non avrà più alcun senso, mentre troveremo la risposta a questi fenomeni, inquadrabili non più in una immotivata reazione assurda del corpo, ma in un processo biologico sensato.

b) Il carcinoma al collo dell'utero e il papilloma virus

Nel 2007 il Ministro della Salute ha annunciato, con giustificato orgoglio, che in Italia, prima in Europa, sarà dispensato, in parte a spese dello Stato, il vaccino contro il "papilloma virus", ritenuto responsabile del carcinoma al collo dell'utero.
Quale cittadino, donna in particolare, non esulta di fronte a tale assistenza dello Stato, che dovrebbe contribuire a debellare il cancro dell'utero?
In realtà siamo di fronte all'ennesima conseguenza assurda di un sistema diagnostico basato sull'indagine riduzionistica e sulla connessione assunta tra causa ed effetto: uccidiamo il pompiere che sta spegnendo l'incendio.
Questa volta però avremo la possibilità di un'altra prova definitiva della fondatezza delle teorie di Hamer, quando si verificheranno casi di tumore al collo dell'utero, indipendentemente dal vaccino, e vediamo il perché.
La ricerca scientifica negli anni sessanta, capeggiata da un illustre ricercatore, Peter Duesberg, tentò la strada della connessione tra i virus e il cancro. L'idea ebbe successo per diverso tempo e la ricerca fu addirittura chiamata la "guerra al cancro".
Duesberg, però, si rese presto conto che i presupposti della ricerca erano del tutto infondati. Cercò di far presente l'inutilità della ricerca in questo senso, ma c'erano molti finanziamenti in corso e

si continuò per molti anni ancora.
Attualmente si riscontra che la diagnostica medica è arrivata a stabilire che qualche tumore potrebbe essere di origine virale. Perché solo "qualche" tumore e non altri, fa parte della solita imprevedibilità del tumore.
Così per esempio il "papilloma virus" lo troviamo innocuo nelle verruche, mentre sarebbe maligno nel collo dell'utero. Anche in quest'ultimo caso, però, non sempre ciò avviene, perché molte donne, cosiddette "infettate" dal virus, lo eliminerebbero con le loro difese immunitarie, ma non è ancora dato sapere come.
Per individuare da dove arrivi questo virus non è stato difficile trovare una presunta causa: la trasmissione sessuale.
Quando però ci si è accorti che, se iniettato in un animale da laboratorio, non generava alcunché, allora ci si è premurati di sospettare e di attribuire la trasformazione maligna alla concomitanza di altri fattori nelle donne coinvolte: fumo di sigarette, deficit alimentari o ambientali.
In definitiva la conclusione risulta essere sempre la stessa come per tutte le altre diagnosi: confusione, allargamento a più fattori causali, mancanza di riproducibilità.
Ma da un sistema diagnostico minato nel metodo, all'origine, non si può pretendere di più.
Certo che esiste il "papilloma virus" e ne verificheremo la sua utilità quando sarà illustrato il programma sensato e biologico alla base del tessuto embrionale dell'ectoderma, dove i virus intervengono nella seconda fase di riparazione, per riequilibrare un processo alterato da un conflitto psichico.
Nel caso del carcinoma al collo dell'utero, sottintende solo e unicamente **una frustrazione sessuale** subita da una donna.
E non sarà certo un vaccino a impedire che, nel corso della vita, una donna non possa subire una frustrazione sessuale, che (qualcuno provi a smentirmi) si verificherà sempre finché la donna avrà vicino l'uomo.
Quanto detto non resta che sottoporlo alla prova dei fatti, anche se per le giovani dodicenni che si vaccineranno occorrerà aspettare la loro maturazione e lo svolgersi della relazione sessuale.

c) Le malattie genetiche e il DNA

L'apoteosi del sistema riduzionistico è lo studio della genetica, del DNA e la connessione con le malattie.

Dal 1953 a oggi, dopo la scoperta del DNA, si è riusciti nell'impresa di sfondare un nuovo muro del microcosmo, in sostanza un passo avanti sempre nel più piccolo.

Le conclusioni però non sono diverse dalle precedenti indagini.

In presenza di una modificazione di un gene e di una concomitante malattia, si ritiene logica la deduzione: la sequenza che si è andata modificando è la causa della malattia. Se riprendiamo l'allegoria dei pompieri è come se si fosse solo scoperto che a monte c'è anche una centrale operativa dalla quale partono i pompieri.

In America si investono ormai miliardi di dollari nel programma del genoma umano e gli scienziati sembrano aver trovato pace nella ricerca delle cause delle patologie. Ovviamente, questa impostazione riconduce tutto facilmente all'ereditarietà e alla nostra predisposizione genetica alle malattie.

Così se una donna ha un tumore al seno e si rileva che il gene BRCAA risulta modificato, si pensa di aver scoperto in questo la causa genetica.

Qual' è la soluzione prospettata? Sulla base dell'esame del DNA, presto ci diranno quali malattie avremo e allora, quale migliore terapia che prevenire con buoni farmaci?

In questo contesto ci si deve mordere ancora una volta la lingua, quando si apprende che in America i geni sono oggetto di brevetto commerciale, ma questa è la solita storia dell'essere umano che ricerca l'utile anziché il giusto.

La verità sulla genetica è un'altra.

Non sono solo gli studi di Hamer a confortarci dell'ennesima inesattezza riguardo al DNA, conseguente all'indagine riduzionistica.

Recenti studi in biologia[2] hanno confermato che la vita di una cellula dipende principalmente dalla membrana esterna, dove risiedono le PIM (Proteine Integrali di Membrana), deputate al transito in entrata e in uscita di tutti i segnali.

Sono proprio i segnali esterni che hanno determinato, in miliardi di anni di evoluzione, la formazione dell'attuale stato cellulare,

nucleo e DNA compreso. Infatti, se volete eliminare una cellula, basta ledere la membrana plasmatica esterna, mentre togliendo nucleo e DNA la cellula continua a vivere.
All'inizio le cellule erano procariote (senza nucleo) e per miliardi di anni hanno popolato la Terra, poi si sono evolute acquisendo ed elaborando nel tempo i segnali esterni. Questi si sono trasformati in informazioni immagazzinate e raccolte nel nucleo e nel DNA, per conservare la memoria di quanto acquisito.
Ma questo nucleo non sta lì a programmare malattie, anzi continua a modificarsi nel tempo e questo solo in base ad altri segnali ricevuti dall'esterno attraverso la membrana.
Secondo il biologo Bruce Lipton queste continue modifiche e adeguamenti ai segnali esterni sono ciò che chiamiamo semplicemente evoluzione dell'universo; secondo Hamer, conflitti biologici che ci permettono di evolvere, superando l'ostacolo.
E' interessante rilevare come queste considerazioni raccolte dalle ricerche in biologia da Lipton siano del tutto indipendenti dalla ricerca di Hamer, ma si supportino scientificamente.
Spesso nel percorso delle scoperte scientifiche abbiamo assistito al raggiungimento di risultati similari o complementari ottenuti, quasi contemporaneamente, da scienziati diversi, oltre che per nazionalità, anche per metodo di ricerca.
Se questo ci fornisce da un lato la garanzia della scientificità delle scoperte, in quanto reciprocamente comprovabili, dall'altro ci conferma che quelle scoperte sono storicamente pronte per l'umanità.
In questo senso possiamo affermare che, grazie a due scienziati, Hamer e Lipton, stiamo assistendo al raggiungimento di uno straordinario traguardo comune: la definitiva prova scientifica del coinvolgimento della psiche umana nei processi patologici e nei processi biochimici del corpo umano.
Le conseguenze delle loro ricerche sono sconvolgenti, perché con la Nuova Medicina di Hamer viene ribaltata la diagnostica della Medicina, mentre con la Nuova Biologia di Lipton viene annullato il determinismo meccanico cellulare.
I risultati raggiunti, l'uno in Medicina, il secondo in Biologia, si avallano reciprocamente e soprattutto aprono la strada allo stra-

ordinario percorso di rivalutazione dell'individuo e della sua componente psichica.
Ulteriori conferme di questi assunti sul DNA vengono da più parti del mondo scientifico.
Bertrand Jordan, direttore di ricerca presso il Centre National de la Recherche Scientifique (Cnrs) francese e responsabile del Centre d'Immunologie di Marsiglia - Luminy, sostiene che tutta la questione dell'imputabilità delle malattie al DNA è "un'impostura" e accusa i genetisti che la accreditano di essere "ciarlatani della scienza". Anche lui sostiene che " i geni propongono, ma è l'ambiente che dispone".
Sul fronte dell'applicazione terapeutica della genetica il tutto ci viene confermato da Craig Mello, premio Nobel per la Medicina nel 2006, che, riconosce il potenziale incredibile della terapia genica, ma afferma che, per ora, è solo "un gigante addormentato".
Conoscendo le 5 Leggi Biologiche c'è da credere che non si sveglierà mai.

d) Il raffreddore

Ritengo il raffreddore, per la sua diffusione e per la sua semplice sintomatologia, uno dei migliori banchi di prova per la conferma dell'attribuzione del termine "Leggi Biologiche" alle scoperte di Hamer.
Finalmente ora è possibile capire la sua vera causa e tutto ciò che ha ancora senso fare per lenire questo disturbo: nella seconda parte del testo ne parleremo compiutamente. Ma, dopo aver visto come l'indagine riduzionistica condiziona la spiegazione di malattie come i tumori, le autoimmuni e gli studi sul DNA, anche per questo disturbo, da considerare semplice, l'indagine al microscopio ha deviato i ricercatori.
Le ultime conclusioni della Medicina ufficiale concordano finalmente sul fatto che il freddo nulla ha a che fare con il raffreddore, nonostante il nome attribuito e nonostante che le mamme, ancora per molto, si preoccuperanno di ammonire i propri figli: "Mettiti la maglietta di lana, altrimenti ti prendi il raffreddore!".
In fondo, non è comprensibile perché il raffreddore si manifesti in

ogni tipo di stagione e a ogni tipo di latitudine terrestre. Qualcuno potrebbe dire: "Ma in inverno è più frequente!", nella seconda parte capiremo il perché.
Le risultanze attuali della ricerca scientifica concordano però sulla presunta vera causa e ci risiamo con "i pompieri". Dalle analisi di un raffreddore vengono individuati diversi tipi di virus: adenovirus, rinovirus, ecc. ed ecco dunque i colpevoli.
Siamo alle solite, acquietati e soddisfatti, non resta che avvalerci di farmaci (lenitivi, mai risolutivi), per poi passare ai vaccini, quando si parla di virus influenzali, in una rincorsa senza fine ad anticipare il virus mutante.
Ma ogni anno il raffreddore, inverno o estate, ci accompagna fedele a fronte solo di un conflitto biologico antico quanto l'uomo.
A presto per la comprensione.

La raccolta delle statistiche: "l'effetto cicogna"
I precedenti richiami alle devianze interpretative su alcune malattie sono solo degli esempi che ci introducono all'errore di fondo del sistema.
L'approfondimento delle patologie indicate sarà necessario. Ma prima occorrerà cambiare questo sistema d'indagine e partire dalla vera centrale operativa del nostro corpo e cioè dal **cervello-psiche.** Si potrà così riordinare e comprendere le cause vere, tramite l'osservazione consapevole della fisiologia degli **organi.**
Con il sistema d'indagine denunciato si producono però altre limitazioni, di fronte alle quali ci si arena, dandole per buone: **le deduzioni apparentemente logiche delle statistiche, raccolte sulla base di fatti casualmente concomitanti.**
Un'allegoria per chiarire: forse non tutti sanno che, negli ultimi anni, in Italia le migrazioni delle cicogne sono in netto calo; si sa invece che sono diminuite le nascite dei bambini. Bene, si può dire, per deduzione logica e statisticamente comprovabile, che il calo delle migrazioni delle cicogne è la causa della riduzione delle nascite di bambini.
L'esempio può far sorridere. Ma lasciate spazio anche per un'emozione di stupore e rammarico, perché molte più statistiche medi-

che di quante non crediate sono assunte e ritenute valide sulla base di queste connessioni collegate fra di loro da una logica superficiale.
La ragione di questo errore è, comprensibilmente, quella di sempre: vedendo solo quello che conosciamo, non possediamo altri concetti sui quali argomentare.
Quindi, finché ci si limita a osservare e a considerare il corpo umano solo nei suoi componenti fisici, le cause dei fenomeni resteranno circoscritte e associate a ciò che si vede: dal microscopio o da un referto di analisi.
Ed è talmente consolidata questa prassi nella pratica medica, che all'occorrenza ricorrerò all'allegoria delle cicogne citandola come "l'effetto cicogna".
Vediamo subito alcuni esempi.
Recentemente in un settimanale nazionale, nella rubrica della salute, un autorevole esponente della Medicina ha dichiarato che, secondo una ricerca inglese e tedesca, l'aumento e la causa delle allergie nei Paesi più industrializzati sarebbe imputabile al fatto che ci si lavi troppo.
Lavarci con troppa cura provocherebbe l'uccisione dei batteri "buoni" e quindi saremmo più soggetti all'attacco di quelli "cattivi".
(Non si capisce perché lavandoci muoiono "i buoni" e non "i cattivi", ... forse i buoni sono più deboli dei cattivi).
Quindi poiché nei Paesi meno sviluppati, dove ci si lava di meno, le allergie sono minori, bisogna rivedere i canoni della pulizia corporale.
Ora possiamo immaginare lo sconcerto di chi, soffrendo di allergia, dopo aver letto questo articolo, si trova di fronte alla sua saponetta mattutina.
L'effetto cicogna, riferito alla pulizia del nostro corpo, è stato ribadito in un recente articolo di una rivista scientifica[3] titolato: "Lo sporco non fa poi così male".
L'osservazione dei ricercatori è scontata: i topi di laboratorio si ammalano più dei topi di fogna e poichè i topi di laboratorio sono più puliti dei topi di fogna - per l'effetto cicogna - la sporcizia può far bene e la pulizia dovrebbe essere riconsiderata nelle sue modalità.

Evidentemente dobbiamo aspettare che ai topi venga dato il dono della parola, per raccontare a quei ricercatori le sofferenze alle quali vengono sottoposti nei laboratori e le conseguenti malattie che ne derivano.
Per ora cercheranno di lavarli meno.
E qui devo ripetermi: conosceremo anche in questo caso, attraverso le scoperte di Hamer, la causa vera delle allergie e lo verificherete.
Quante colpe poi vengono addebitate al nostro magnifico ... Sole! Dagli eritemi, ormai qualificati come solari, ai melanomi.
Qui l'effetto cicogna è un po' forzato perché non si capisce come siano fatte le statistiche, visto che molti melanomi si formano anche in zone del corpo dove praticamente il Sole non batte mai.
Per fortuna recentemente è stato affermato che però il Sole fa bene per il tumore alla prostata. Quindi dovremo scegliere: o il melanoma o il tumore alla prostata.
Due però gli esempi che si contendono la palma del miglior effetto cicogna: il nesso fumo sigarette-cancro e le metastasi tumorali.
Qui i toni si fanno forti, al punto da meritare dei capoversi.

Fumo sigarette = cancro
Premetto subito che nessuno nega l'effetto tossico del fumo delle sigarette e similari, e non v'è dubbio che l'abuso di tabacco possa essere considerato un vizio.
La nicotina, che è un alcaloide, ha certamente un suo grado di tossicità con tutte le altre sostanze tossiche (1200 circa) contenute nella sigaretta. Per i polmoni ciò che risulta inibente la capacità respiratoria è il catrame. Tutti questi elementi implicano per l'organismo un grosso lavoro di smaltimento o di incapsulamento delle sostanze tossiche. Quindi fumare molto e per molto tempo può inficiare la funzionalità dei polmoni, ma le ricerche di Hamer dimostrano che non v'è alcun nesso causale tra tumore al polmone e fumo delle sigarette.
In primo luogo perché Hamer ha scoperto la vera causa del tumore ai polmoni, distinguendo l'adenocarcinoma dal carcinoma polmonare, e lo vedremo.

Per quanto riguarda invece il fumo, quale causa addebitata dalla ricerca ufficiale, si rinnova l'effetto cicogna: molte persone che fumano, in numero percentuale maggiore di coloro che non fumano, sviluppano un tumore ai polmoni, quindi si ritiene che il fumo sia la causa del tumore.
Di fronte alla domanda, perché alcuni fumano per tutta la vita fino a tarda età e non hanno tumori al polmone, non c'è una risposta scientifica, a parte la generica attribuzione a un migliore e più forte sistema immunitario.
Ugualmente non abbiamo risposta scientifica all'altra domanda: perché molti sviluppano un tumore ai polmoni, ma non hanno mai fumato una sigaretta?
Alcune risposte paradossali sono state date: i fattori ambientali oppure hanno respirato il fumo passivo o sono "scientificamente sfigati", perchè il tumore è comunque imprevedibile.
Riprenderemo l'argomento nella trattazione delle cause vere dei tumori ai polmoni, ma possiamo qui accennare all'accertato processo fisiologico dei nostri polmoni rispetto al fumo delle sigarette.
Di fronte a un elemento tossico il nostro corpo reagisce immediatamente cercando di espellerlo; evento chiaramente osservabile quando cerchiamo di fumare la prima volta e reagiamo con la tosse. Se il fatto però continua e la tossicità è tollerabile dall'organismo, permane il meccanismo di tendere all'espulsione della sostanza nociva, con la produzione di muco bronchiale, accompagnato sempre dalla tosse. Se però il fumo diventa vizio, quindi si insiste per anni, subentra il meccanismo dell'incistamento, con l'inglobamento del catrame.
In sostanza il polmone, di fronte alla nostra insistenza a fumare, cerca di incapsulare, tramite i macrofagi dell'organismo, tutti gli annessi tossici del fumo.
Così possiamo effettivamente osservare i polmoni di color brunoviolaceo dei fumatori e, a lungo andare, si assiste anche a una progressiva riduzione della capacità respiratoria dell'individuo.
Anche se rischio di farvi saltare sulla sedia, lo stesso processo, e forse ancora più comprensibile, avviene per l'inalazione dell'amianto: altro effetto cicogna!

L'amianto, al pari delle sostanze tossiche della sigaretta, è un elemento non metabolizzabile per i polmoni e quindi la reazione è la stessa di rigetto.
In particolare va precisato che i cristalli di amianto sono costituiti da due tipologie: alcuni sono più piccoli e facilmente solubili (per gli addetti si chiamano crisotili serpentini) altri sono più grossi di dimensioni (chiamati anfiboli).
Se sono inalati col respiro si verifica lo stesso processo naturale che avviene per il fumo, cioè l'organismo riesce a sciogliere e a espellere i primi, perchè piccoli e solubili, mentre gli anfiboli, date le loro dimensioni, costringono i macrofagi alla loro attività di carcerieri.
Il risultato lo possiamo vedere nella foto pubblicata in un testo universitario di Medicina[4] dove un cristallo di amianto viene incapsulato dalla ferritina di un macrofago, con un processo finalizzato a neutralizzare l'inutilità per l'organismo di quell'elemento estraneo.
In questi fenomeni di inglobamento cellulare qualcuno è in grado di spiegare dov'è il tumore, specie quando poi il tumore per l'amianto non è nel polmone, ma nel peritoneo?
La risposta implicita ce la fornisce lo stesso testo di Medicina sopra citato: "*...come l'amianto inalato possa indurre un mesotelioma a livello peritoneale E' TUTTORA UN MISTERO!*"
Ovviamente, sino alla cacofonia della ripetizione, con le scoperte di Hamer, anche per il mesotelioma pleurico c'è la scoperta della causa e del suo decorso fisiologico, del tutto indipendente dall'inalazione dell'amianto.
Quindi, manteniamo pure gli ammonimenti sui pacchetti di sigarette, i divieti di fumo nei locali pubblici e ogni altro avvertimento utile a ridurre l'ingestione di elementi tossici, dal fumo ai cristalli di amianto e altre polveri nocive, ma prima di ricollegarli al tumore, verifichiamolo.
Comunque vale una volta per tutte la regola per cui in ogni organismo vivente esiste un limite conflittuale dei processi fisiologici, proporzionale all'età, alla capacità e all'usura. In sostanza quando si supera il proprio limite conflittuale la Natura si rifà all'ele-

mentare legge della sopravvivenza, per cui la fine organica costituisce la soluzione biologica.
Qualsiasi eccesso di fumo di sigarette, come l'inalazione dei cristalli di amianto, ma potremmo dire l'eccessiva introduzione di qualsiasi sostanza nociva, può diventare dannosa per l'organismo. Ma non mischiamo tumori e paure, in base "all'effetto cicogna", con i processi naturali dell'organismo.
Sono note, e citate [5] anche da Hamer, le sperimentazioni sui criceti e sui topi in rapporto al fumo delle sigarette: nei primi non si manifesta alcun tipo di carcinoma bronchiale o adenocarcinoma polmonare, nei secondi invece si riscontra qualche adenocarcinoma polmonare.
La realtà è che i criceti non hanno sviluppato un codice di panico della morte legato al fumo, vivendo in buchi sotto terra, dove per lo più non si verifica alcun tipo di fumo o incendio.
I topi invece hanno un odorato sottile per il fumo di qualsiasi tipo e un innato codice di panico che li porta a fuggire subito o, se costretti dai ricercatori di laboratorio a subire il panico della morte, e sviluppare un adenocarcinoma alveolare.
Una considerazione finale: è auspicabile che, quando saranno riconosciuti i fondamenti delle giuste connessioni causa-effetto, i produttori di tabacco non cavalchino le nuove scoperte di Hamer solo per speculazioni commerciali, **ma dubito che si tratterranno dalla ghiotta occasione**.

Le metastasi
Un altro, se non il più eclatante "effetto cicogna": la teoria delle metastasi, un processo ritenuto ancora misterioso dalla Medicina. Una persona contrae un tumore, poi dopo un po' di tempo (a volte anche 10 anni) ne arriva un altro e magari un altro ancora. La deduzione è logica: una cellula, definita "impazzita e maligna" ha deciso di partire e propagarsi. In questo suo viaggio è stata anche definita "cellula senza casa" (Homeless), perchè vagherebbe per il corpo per cercare "casa" in un nuovo organo.
Perché passi da un organo all'altro, scegliendo a caso o addirittura saltando un organo, resta un mistero.

Ci risiamo: due fenomeni diversi vengono collegati in base a una mera coincidenza temporale.
Provate a chiedere a qualsiasi oncologo, se, a fronte di tante milioni di metastasi accertate, sia mai stata trovata una cellula cancerogena itinerante in un prelievo di sangue arterioso. Non è mai stata trovata!
Oppure, ammesso che una cellula di un certo tipo possa vagare per il corpo, provate a chiedere come sia possibile che un tumore di tipo proliferante, l'adenocarcinoma, abbia potuto propagarsi e trasformarsi in un'altra tipologia fisiologica, il carcinoma che, come tutti i medici sanno, sono due tumori del tutto diversi per derivazione embrionale. La risposta: "Il tumore è imprevedibile!"
Si sostiene che le cellule tumorali si diffondano attraverso il sistema linfatico sulla base delle rilevazioni di alcune cellule di derivazione tumorale. Effettivamente nel sistema linfatico di deflusso da un'area in cui sia avvenuto un processo di riparazione, sia una necrosi caseosa di un tumore diretto dal paleoencefalo, sia una fase cicatriziale di un carcinoma diretto dalla corteccia cerebrale, possiamo trovare naturalmente delle cellule di scarto che vengono poi metabolizzate a livello del fegato. Ma poiché si continua a dare per scontato che la metastasi sia un dato di fatto, al pari di un postulato, ogni metodo di indagine è preordinato solo a dimostrare tale assunto.
Così si continua a pubblicare su riviste scientifiche i risultati di laboratorio che tentano di dimostrare la migrazione delle cellule tumorali.
Tra le più recenti figurano i risultati di un gruppo di ricercatori svizzeri (Melody Swartz e Jacqueline Shields dell'École Polytechnique Fédérale de Lausanne) che, in laboratorio, hanno ingegnerizzato un modello di tessuto in coltura e hanno sviluppato modelli computazionali per calcolare il comportamento delle cellule tumorali. In sostanza, e più semplicemente, hanno creato in laboratorio un microambiente simile a quello del tumore-sistema linfatico, deducendo una reattività delle cellule tumorali (definito processo di chemiotassi) per cui si muoverebbero verso le molecole dei tessuti linfatici.

Questo test di laboratorio, al pari dei risultati dichiarati da altri (Albini), sono tutti tentativi di dimostrare attraverso reazioni molecolari in provetta quello che non si riesce a trovare nell'organismo umano.
Infatti quando si esce dal laboratorio e si tentano esperimenti in "vivo" il postulato della metastasi sembra vacillare. Su una rivista scientifica[6] sono state pubblicate le conclusioni di un esperimento effettuato a Chicago da alcuni ricercatori.
Hanno preso delle cellule di melanoma da un paziente, il cui tumore primario aveva già sviluppato metastasi nel corpo, e le hanno impiantate nell'embrione di un pollo.
Quasi sorpresi, i ricercatori hanno constatato che le cellule tumorali non formavano alcun nuovo tumore, ma si erano trasformate con le stesse caratteristiche delle cellule dei melanociti dell'embrione di pollo. Ma la metastasi è un postulato e allora la conclusione, logicamente deduttiva dall'ennesimo "effetto cicogna" è scontata: "Adoperiamo gli embrioni di pollo per arrestare le metastasi!"
Si potrebbe continuare ancora a lungo a parlare di tutti i tentativi di dimostrare la metastasi e certamente si continuerà a sfornare sempre nuovi esperimenti di laboratorio.
Ma un laboratorio è un laboratorio e, senza nulla togliere alla validità e alla fatica di molti ricercatori che insistono per trovare la spiegazione delle metastasi nel microscopio, l'invito è quello di provare a spostare il campo d'indagine e a considerare una nuova prospettiva.
Queste critiche alle metodologie d'indagine per dimostrare l'assunto delle metastasi sarebbero sterili, se non supportate dall'alternativa scoperta da Hamer.
Considerando le sue scoperte proviamo a non ritenere la metastasi un postulato ma, coinvolgendo la psiche dell'essere umano, verifichiamo se, effettivamente, a fronte di più tumori rilevati in una persona non sia vero che non esiste alcuna migrazione di cellule cancerogene, **ma solo la successione temporale di conflitti biologici che determinano nuovi programmi sensati e speciali, definiti tumori.**

Il riscontro di Hamer e di tutti coloro che hanno fatto tale verifica ha sinora sempre dimostrato che, a fronte per esempio di un tumore all'intestino c'è sempre un determinato conflitto e il successivo tumore, per esempio al polmone, corrisponde a un secondo conflitto altrettanto preciso.
Così si spiega perché nessuna cellula "impazzita" passerebbe dal fegato decidendo di saltarlo, perché non le piace come "casa", preferendo il polmone o altro organo a caso.
Per verificare questo è sufficiente **parlare con un paziente, senza bisogno di creare "un'ingegnerizzazione di laboratorio".**
Lo verificheremo.

Capitolo 2

"Non c'è nulla di cui aver paura,
se non la paura stessa"
Franklin Roosevelt

LA PAURA E L'ONNIPOTENZA DEL LOGOS

Inizialmente avevo inserito questo capitolo di seguito al precedente, quasi a corollario dell'elenco delle falle del sistema. Poi mi sono reso conto che tale posizione non dava il giusto peso all'importanza dei concetti espressi.
Sulle conseguenze della paura, vero e unico sentimento derivante dalle etichette appioppateci dalla Medicina, in quanto "malati di malattie gravi", come il cancro maligno o l'AIDS, si gioca gran parte della partita per dimostrare la fondatezza delle scoperte di Hamer.
Pochi conoscono il significato del termine "*onnipotenza del logos*", ma tutti ne subiamo il peso: è la forza induttiva di una parola.
La maggior parte delle parole traduce semplici associazioni a cose o a fatti, ma alcune possono evocare sensazioni fortissime dopo anni, se non secoli, di accezioni univoche.
Tutti sappiamo cos'è una polizza sinistri, ma forse pochi sanno spiegare perché questo termine sia usato per definire gli incidenti stradali.
La risposta è storica: semplicemente per un retaggio medioevale, quando la mano sinistra era considerata la mano del diavolo e quindi tutto ciò che era sinistro era negativo. Non molti anni addietro i bambini mancini venivano ancora obbligati, sino al limite della tortura, a usare solo la mano destra.
Oggi, per fortuna, un mancino è libero di essere tale. Anzi, i mancini sono stati riabilitati nella loro naturale lateralità biologica, sino quasi alla constatazione di una preminenza intellettiva sui destrimani. Non a caso il proverbio popolare definisce *un tiro mancino* un atto che sottintende la furbizia. Ma nel gergo comu-

ne non si riesce più a evitare di dissociare il termine *"sinistro"* dal significato di qualcosa di negativo. E' una parola con un significato radicato. Da qui i vari termini relativi: maldestro, evento sinistro, destreggiarsi ecc.
(Perché invece esistono i mancini e i destrimani, che cosa implica questa diversità e quali sono i riflessi sulle patologie, sono domande alle quali la conoscenza delle Leggi Biologiche finalmente riesce a dare una risposta chiara. Lo vedremo. In questo caso il richiamo dell'esempio è solo per il peso dato alla parola "sinistro": da qui la parentesi).
In Medicina, ma con un'incidenza molto più pesante e rilevante, la palma di onnipotenza del *logos* va a parole come *tumore, cancro, sieropositivo, AIDS*.
Nel termine *tumore* ritroviamo addirittura la sentenza: *tu muori*. Dicendo *cancro (in tedesco Krebs=granchio)* è implicito qualcosa che lentamente divora. Nel termine AIDS si è velocemente consolidata una condanna a morte a medio-lungo termine.
Questi termini vengono poi continuamente corroborati nella loro accezione negativa quando si dice, ad esempio, che la mafia e la camorra sono cancri da estirpare.
L'utilizzo della parola tumore, molto sospetto nelle finalità e per la sua strumentalizzazione, sembra essere adottato, per non dire sfruttato, anche da molta parte di settori più o meno commerciali. Nel maggio del 2006 il nostro più qualificato quotidiano di affari e finanza, Il Sole 24 Ore, ha pubblicato un articolo titolato: "Il 30 per cento delle scarpe cinesi sono cancerogene".
Dire il 30 per cento è una percentuale non troppo alta, ma abbastanza da indurre chiunque a pensarci bene prima di comprare una scarpa proveniente dalla Cina.
Come sia stata fatta questa indagine non viene detto, ma si riporta tranquillamente che è stata curata e finanziata dalla Associazione Calzaturifici Italiani! Queste sono evidenti strumentalizzazioni utili a qualcuno, mentre così facendo invece si continua a rinvigorire l'accezione del termine tumore.
Ciò che preoccupa è che questi termini, una volta convenuti e consolidati il peso e le conseguenze, incutono inevitabilmente

il sentimento della paura, con tutte le sue variabili di intensità: ansia, terrore, panico, disorientamento.
Non contenti del significato attribuito, si è pensato di coniare anche il termine *maligno*, come qualcosa di malefico e tenebroso.
E il povero paziente resta solo uno "sfigato", che la Natura avrebbe scelto a caso fra tanti, destinato a subirne la malignità.
Se vi venisse chiesto di passeggiare su di un'asse di legno, appoggiata per terra, lunga venti metri, abbastanza larga e robusta da ballarci sopra, non avreste di certo alcun problema a camminarci.
Ora provate a immaginare che non vi venga chiesto, ma imposto, di camminare sulla stessa asse, posta tra le due torri gemelle (che non ci sono più) a New York, a centinaia di metri di altezza.
Anzi, vi dicono che non è certo che l'asse arrivi dall'altra parte e non avete la possibilità di rifiutare, né di tornare indietro. In fondo vi viene chiesto solo di camminare. Non cambiano le condizioni, eppure cambia tutto, perchè cambia il vostro stato d'animo, trasformato in panico e terrore.
Alla luce di queste considerazioni e tenendo conto che **stiamo parlando di volere ridare rilevanza all'emozione dell'individuo**, si comincia a intuire quanto possa essere determinante e drammatico un responso medico.
L' apoteosi finale avviene quando, oltre alla diagnosi clinica, viene aggiunto l'anatema temporale: "Lei ha solo pochi mesi di vita".
L' onnipotenza del logos scatena tutta la sua forza sul corpo e sulla mente inerme di un paziente.
Il "grande medico" diventa ancora più grande e il "piccolo paziente" ancora più piccolo.
Voglio raccontarvi un fatto incredibile, con un patetico risvolto, proprio conseguente a questa terribile forza data alle parole.
Oltre alle diagnosi di cancro, tumore e similari, ce n'è una nota a tutti, di pari se non maggior pesantezza: "Lei è sieropositivo!"
Se poi questa diagnosi se la sente dire un ex-tossicodipendente o un omosessuale, allora la seconda diagnosi in prospettiva (AIDS) diventa un incubo giornaliero.
Un giorno incontrai una donna molto simpatica e attiva, che si portava una pesante palla al piede, perché da 25 anni viveva con

la sentenza di essere sieropositiva.
Lei stava benissimo, faceva l'amore tranquillamente con il marito, avevano avuto anche una bambina, ma questo non era abbastanza per lei, perché, come le era stato detto, ogni giorno era buono per contrarre l'AIDS.
Mi confidò il suo sogno: vedere un giorno un referto medico sul quale qualcuno avesse scritto SIERONEGATIVA.
Fin qui tutto scontato. La mia sorpresa fu sentire da lei cosa fece un giorno.
Prese una parte del prelievo di sangue della sorella, lo portò al laboratorio di analisi sostenendo che era il suo. Le chiesi a quale scopo. Con l'aria di chi l'aveva fatta grossa mi confidò: "Volevo solo vedere il mio nome su un referto con la dicitura "sieronegativa", lo so che non è vero, ma era importante per me solo vederlo scritto".

Provando a esprimere il peso e la forza delle parole che, in sostanza rievocano in noi la possibilità della morte, non ho detto nulla di nuovo, è solo una presentazione della realtà attuale.
L'importanza e i risvolti che tutto questo comporta, sino a voler dedicare un capitolo a sé all'argomento, derivano in primo luogo dalla scoperta di fondo di Hamer e cioè la considerazione dell'individuo nella sua matrice fondamentale: la psiche e l'importanza delle situazioni di panico, quali motivi di altrettanti shock che vanno a interessare il nostro fisico.
Una per tutte valga per ora la considerazione che se, come vedremo in seguito, l'adenocarcinoma al polmone è esattamente conseguente al conflitto del panico della morte, risulta chiaro che non sono le presunte cellule cancerogene vaganti nel nostro sangue (mai rilevate) la causa di questa patologia, ma lo shock subito da una diagnosi nefasta può costituire una delle molte tipologie di panico della morte. Non a caso, assistiamo sempre più spesso a presunte metastasi polmonari dopo diagnosi infauste.
Solo per dovere di precisazione, anticipando un concetto fondamentale, questa situazione non può ovviamente avere valore assoluto, nel senso che si verifica a ogni diagnosi, ma dovremo con-

siderare di volta in volta il "sentito" vissuto dal paziente.
Le connessioni tra paure, panico ed emozioni similari con il nostro organismo, saranno oggetto di una disamina più precisa quando affronteremo i molti collegamenti tra gli organi del corpo e i conflitti biologici.
Un secondo risvolto e di maggior attualità, deriva dalla rilevanza di queste connessioni tra la paura e le patologie.
Se con Hamer riusciamo a dimostrare la connessione psiche-cervello-organo, è chiaro che in ogni possibile e auspicabile verifica sui cosiddetti malati tumorali, se non addirittura terminali, dovremo tener conto inevitabilmente dello stato psichico nel quale si trova il paziente, specie se questo stato è quello di completo panico.
Lo stesso Hamer più volte nei suoi testi e nella sua esperienza terapeutica insiste sull'importanza di far uscire prima la persona dalla paura. E' sua convinzione, derivante dagli studi effettuati, che questo possa sempre e comunque avvenire limitandosi a spiegare le Leggi Biologiche.
E spesso questo avviene, ma qualche volta non basta.
Pensiamo alla difficoltà di dover trasmettere queste scoperte a un malato devastato da chemioterapia e da radiazioni, oltre che in una situazione di completo conflitto del profugo (lo vedremo in seguito: è il conflitto di totale smarrimento che porta alla ritenzione dei liquidi). Aggiungiamo la presenza inevitabile di tutti i famigliari che assistono amorevolmente il paziente, ma altrettanto pronti a ricondurre il paziente al rispetto del protocollo.
Si comprende quindi come, finché si continuerà a credere nel brutto male, ci si troverà in una situazione dove l'onnipotenza di queste parole sarà causa di continue recidive di paura.
Si spiegano ora anche la difficoltà e l'apparente fallimento di alcuni tentativi di sperimentare le scoperte di Hamer sui malati tumorali: si è arrivati a criticare e a cestinare tutto il suo lavoro basandosi sul fatto che alcune persone sono decedute.
Certamente, si può morire, ma questo avviene quando si superano i limiti conflittuali e la stessa morte diventa una soluzione biologica di quell'essere, umano o animale che sia, che non ha più le

capacità per continuare a evolvere.
Non si comprende, però, come le centinaia di decessi che avvengono tutti i giorni negli ospedali abbiano la patente di legalità, al punto che ogni altro tipo di terapia innovativa non potrà mai essere considerata, a meno che non si dimostri che non muore più nessuno.
Esponendo questa situazione ho indicato una difficoltà di fondo nell'approccio al nuovo sistema, ma questo non vuol dire impossibilità di applicazione. Prova ne sono i molti pazienti che hanno già beneficiato serenamente della Nuova Medicina e possono testimoniare la loro guarigione, spesso anche solo perché hanno avuto la possibilità di conoscere la Nuova Medicina prima dell'evento malattia, o anche perché hanno saputo arricchirsi della consapevolezza necessaria per uscire definitivamente dalla paura e quindi dal processo patologico.
Ancora una volta quindi ci si rende conto della attualità dell'affermazione per cui queste scoperte non sono ancora per tutti, ma per un essere umano nuovo.
Avendo però l'ambizione di rendere sempre più veloce questo affrancamento dalla paura e dall'ignoranza e quindi di divulgare al meglio le Leggi Biologiche, occorre scegliere la strategia migliore per accompagnare il cambiamento.
Ecco perché nella prefazione del libro ho citato la necessità di un nuovo e preciso approccio verso la conoscenza delle Leggi Biologiche: occorre verificare la connessione psiche-cervello-organo a partire dalle **patologie più semplici**.
Quando avremo verificato che ogni manifestazione fisiologica del nostro corpo, dal raffreddore all'osteolisi, dal brufolo alla dermatite, ha un suo senso biologico e determinato dalla psiche, sarà più facile verificarne la rispondenza anche per le cosiddette malattie più gravi.
Si apriranno le porte a una nuova consapevolezza e all'abbandono della paura. Sapere che la Natura non fa nulla di maligno o benigno, né tanto meno di affidato al caso, non potrà che affrancare le persone dal panico motivato solo dall'etichetta "malato di malattia grave".

Così facendo avremo espugnato una fortezza, non scalando le mura, ma entrando dal ponte levatoio aperto.
C'è un esempio in Medicina di come una stessa patologia, chiamata con due nomi diversi, rifletta tutte le considerazioni su esposte. Può capitare che un giorno nella vita ci dicano che abbiamo l'appendicite e dobbiamo fare l'intervento chirurgico. Sappiamo che il tutto si riduce per lo più a un fastidioso soggiorno obbligato di qualche giorno in ospedale, al quale lasciamo la nostra appendice con un intervento chirurgico considerato quasi di routine.
Certamente diverso e comprensibile sarebbe il nostro atteggiamento di fronte a una diagnosi di tumore maligno all'intestino. In questa seconda ipotesi il mondo cambia ai nostri occhi, ma siamo solo noi a cambiare con la nostra improvvisa paura di morire.
Avete appena letto un caso di onnipotenza del logos, in cui lo stesso evento chiamato in due modi diversi genera un approccio e un'emozione altrettanto diversi.
Infatti l'appendicite non è altro che una fase di un tumore all'intestino: la necrosi caseosa di un adenocarcinoma all'intestino cieco, non rilevato nella prima fase proliferante solo perché esterno all'intestino.
Qualcuno si sarà certamente spazientito di fronte a tante considerazioni devastanti sull'intero sistema, specie chi ha vissuto direttamente da vicino la morte per tumore o per altre patologie analoghe.
E' arrivato il momento di conoscere le Leggi Biologiche, staccare l'occhio dal microscopio e guardare il paziente negli occhi.
Tutte le situazioni esposte troveranno la loro collocazione e spiegazione in un paradigma completo di successioni logiche e sensate, dall'osteoporosi alle malattie autoimmuni, dal raffreddore al tumore.

Capitolo 3

"Avere talento non è abbastanza;
bisogna avere anche il permesso da voi,
non è vero, amici miei?"
Friedrich Nietzsche

IL PERSONAGGIO: UN GENIO DALL'ESILIO AL CARCERE

Si potrebbe scrivere un libro intero sulla vita di Hamer e qualcuno certamente lo farà prima o poi. Ritengo però che non si possa scrivere sulle sue scoperte, senza conoscere alcuni eventi salienti sia delle sue incredibili vicende di vita sia della sua personalità controversa.
Per le notizie prettamente biografiche rimando all'appendice la cronistoria, a dir poco appassionante, delle sue vicende.
Sto scrivendo di un uomo ancora in vita, ma siccome, specie negli ultimi anni, per lui non c'è pace, ho dovuto più volte modificare e aggiornare gli eventi in questo capitolo. So già che dopo la stampa del libro non mancheranno altre significative evoluzioni della sua storia.
Quando ebbi la fortuna di conoscerlo, viveva in Spagna, vicino a Malaga. Riuscii a frequentare alcuni corsi di aggiornamento sulla materia, grazie alla conoscenza di Marco Pfister, che da diversi anni lo seguiva da vicino.
Portavamo avanti un proficuo lavoro di aggiornamenti e verifiche, finché il 9 settembre 2004 fu nuovamente incarcerato, per la seconda volta, a seguito di una sentenza definitiva di un tribunale francese. Fu quindi estradato in Francia e imprigionato in un carcere di Parigi, alla stregua di un truffatore.
All'età di 70 anni gli era stata inflitta una pena di tre anni, senza condizionale.
Dopo un anno di carcere gli fu proposta la libertà, ma condizionata all'abiura delle sue teorie (medioevo!). La sua risposta è stata: "Resto in carcere per l'umanità".

Fu liberato il 16 febbraio 2006. Tornò a Malaga, ancora più determinato e combattivo di prima, oltre che entusiasta di aver elaborato in carcere delle nuove scoperte.
Nel giugno del 2006 siamo andati di nuovo a trovarlo, sia per festeggiare la sua liberazione e manifestargli la nostra gioia e il nostro sostegno, sia per ascoltare le nuove scoperte. Non è mancato chi, nel corso dell'incontro, ha scherzosamente ironizzato sul fatto che il carcere ha sempre alimentato la mente di quest'uomo. Per questo gli augurammo che non fosse più obbligato a scoprire nulla di nuovo.
L' augurio sembra però essersi vanificato. Da pochi mesi Hamer si è reso latitante, perché inseguito da una nuova sentenza di condanna: questa volta da un tribunale tedesco con l'imputazione di istigazione all'odio razziale, per le sue dichiarazioni considerate antisemite.
In seguito fornirò alcuni chiarimenti al riguardo.
Tornando al personaggio, il riconoscimento delle sue scoperte non può che rivelarci la figura di un genio; chi ha avuto la possibilità di avvicinarlo e di apprezzare la sua grandezza d'animo, ha capito di essere di fronte non solo a uno scienziato, ma a un uomo caparbio e determinato, sicuro del successo finale, nonostante tutte le resistenze.
Un giorno l'umanità dovrà rendergli merito.
Anche se il riconoscimento delle sue scoperte fosse demandato ai posteri, sono certo che a lui ora basterebbe, come ricompensa, sapere che un giorno l'umanità comincerà a vivere la nuova accezione della "malattia".
La certezza nasce dal fatto che dietro questo genio-scienziato, c'è "un grande uomo " che, vista la sua statura, rievoca bene la figura del "gigante buono".
Ryke Geerd Hamer, medico, oncologo, psichiatra e teologo, (nonché inventore per alcuni brevetti in chirurgia medica), ma soprattutto scopritore delle Leggi Biologiche e fondatore unico della Nuova Medicina, è stato radiato nel 1986 dall'Ordine dei medici.
Fino a pochi mesi fa viveva in Spagna, in una sorta di esilio coatto, lo stesso strano e comune destino dei geni incompresi, tanto

ingiusto quanto storicamente inevitabile.
La superiorità di quest'uomo traspariva tutta nella sua condotta di vita personale, che non concedeva nulla all'esteriorità e al possesso.
Passava le sue giornate dedicandosi a coloro che, da tutto il mondo, si rivolgevano a lui.
Amava circondarsi dei suoi animali (sette capre, due boxer, quattro gatti e le rondini nel soffitto) in una casa, fatta e rifatta sulla struttura di un vecchio casolare, dove il disordine delle cose era indispensabile per lasciare posto all'ordine quasi ossessivo delle sue ricerche.
Incurante della brezza spagnola che gli sollevava il riporto dei capelli, non si preoccupava di vestire sempre camicie e pantaloni dello stesso colore; quando si infilava un maglione dovevate aiutarlo a distendere le pieghe rimaste sotto le ascelle, ma potevate essere certi che di fronte a lui non rimaneva nulla di nascosto della vostra persona.
Difficile descrivere uno dei suoi beni preferiti: una Mercedes così vecchia da non pagare più il bollo, ma divertente, perché tutta colorata dalle infinite stuccature.
Pubblico le foto della sua macchina, per testimoniare com'è la macchina di un uomo condannato per truffa (vedi foto pagina seguente).
Se vi capitasse un giorno, in inverno, di viaggiare con lui non provate a chiedergli (come ho fatto io) di spegnere la ventola, vi risponderebbe che è solo l'aria che passa dai buchi sotto i sedili.
Se invece provaste a porgli qualche domanda sulla sua macchina, allora verrebbe fuori la sua autentica semplicità e con orgoglio sarebbe felice di raccontarvi che è la migliore che abbia costruito la Mercedes, perché è ancora una di quelle che dura più di vent'anni. E infatti, nonostante i più strani rumori, potete stare tranquilli che arrivereste a destinazione.
Circa due anni fa, in uno dei miei viaggi, mi accompagnava un avvocato italiano, col quale avevo tentato di aiutarlo a imbastire una linea di difesa nel processo in corso in Francia.
Quando, all'aeroporto, arrivò il momento di riporre nel portabagagli la borsa del mio accompagnatore (una di quelle classiche,

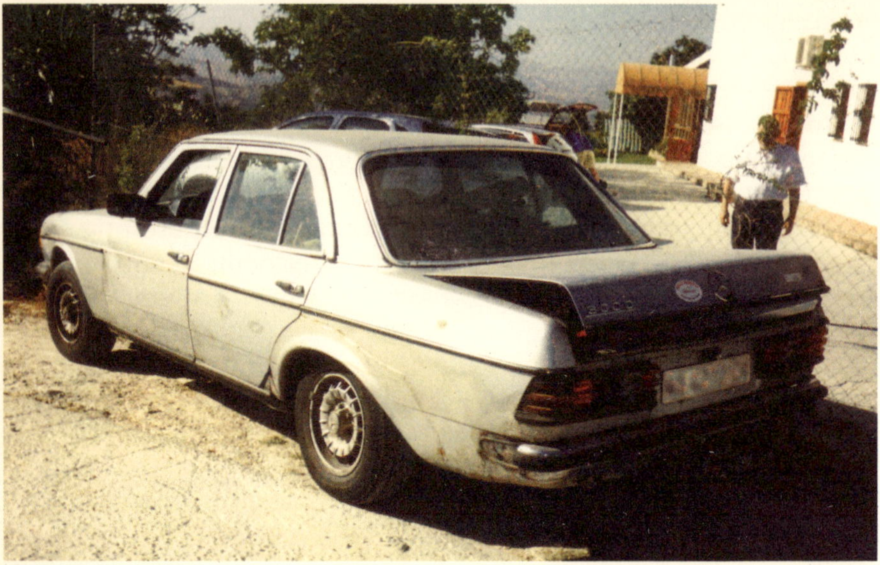

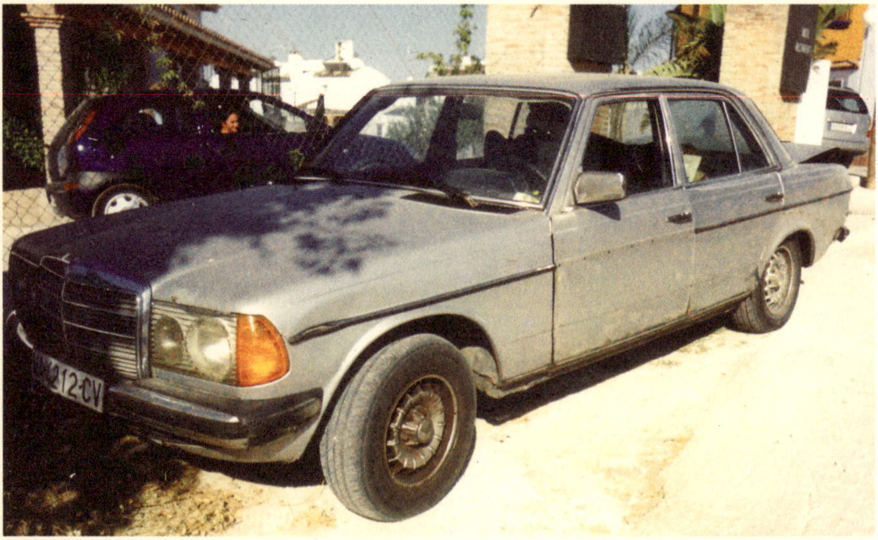

Fig. 1 - 2. Foto della macchina del dott. Hamer posseduta sino al 2006, anno della sua scarcerazione.

professionali e firmate) Hamer, che si era premurato di aprire il cofano, giustificò con un sorriso la presenza di molta paglia: "Prego...ah, non si preoccupi, è per la mia capra".
Il fairplay del mio amico e un sorriso contraccambiato archiviarono felicemente il caso, e la borsa viaggiò comodamente nel letto di paglia.
A tanta semplicità e autenticità si contrapponeva però una severità tipicamente germanica e l'incauto interlocutore che fosse risultato banale nelle sue domande avrebbe masticato subito l'amaro dell'emarginazione.
Ancor più drastico e intollerante si mostrava nei confronti di chi manifestava un interesse indiretto o speculativo per la conoscenza delle sue scoperte.
Molte persone, infatti, hanno cercato di scoprire se, grazie alla Nuova Medicina, si sarebbe potuto realizzare l'ennesimo business commerciale.
Altri, invece, hanno già intuito la validità delle sue scoperte e stanno cercando di assumersene la paternità, magari modificando o aggiungendo dei dettagli. La storia sembra ripetersi ancora: pare proprio che non ci si possa esimere dal rischio dei parassiti.
Ma a questo penserà la Storia, con la S maiuscola.
La vita di questo medico è stata segnata da un famoso fatto di cronaca.
Il 18 agosto del 1978, Dirk Hamer, suo figlio, si trovava in vacanza in Corsica e, mentre stava dormendo in una barca, fu ferito gravemente da un colpo di fucile. Tutti sanno che l'unico a sparare fu il principe Vittorio Emanuele di Savoia, ma per i giudici francesi il fatto non fu provato e lui fu assolto.
Quattro mesi dopo, il 7 dicembre, Dirk morì tra le braccia del padre.
Le vicende giudiziarie hanno riempito i giornali dell'epoca e la rabbia e il dolore di Hamer sono testimoniati nei suoi libri.
Per le finalità del libro non ci serve entrare nel merito della vicenda giudiziaria.
Così come non ci riguardano gli ultimi fatti di cronaca: a distanza di 28 anni, nell'estate del 2006, questo signore, da una registrazione nel carcere di Potenza, riferendosi al caso Hamer, sembra

aver ammesso: "Li ho fregati tutti!", riconoscendo di essere stato lui l'autore del delitto.
Questa coincidenza che vede coinvolto il personaggio Vittorio Emanuele riguarda solo lui, e forse può interessare chi vede in queste correlazioni della storia dei nessi energetici.
Di fatto, anche se il decesso del figlio di Hamer fosse stato causato da uno qualunque, mi viene da dire che non sarebbero state diverse le scoperte di Hamer, ma preferisco ammettere che con i se non si fa la storia, e quindi atteniamoci ai fatti.
Anche se Vittorio Emanuele è stato già assolto per il fatto del 1978 e dovrà rispondere alla giustizia di nuovi eventuali illeciti, tutto questo fa parte del suo personaggio.
C'è solo una notizia, però, che ora voglio riportare, anche perché è in esclusiva.
Questo fatto, di cui sono stato testimone e protagonista indiretto, dimostra ancora una volta il clima mediatico che stiamo tuttora vivendo, o meglio subendo, intorno alla figura di Hamer.
Quando, alla fine dell'estate 2006, è scoppiato sui giornali il caso delle ammissioni in carcere di Vittorio Emanuele, una giornalista di uno dei più importanti quotidiani, mi sollecitò, anzi, mi pregò caldamente di riuscire a raccogliere in Spagna un'intervista esclusiva ad Hamer.
Sulle prime fui felice che finalmente un giornale di rilievo nazionale si premurasse di raccogliere il suo pensiero.
In altre occasioni, come Associazione, avevamo tentato di coinvolgere la stampa sulla questione Hamer ma, come confermato da un corrispondente di una delle principali testate giornalistiche, l'ordine era tassativo: non bisogna parlarne!
Quindi mi feci mandare le domande dalla giornalista.
Le precisai peraltro che Hamer, a seguito di quel fatto criminale, aveva dedicato la sua vita a delle scoperte in Medicina, ora pervicacemente osteggiate, e quindi non avrebbe perso l'occasione per collegare gli eventi.
Informai poi la giornalista che, tramite il Presidente dell'Associazione, ci sarebbero occorsi una notte e un giorno per tradurre in tedesco l'intervista, trasmetterla ad Hamer, e ritradurla in italiano.
Mi fu risposto: "Nessun problema!".

Ci attivammo quindi con il Presidente e dopo un giorno e mezzo potevamo trasmettere alla giornalista l'intervista in esclusiva.
Era molto bella. Hamer dichiarò che non aveva alcuna intenzione di riaprire il processo, perché se c'era qualcuno da incolpare, questi erano i giudici corrotti a quel tempo. Soprattutto però, com'era prevedibile, Hamer chiedeva di far conoscere che, da tutta questa triste storia, era nata la Nuova Medicina: un bene per l'umanità.
Se Hamer, sulla base delle ammissioni fatte in carcere da Vittorio Emanuele, avesse risposto di voler riaprire il processo, sarebbe stato di certo un bello scoop giornalistico, ma siccome questo non avvenne, l'intervista non fu mai pubblicata.
Non trovando il giorno dopo l'articolo sul giornale, inviai un sms alla giornalista con un punto interrogativo, mi fu risposto con un altro sms: "Il direttore ha detto che la notizia era ormai troppo vecchia!". Ogni commento è superfluo.
Ma ora non abbiamo più bisogno di occuparci di Vittorio Emanuele e riprendiamo i fatti dalla disgrazia del figlio.
Dopo pochi mesi dalla sua morte, ad Hamer fu diagnosticato un tumore al testicolo.
Quel giorno è nata la Nuova Medicina.
Qualcuno avrebbe potuto ammettere che la perdita di un figlio possa essere stata una concausa, invocando il solito e generico stress di un padre disperato.
Ad Hamer invece si accese la lampadina.
La stessa predisposizione, tipica dell'inventore, che lo aveva animato nelle sue precedenti scoperte e invenzioni nel settore della chirurgia medica, gli aprì uno spiraglio verso una strada che non avrebbe più abbandonato nella vita.
L' intuizione in fondo era semplice: se il tumore al testicolo si era formato per la perdita del figlio e supponendo che solo questa ne fosse la causa scatenante, si poteva arguire che la malattia non era stata causata da qualche cellula impazzita per caso, né tanto meno da qualche porzione di DNA predisposta a produrre cellule tumorali.
Da quale organo quindi, se non dal cervello, sarebbe potuto partire l'input?
Se l'intuizione era vera, occorreva solo verificarne l'esattezza con

altri casi di tumore.
Cominciò così l'attività di ricerca presso i suoi pazienti e verificò che effettivamente dietro ogni tumore c'era una storia con uno shock precedente.
Ma questa scoperta andava a sconvolgere la tesi sempre sostenuta che il "brutto male" arriva solo per caso o, al limite, per DNA ricevuto.
A fronte delle sue richieste di verifica, gli vennero sempre sbattute le porte in faccia.
Intanto, l'unico modo per fermare la determinazione di quest'uomo, senza farlo assurgere a martire, era la radiazione dall'Ordine dei Medici, fatto che inevitabilmente avvenne nel 1986. Lui proseguì la sua battaglia e, nel 1997, subì la prima condanna a un anno e mezzo di carcere.
Ci voleva altro per fermare la storia di un uomo che aveva fatto ormai delle sue scoperte lo scopo della vita.
Hamer, ormai sicuro delle sue scoperte, andò avanti a testa bassa e, non avendo riscontro da parte della classe medica tedesca, chiese una verifica delle sue scoperte all'Università di Trnava, in Slovacchia e le Leggi Biologiche furono dimostrate, come risulta dal documento ufficiale dell'11 settembre 1998[7].
L'11 settembre sembra confermarsi veramente una data destinata più volte a cambiare, nel bene e nel male, i destini della storia.
Nel 1998 Hamer decise di trasferirsi nel sud della Spagna, pensando di trovare un Paese che gli potesse dare migliori opportunità per continuare la sua opera di divulgazione.
Nel frattempo, in ogni parte d'Europa molti medici cominciarono, quasi in sordina, a verificare le tesi del medico tedesco, confermando che, quando una verità è tale, diventa inarrestabile.
Altrettanto pervicace però fu l'intento di ostacolare in ogni modo la divulgazione.
Così nel 1999 a seguito di una citazione dell'Ordine dei Medici francesi insieme a quella di una famiglia, che Hamer non conobbe mai, il tribunale di Chambéry, iniziò un processo a carico di un'infermiera, che aveva tentato di applicare le teorie della Nuova Medicina. Hamer venne coimputato nel processo perché, interpellato telefonicamente, aveva acconsentito che gli fosse in-

viata la TAC cerebrale.
A quel processo Hamer non partecipò mai per difendersi, perché non capiva da cosa avrebbe dovuto difendersi, visto che non conosceva chi lo accusava. Temeva anche che il processo fosse solo un pretesto per arrestarlo, per le sue scoperte scomode.
Il capo d'accusa, infatti, fu poi esteso sulla motivazione che Hamer, con seminari e pubblicazione di libri, continuava a divulgare le sue teorie.
Quando ebbi modo di incontrarlo personalmente, il Tribunale di Chambéry aveva già emesso la prima sentenza nel 2001, con una condanna a un anno e mezzo di prigione.
Come ho già anticipato, avevo portato con me un avvocato italiano di diritto internazionale; avrebbe dovuto preparare una linea difensiva per l'appello alla sentenza.
In fondo, fatti e motivazioni a difesa non mancavano e, con un avvocato giusto, non sarebbe stato difficile trovare il modo di riformare una sentenza di primo grado, manifestamente iniqua.
Mi presentai da Hamer con l'avvocato, certo e felice di essergli d'aiuto, e cominciammo a imbastire le linee principali per una difesa.
Come in tutte le cause del mondo, esiste una serie di procedure legali da esperire e rispettare, dall'inevitabile richiesta di rinvio a quella di produzione di nuove prove e via discorrendo.
La reazione di Hamer non fu però quella che ci si aspetterebbe da ogni imputato in un processo penale, che si affida ciecamente al suo legale: non ne volle sapere di procedure legali, perché prioritaria per lui era solo la conferma della verifica della Nuova Medicina. Solo così, a suo parere, i giudici si sarebbero convinti della sua innocenza.
Tentammo a più riprese di fargli capire che una verifica scientifica non poteva rientrare nel merito del processo in corso, se non dopo, almeno, l'esaurimento delle prove della sua innocenza.
Fu allora che, guardandomi dall'alto della sua statura, ma con gli occhi quasi da bambino ferito, mi disse: "Ma da cosa devo difendermi? Non conosco chi mi accusa, non ho fatto del male a nessuno, ho solo scoperto delle Leggi Biologiche che contribuiranno a salvare migliaia di vite umane; perché non vogliono considerare

tutte le verifiche già effettuate?"
Non fu più possibile assisterlo legalmente, il processo andò avanti e gli attori denuncianti ebbero vita facile. La sentenza fu emessa e Hamer condannato.
Questa cronaca giudiziaria sarebbe incompleta senza una riflessione che posso fare solo io come testimone.
La realtà attuale è che Hamer è stato condannato in secondo grado portando a tre gli anni di carcere senza condizionale.
Chiunque potrebbe pensare che la giustizia difficilmente sbaglia per due gradi di giudizio. Quest'uomo non si è mai presentato al processo e, pur avendo avuto poi un giovane avvocato tedesco a sua difesa, se non ha saputo dimostrare la sua innocenza, è da ritenersi colpevole.
Ma i giudici che hanno emesso la sentenza di primo e secondo grado non vennero mai a conoscenza sia della realtà dei fatti, sia della personalità di Hamer.
Di fronte alla richiesta del proprio avvocato di difendersi in un processo penale con le stesse armi dell'avversario, una persona normale avrebbe adottato tutti i cavilli giuridici per evitare una condanna e di questo mi permisi anche di rimproverare Hamer.
Riconobbi l'errore del mio giudizio nei suoi confronti solo dopo, mentre sul volo di ritorno da Malaga a Milano, guardavo le nuvole dall'aereo e riconsiderai quella figura di gigante buono che avrebbe cambiato la storia della Medicina.
Non era un uomo qualunque che aveva bisogno di un cavillo giuridico per difendersi dalle maglie della giustizia umana.
Si trattava di un genio, ignaro e incurante di cosa fosse una procedura legale, ma consapevole che nessuna procedura, se non quella di essere ascoltato per la veridicità delle sue scoperte, gli avrebbe reso giustizia.
Questa inconciliabilità procedurale precluse ogni via di uscita.
Nessun giudice togato, infatti, avrebbe potuto affrontare in un'aula di tribunale la fondatezza delle sue scoperte scientifiche. Come si può chiedere a un giudice di mettere in discussione lo "statu quo" di una Medicina codificata per millenni, se lui stesso deve applicare lo "statu quo"?

Il diritto codificato contiene per antonomasia una presunzione di diritto e, cristallizzandosi col tempo, può diventare anche un pregiudizio, ma allora sappiamo che i pregiudizi oppongono una forza di inerzia immensa, prima che venga accettato il loro cambiamento.
Come sempre, e già detto, di fronte ai capovolgimenti della storia, solo il tempo rende giustizia al vero.
Esiste però un altro aspetto relativo alla sua personalità, denso di significato e oggetto di molta incomprensione e strumentalizzazione (da chi non vuol intendere), sino al punto di voler liquidare frettolosamente il personaggio, etichettandolo "un guru, un truffatore, un pazzo, un antisemita".
Mi riferisco ad alcune sue considerazioni nei confronti di una parte del mondo giudaico-cristiano.
Per avere una visione completa, ma soprattutto obbiettiva dei fatti, occorre comprendere due aspetti di Hamer, uno generale e consequenziale alle sue scoperte, che ci porta alla comprensione autentica del termine Nuova Medicina Germanica, e l'altro riguardante strettamente il carattere e la personalità dell'uomo.

La definizione di Nuova Medicina Germanica e la questione giudaico-cristiana

Inizialmente Hamer aveva semplicemente definito l'insieme delle sue scoperte col termine "Nuova Medicina", poi lo ha modificato in "Nuova Medicina Germanica".
Di primo acchito a chiunque verrebbe un istintivo moto di risentimento, se non altro perché non si comprende la necessità di nazionalizzare la Medicina.
A ben vedere, però, in questo caso il risentimento sembrerebbe più motivato da un possibile pericolo di nostalgia postbellica, viste le accuse mossegli di razzismo e antisemitismo.
Fa certamente meno caldo con i termini di Medicina Cinese o Medicina Indiana Ayurvedica.
Nel merito delle considerazioni di Hamer sulla questione giudaico-cristiana, noi stessi come Associazione A.L.B.A. più volte abbiamo assunto posizione nei suoi confronti, contestandogli le sue accuse generalizzate agli ebrei.

Possiamo discutere sulle lobby che governano il mondo, di qualsiasi razza siano, ma queste riguardano i settori dell'economia e in qualunque ambito mettiamo il naso sentiremo sempre l'odore dei soldi a far da guida; altra cosa è ostinarsi in discorsi generalizzati verso una razza che non portano da nessuna parte, specie quando l'argomento è invece specifico, quale quello di una ricerca medica.
Diverso invece è l'approccio da usare verso l'interpretazione del termine Nuova Medicina Germanica.
Lasci ogni speranza chi volesse trovare nella parola "germanica" uno spunto o un pretesto per accusare Hamer di razzismo e tanto meno, di nazismo.
Nuova Medicina Germanica non vuol dire Nuova Medicina Tedesca o della Germania.
In primo luogo, anche se possiamo discutere sull'opportunità o meno del termine, e anche se le leggi naturali non possono essere giuridicamente brevettate, Hamer ha pensato di poter proteggere il suo lavoro con la registrazione di un marchio a livello internazionale, per tutelarsi soprattutto da coloro che, consapevoli della grandezza e valenza della Nuova Medicina, hanno cominciato ad appropriarsi dei contenuti delle nuove scoperte.
Il "parassitismo" o il "personalismo" hanno sempre portato nella storia alla nascita di individui che, per emergere, hanno sfruttato il sudore e la fatica di altri.
Hamer non ha mai richiesto onori o ricompense per le sue scoperte ma, consapevole che in gioco è la salute degli individui, ha sempre voluto tutelarne l'integrità, mettendo in primo piano solo il riconoscimento della rivalutazione dell'individuo quale "capo" del suo processo di guarigione, nel contesto di Leggi semplicemente biologiche.
Per questo ha sempre messo "alla porta" chiunque gli proponesse rimedi, farmaci, macchine o dottrine a supporto delle sue scoperte.
Il significato più vero, invece, del termine "germanica" implica un'altrettanta rivoluzione epocale al pari delle scoperte scientifiche attuate da questo medico.
Nel riconoscere l'individuo in quanto tale e la Natura, in quanto

sintesi di un processo evolutivo di miliardi di anni, ne consegue la liberazione dell'uomo da vincoli dottrinali, da posizioni fideistiche, da speculazioni commerciali, ma soprattutto dalla conseguenza più terribile di tutti gli assoggettamenti dei poteri precostituiti: la paura.
Definendo "Germanica" la Nuova Medicina, Hamer si è semplicemente rifatto a una cultura indo-germanica dei popoli del Nord, che non sono stati toccati dai condizionamenti di una cultura religiosa dogmatica.
E la critica non è rivolta alla spiritualità in sé, di cui lo stesso Hamer, in quanto teologo, ne è profondo conoscitore e paladino, ma alla strumentalizzazione di questa spiritualità, che secoli di potere politico-religioso hanno utilizzato per fini esclusivamente di assoggettamento dei popoli.
Per questo Hamer rifiuta tutto ciò che viene imposto come "dogma", come "nascita con colpa", come la Natura che creerebbe "maligno o benigno", come necessità di "espiazione e sofferenza".
Tutto ciò non ha nulla di scientifico!
E' una rivoluzione epocale: la nascita di un nuovo individuo che, nel rivalutare se stesso e nella sua capacità di gestire i conflitti della vita, nel rispetto della sacralità della Natura e di una nuova spiritualità, riconosce nel Creato e nel suo Creatore, la forza propulsiva di un'evoluzione in un continuo e costante miglioramento delle specie.
Questa nuova consapevolezza porterà le persone prima alla liberazione da ogni dipendenza da paure immotivate e pretestuose, poi alla conquista di una sempre migliore gestione della propria vita.
Più controversa è tutta la sua questione personale, giudaico-cristiana, specie contro alcuni esponenti ebrei, come risulta dalle sue lettere più volte pubblicate.
A suo dire, un gruppo di ebrei, quelli più integralisti, sarebbero al corrente della validità delle sue scoperte, ma vorrebbero impedirne la divulgazione, riservandosene il beneficio.
Hamer sostiene inoltre di aver le prove di aver guarito da un carcinoma bronchiale il fratello di un alto esponente ebreo di Parigi e di non aver avuto dallo stesso alcun appoggio per la divul-

gazione della Nuova Medicina.
Peraltro più volte ha dichiarato di non aver nulla contro gli ebrei e di aver aiutato molti di loro, come pazienti. Nello stesso tempo però si contraddice e complica la sua posizione, quando arriva a negare le dimensioni dell'Olocausto, almeno - lui dice - così come riportate dopo la guerra. La dimensione però non cambia la natura del crimine.
Tutte queste dichiarazioni lasciano quindi trasparire una personalità certamente contrastata, dalla quale le opposte fazioni possono trovare spazio e motivazioni per argomentare pro o contro quest'uomo.
Infatti chi cerca un modo per confutare la sua opera, per salvaguardare poteri precostituiti e interessi connessi, non può che attingere a man bassa da queste argomentazioni; così si potrebbe dire all'opposto per coloro che si dichiarano manifestamente antisemiti.
Ma queste disquisizioni sulle opinioni di Hamer non fanno altro che sviare dalla questione importante: la verifica di scoperte che sono e rimangono esclusivamente scientifiche.
Le strumentalizzazioni, da qualunque parte provengano, nuocciono solo alla possibile accelerazione di una conoscenza rivolta al bene dell'umanità.
Personalmente ho provato anche a considerare, in linea teorica, l'ipotesi che tutte le accuse mossegli abbiano un fondamento. La mia opinione è che non cambia il giudizio sull'operato scientifico di quest'uomo.
Più semplicemente: se ci dicessero oggi che Newton era un pedofilo, non rigetteremmo certo la verità della legge di gravità da lui scoperta.
Nella situazione di Hamer mi pare di rilevare, invece, che alla fine si sta ripetendo solo la verità, scritta da Fedro, 500 anni prima di Cristo, purtroppo sempre attuale, "*Homines, fictis causis, innocentes opprimunt*" "Gli uomini, con falsi pretesti, sopprimono gli innocenti".
Un'ultima considerazione: non per cercare una giustificazione alle sue posizioni, ma solo per concedere uno spazio più obbiettivo

alle critiche, non si può dimenticare e considerare che ci troviamo di fronte a un uomo, che ha passato quasi metà dei suoi anni a fuggire continuamente e a sentirsi minacciato, sia da chi lo condannava, sia da chi voleva sfruttarlo. Sa di avere sempre il telefono sotto controllo, e riceve continue minacce di morte. Negli ultimi tempi vive ormai continuamente con il timore di essere nuovamente incarcerato e, come spesso ripete, di essere sottoposto a trattamenti psichiatrici.
Pochi mesi fa hanno avvelenato i suoi cani boxer, che amava in maniera particolare.
Recentemente è andato da lui, per farsi visitare, un giornalista della televisione svizzera e quando, durante la visita, Hamer è venuto a sapere la professione, ha cominciato a tremare per la paura di essere registrato. Ha dovuto essere tranquillizzato dal paziente stesso e dalla sua assistente.
Si può arrivare a parlare di fobia? Perché no! La sfida è aperta verso chiunque possa dire di riuscire a passare trent'anni, con l'intermezzo di due incarcerazioni, braccato e insultato dal mondo intero, lasciando una vita agiata di medico, per dedicarsi a ricerche che vanno contro un intero sistema.
Con questa premessa e nello stesso tempo a chiusura di questo appassionante capitolo sulla figura di Hamer, ribadisco la posizione assunta dall'Associazione A.L.B.A. che è nata **con il solo fine scientifico di studiare e verificare le Leggi Biologiche, mantenendo l'integralità delle sue scoperte.**
Consapevoli che la sua intransigenza lo stava portando verso una posizione troppo rigida, che può nuocere anche a una possibile apertura verso il sistema, abbiamo più volte cercato di prendere le distanze e di esporgli la nostra posizione, nel senso di voler limitare l'azione alla ricerca scientifica ed escludere le questioni di razza. Ora lui si è reso latitante a seguito di una nuova sentenza di condanna per antisemitismo da parte di un tribunale tedesco.
La sua fuga non ci ha permesso di continuare la questione con lui, ma, anche noi, siamo stati oggetto delle sue critiche, sino al punto da ritenerci coinvolti contro di lui.
Come sempre il tempo farà giustizia di tutti i personalismi, com-

presi i nostri.
Resterà comunque sempre ferma la nostra posizione e determinazione nel proseguire la ricerca scientifica del suo lavoro, nell'intento soprattutto di mantenere integri i contenuti delle sue scoperte.
Demandiamo, come si suol dire, "ai posteri l'ardua sentenza", rimane, però ferma la nostra considerazione: Hamer resta "il Grande" e noi i "fortunati".
Nel raccontare tutte queste vicende ho voluto testimoniare sulla controversa questione del personaggio Ryke Geerd Hamer, ritenendo utile per il lettore la conoscenza dei fatti, anche se, alla fine di tanto parlare, rimane forse un po' di amarezza, sia per chi legge, sia per chi scrive, davanti a tanta lacerazione per la conquista di uno spazio utile per la scienza.
Ma questo è solo il vivere di quegli uomini che antepongono alla ricerca del giusto, la ricerca dell'utile.
Non resta che dimenticare le critiche, da qualunque parte provengano, e raccontare il meraviglioso mondo della scoperta delle Leggi Biologiche.

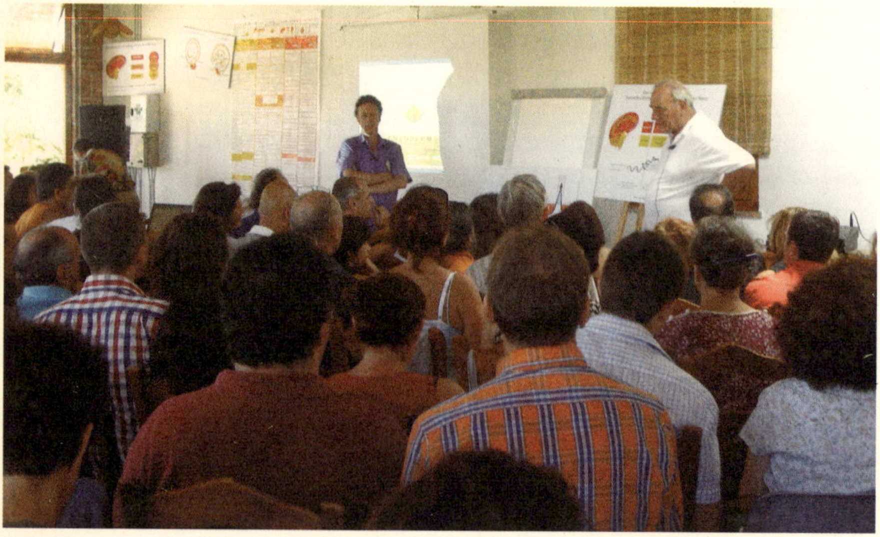

Il dr. Hamer in un seminario tenuto a Malaga nel 2006.

Capitolo 4

"L'armonia è l'energia senza sforzo"
Platone

LA STORIA DELLE SCOPERTE DEL DOTTOR HAMER

L'inizio del puzzle: i presupposti delle prime due Leggi Biologiche

Dopo la morte del figlio e la successiva diagnosi di tumore al testicolo, Hamer ebbe dunque l'intuizione di una possibile correlazione dei due eventi.
Non avrebbe mai immaginato fin dove l'avrebbe portato questa intuizione.
A noi oggi è dato di vedere l'opera finita, ma per questo medico è stato come costruire dall'inizio un enorme puzzle di migliaia di pezzi. Di certo doveva essere accompagnato e sostenuto da uno straordinario entusiasmo, tipico dei ricercatori, ogni volta che un pezzo trovava il suo esatto incastro.
Procedendo nei risultati prese consapevolezza della dimensione e della difficoltà del lavoro intrapreso, perché stava ricostruendo empiricamente i fondamenti di una Nuova Medicina.
Se il primo pezzo del puzzle era la supposizione di una connessione tra cervello e organo, il secondo non poteva che essere la ricerca nel cervello di qualcosa che avvalorasse questa ipotesi.
Trovò la conferma scientifica della sua intuizione nello studio delle TAC cerebrali. Cominciò a osservare la presenza di alcuni cerchi che comparivano nelle lastre in corrispondenza di alcune zone del cervello.
In un primo tempo, anche lui pensò che si trattasse di "artefatti ad anello", dovuti a un effetto artificiale dell'apparecchiatura, così come per anni era stato - e viene tuttora - interpretato dai radiologi. Poi però, nelle TAC successive, si accorse che questi anelli subivano un cambiamento nel tempo, da più netti e marcati diventavano più sgranati nei contorni, a dimostrazione di un processo in corso.

Per fugare i dubbi, Hamer chiese spiegazioni di questi cerchi alla Siemens Aktiengesllschaft, produttrice delle apparecchiature. La Società in questione, come risulta dalla dichiarazione del 22 dicembre 1989[8], certificò che quelle strutture ad anelli non erano dovute all'apparecchiatura, ma erano di altra natura, e comunque sconosciuta.
Tale dichiarazione fu sufficiente per dare il via a un'indagine che dura ormai da quasi trent'anni.
Un'ulteriore scoperta fu la verifica che questi cerchi comparivano anche sulla radiografia di alcuni organi colpiti dalla patologia.
Non è questa la sede per approfondire un argomento di natura tecnica e riservata ai clinici, ma dovendo soddisfare la curiosità del lettore, riporto di seguito le riproduzioni di due TAC cerebrali dove appaiono alcuni di questi cerchi.

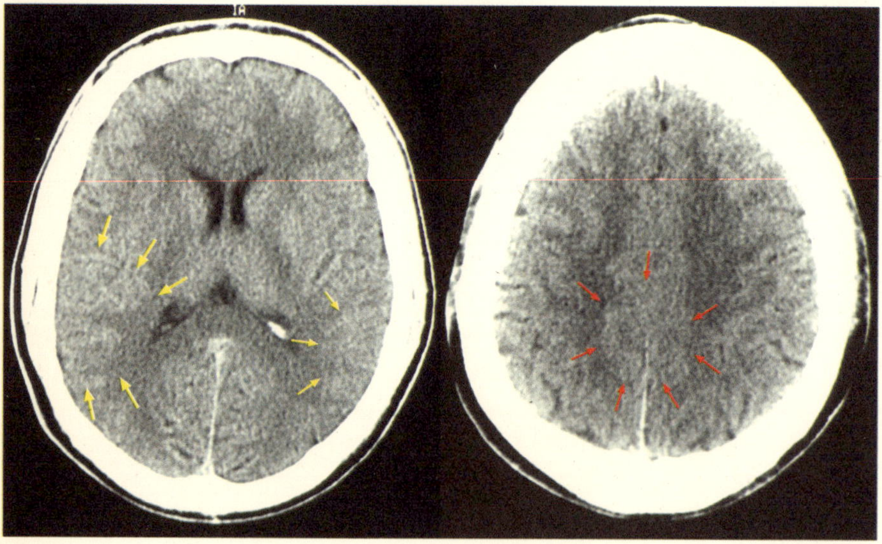

Fig. 3. TAC cerebrale relativa al midollo

Fig. 4. TAC cerebrale relativa alla corteccia cerebrale

Anche se per il lettore principiante non vuol dire molto, preciso che i cerchi sulle posizioni raffigurate corrispondono a un conflit-

to attivo d'identità, di rancore e di separazione.
Una decisiva e ulteriore conferma di questo fenomeno a livello delle strutture organiche fu la scoperta della presenza di questi cerchi anche nel mondo vegetale delle piante.
Provate a cercare nei boschi gli esempi di questo fenomeno. Di seguito riporto le foto di due foglie, che ho raccolto personalmente, dove appaiono queste formazioni concentriche di anelli sul tegumento.

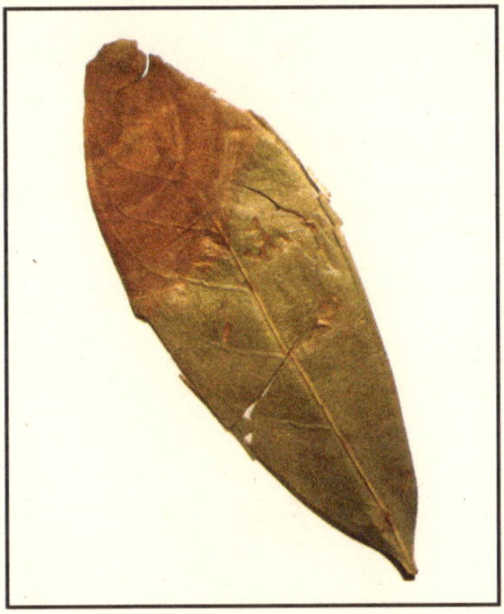

Fig. 5. Foglia di ulivo

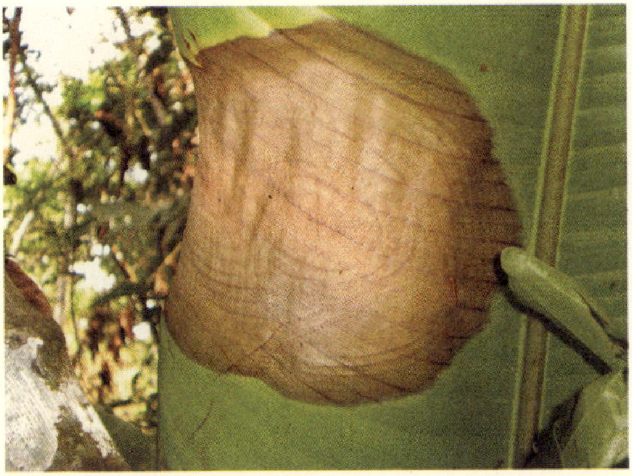

Fig. 6. Foglia di banano

La scoperta documenta che questi cerchi in Natura sono l'espressione organica di un evento riconducibile a uno shock: per i biologi e i ricercatori si apre un nuovo capitolo da esplorare.
Per Hamer cominciò un susseguirsi vorticoso di nuovi collegamenti tra psiche e organo.
Il risultato finale è di enorme portata nella diagnosi medica, perché alla fine di questa ricerca Hamer è arrivato a suddividere ogni parte del nostro cervello e a individuare tutte le localizzazioni esatte, corrispondenti alle connessioni tra conflitti psichici e organi del corpo, il tutto come risulta dai suoi schemi pubblicati[9].
In base a queste elaborazioni ora è possibile, tramite lo strumento della Tac cerebrale senza liquido di contrasto, individuare sia il tipo di conflitto che l'organo del corpo interessato.
Dalla conformazione e dalla dimensione del cerchio si possono inoltre ricavare informazioni precise sull'entità del conflitto in atto, sulla fase in corso e sulle modalità del decorso.
E' facile dedurre la grande utilità di un sistema diagnostico così ordinato e così poco invasivo. Posso testimoniare lo stupore e la meraviglia suscitati in diversi pazienti: ho assistito ad alcune visite durante le quali Hamer, leggendo le TAC di una persona, praticamente snocciolava tutti gli eventi capitati nella vita dell'incredulo paziente.
La scoperta di questa nuova possibile lettura delle TAC cerebrali fu il primo passo per una documentazione scientifica sulla connessione tra psiche e organo.
Non approfondisco oltre questo tema, perché di evidente pertinenza medica e ampiamente documentato nei testi di Hamer.
Decisiva e fondamentale invece la successiva scoperta.
Se uno shock o un conflitto di natura psichica si rifletteva in qualche modo sull'organismo, quale o che tipo di conflitto poteva avere questa influenza?
In fondo tutti possiamo dire di vivere quotidianamente dei conflitti, che riguardano la nostra sfera psichica; non per questo ci ammaliamo.
Anche Hamer conosceva gli studi della psicosomatica e similari, ma nessuno di questi era mai arrivato a dimostrare un'**esatta cor-**

rispondenza tra psiche e malattia.
Sappiamo che anche la stessa Medicina ufficiale riconosce un qualche legame tra un evento traumatico e una malattia ma, non riuscendo a definire un nesso riproducibile e verificabile, non va mai oltre il riconoscimento generale e vago della parola "stress".
Uno dei nostri più accreditati luminari dell'oncologia ha dichiarato, in un'intervista, che non si può dimostrare alcuna connessione tra il tumore e il trauma psichico. A riprova riferì che nella seconda guerra mondiale, le persone avevano un maggior numero di conflittualità di natura psichica, ma non per questo si era assistito a un aumento dei casi di tumori.
Il ragionamento è logico e non fa una piega!
Hamer però è un tedesco, il che non solo qualifica una nazionalità, ma è anche sinonimo di caparbietà e determinazione.
Il suo tumore al testicolo aveva per lui un senso e una causa. Doveva solo trovare il comune denominatore fra gli shock subiti e la presenza di patologie, e nello stesso tempo doveva capire quali conflittualità psichiche, al contrario, non si riflettevano sull'organismo.
La soluzione però non poteva essere approssimativa, frutto di una interpretazione e soprattutto, non poteva basarsi su percentuali statistiche. Intuendo di essere di fronte a una connessione biologica direttamente consequenziale, Hamer sapeva che solo una riproducibilità al 100 per cento della connessione tra shock e patologia gli avrebbe consentito di dare senso e proseguimento alle sue ricerche. Esattamente come il compositore di puzzle: migliaia di pezzi per trovare quello che, solo e unico, s'incastra. Ma nessun riferimento alla psicologia umana gli forniva questa riproducibilità.
Capì che la soluzione non l'avrebbe mai trovata se non fosse uscito dagli schemi utilizzati. Cominciò a studiare i casi dei suoi pazienti, uno dopo l'altro. Finalmente un giorno trovò ciò che cercava.

La 1° Legge Biologica: l'evento inaspettato

Hamer si accorse che, indipendentemente dalla tipologia del con-

flitto e della patologia, l'elemento caratterizzante e ricorrente in ogni caso studiato, era un **conflitto subito in modo inaspettato**, cioè un evento che prende in contropiede e fa perdere il controllo della situazione.
Questo modo di intendere e qualificare una conflittualità è del tutto nuovo, sia nello studio classico della psicologia umana, sia soprattutto nella definizione generica dello stato di stress.
Oggi, sulla base di continue verifiche, possiamo tranquillamente confermare che ogni evento definito malattia sottintende questa connotazione molto specifica dello shock psichico.
Del resto, anche se ora siamo guidati dal senno di poi (o meglio di Hamer), non è difficile comprendere perché il nostro corpo reagisca organicamente di fronte allo scatenarsi di un evento che ci coglie impreparati.
Il nostro organismo, attraverso miliardi di anni di evoluzione, si è strutturato nel tempo attenendosi a un principio semplice e fondamentale: l'istinto di sopravvivenza e la lotta necessaria per la sopravvivenza stessa.
Per questo, in funzione di continue e nuove necessità di adattamento biologico e sulla base di quanto era stato capace di acquisire definitivamente come esperienza, l'essere umano si è via via dotato di nuovi programmi fisiologici che gli consentissero di restare in vita.
Questi programmi, diventati ormai parte integrante del corpo umano e immagazzinati nel nostro DNA, vengono attivati, e potremmo anche dire migliorati, ogni volta che si rendono necessari.
Così assistiamo a un quadro d'insieme nel quale si può paragonare il nostro organismo a un pianoforte, dove a ogni tasto corrisponde una nota e solo quella, e con un limite di tasti oltre il quale non si può andare, ma senz'altro migliorare.
A differenza del pianoforte però, il nostro organismo è inserito in un programma temporale in continua evoluzione, del quale non conosciamo i traguardi futuri, ma possiamo verificare quelli già raggiunti dal passato a oggi.
Un esempio di evoluzione dettata dalla necessità di sopravvivere: tutti gli animali predatori hanno gli occhi vicini e frontali sulla te-

sta per guardare meglio e poter rincorrere la propria preda. All'opposto, la preda, per la quale la fuga rappresenta la sua miglior arma di difesa, ha gli occhi lateralmente alla fronte per vedere in tempo il predatore e per guadagnare velocemente la via di fuga.
Questo è solo un semplice esempio dell'adattamento evolutivo di un organismo, ma possiamo immaginare che ci siano voluti miliardi di anni di evoluzione, attraverso il ripetersi continuo di **shock inaspettati** della gazzella di fronte al leone, per modificare una funzione visiva idonea alla sopravvivenza, che gli permetta la fuga.
Questo ci porta nel contesto dal quale hanno preso il via le ricerche di Hamer: la biologia evolutiva delle specie, regolata da una legge fondamentale, che si è costretti a rispettare per rimanere nel gioco della vita.
Questa è, per così dire, la legge delle leggi: **"Ogni essere organico deve risolvere i conflitti in tempo utile"** e disattendere questa legge comporta un'imparziale e inevitabile conseguenza: la morte come soluzione biologica.
Il modo più diretto e conciso che traduce e sintetizza al meglio questo concetto, l'ho sentito dire da un mio amico comico in dialetto romanesco: "O t'elevi o te levi".
A prima vista, il richiamo alle teorie di Darwin sembra scontato, ma qui non interessa tanto avvalorare il concetto dell'evoluzionismo, quanto finalmente integrare le scoperte di Hamer nell'ambito fisiologico del corpo, alla luce della nuova necessaria simbiosi reciproca tra gli esseri viventi.
Il collegamento a Darwin sarà più completo dopo la comprensione del programma biologico sensato, che ci fornirà l'anello mancante dell'evoluzionismo.
In sostanza, il continuo processo evolutivo porta ogni struttura organica vivente, dal mondo vegetale a quello animale, a risolvere dei conflitti che possono essere catalogati in due grosse categorie: i conflitti che siamo in grado di controllare e quelli che non siamo in grado di controllare.
Per i primi non si pongono problemi, perché di qualunque natura essi siano, fisici o psichici, grossi o piccoli, questi, presentano solo nella loro difficoltà il limite per il superamento, essendo sotto il

nostro controllo e governati dalla nostra consapevolezza. Possiamo ritirarci se sono troppo difficili, oppure possiamo tentare di superarli conoscendo le nostre forze; se non ce la facciamo, possiamo ritentare, ma il risultato finale diventa indifferente per la biologia del corpo, che ci verrà dietro adeguandosi alle nostre decisioni.
Solo quando oltrepassiamo i limiti, il corpo dà dei segnali che non può farcela e in questo è molto più categorico e deciso di qualsiasi comandante, perché un eccesso di richiesta fisica è subito mitigato da qualche dolore che ci impone di fermarci.
In questo dialogo tra noi e il corpo s'inserisce però una funzione straordinaria: la **"bontà" biologica del corpo**, che ci chiede solo il tempo necessario. Se lo rispettiamo, ci concederà il massimo consentito e se continuiamo nella richiesta si adeguerà sempre di più. Proviamo a piantare dei chiodi con un martello tutti i giorni con tempi e quantità misurate, le nostre mani si adegueranno alla necessità e sollecitazione: si formeranno dei calli, adottando un programma biologico di protezione, in previsione della possibilità di continuare a piantare chiodi.
Se invece, presi dalla foga, piantiamo chiodi per un giorno intero, sulle nostre mani si formeranno delle vesciche, sino a sanguinare.
In definitiva ogni problema, indipendentemente dalla sua natura, entità o difficoltà, ma nel limite della sua superabilità, non determina alcun riflesso organico speciale sul corpo, oltre ai normali programmi fisiologici, a condizione che avvenga nell'ambito della gestione della persona.
Per comprendere meglio: un esperto alpinista decide di scalare l'Everest. Si tratta certamente di un grosso problema da superare e, se ci prova, passerà giorni e notti a dover affrontare difficoltà estreme. Una volta raggiunto l'obiettivo, il suo sforzo fisico, indipendentemente dalla difficoltà, non viene certamente castigato con una malattia.
Ma se quel bravo alpinista, tornando a casa, corre sulla scala e inciampa su un gradino, comincia a rotolare giù dalla scala. Allora assistiamo al verificarsi di qualcosa di nuovo nel suo corpo. Scatta una serie di programmi, cioè delle risposte fisiologiche, proporzionali alla gravità della situazione: il nostro alpinista allunga le mani

in avanti, gli occhi restano sbarrati, aumenta la pressione con conseguente aumento del battito cardiaco, aumenta la produzione di noradrenalina e così via, sino a movimenti estremi di difesa istintiva proporzionali alla rovinosità della caduta.
Quale la differenza sostanziale tra i due conflitti?
Il primo, per quanto intenso e difficile, rimane sotto il controllo della persona; il secondo, in quanto inaspettato, genera un programma fisiologico speciale.
Questo è solo un esempio della specialità di un programma di risposta motoria dell'organismo a un conflitto di altrettanta natura motoria, ma dove la caratteristica di fondo resta l'evento inaspettato.
Il corpo detiene moltissimi programmi che vengono attivati da uno shock che causa la perdita di controllo. Non sono acquisiti per conoscenza o apprendimento, ma sono tramandati e contenuti nei nostri DNA, sono un bagaglio esperienziale in continua evoluzione.
Questi programmi sono tutti quegli eventi sinora chiamati "malattia" e questo nuovo modo di interpretarli è il primo approccio per cominciare a capire come essi non siano altro che programmi biologici sensati.
Questo significato evolutivo, dove finalmente trova posto anche la comprensione delle malattie, contiene una straordinaria visione del cammino dell'umanità, che tanto più sarà in grado di gestire in tempo gli eventi conflittuali, tanto più si arricchirà di nuovi programmi fisiologici, adeguati alle attuali necessità.
In assenza di questi processi, la nostra vita sarebbe veramente breve, perchè di fronte alla prima incapacità di gestione, non seguita da un processo interno compensatorio, soccomberemmo facilmente. Evento questo che, nel nostro passato preistorico, deve essere avvenuto molto frequentemente. Ed è per questo che la vita media degli esseri umani si è costantemente allungata nel tempo, proprio per il continuo miglioramento di questi programmi.
Per comprendere come gli effetti dello shock si riflettono sull'organismo bisogna tener conto di altre tre condizioni: la drammaticità, l'acutezza e l'isolamento vissuto dall'individuo. Sono caratteri salienti di un conflitto, che ne determinano e modificano solo

l'intensità e la durata.
Basti pensare al semplice clacson di una macchina che ci suona alle spalle per farci sobbalzare fisicamente. Anche questo è un conflitto inaspettato che si riflette sull'organismo, ma per la sua rapidità e poca drammaticità, si risolve immediatamente con un semplice movimento motorio e forse un piccolo brivido.
Ben diverso, per drammaticità e durata, è il caso di una madre che assiste alla morte del suo bambino scappatole di mano e andato a finire sotto una macchina.
"Vissuto nell'isolamento", secondo Hamer, significa che quel conflitto viene vissuto dall'individuo come se fosse solo con il suo conflitto e isolato dagli altri.
Siamo pronti a comprendere l'assunto della 1° Legge Biologica:
"Ogni shock biologico estremamente grave, acuto, drammatico, inaspettato e vissuto in isolamento, genera un Programma Speciale, Biologico e Sensato (SBS), che si verifica contemporaneamente sui tre livelli: Psiche - Cervello - Organo e decorre in modo sincrono sugli stessi".
Questo evento, molto preciso e specifico, è stato definito da Hamer con l'acronimo **DHS** che significa "Sindrome di Dirk Hamer", in omaggio al figlio Dirk.
Quindi, d'ora in poi, dovendo citare uno shock con queste caratteristiche, userò la stessa dizione voluta da lui.

La 2° Legge Biologica: il processo bifasico della malattia
Quando, al termine degli studi delle Leggi Biologiche, mi confrontavo con i miei colleghi di corso, ci guardavamo stupiti, realizzando che, il giorno in cui la scienza ufficiale avesse recepito anche solo una parte di queste scoperte, i premi Nobel della Medicina per molti anni sarebbero stati monopolio di questo medico.
Il primo Nobel sarebbe senz'altro per la scoperta della DHS, il secondo per uno dei principi cardine sui quali si fonda la rivoluzione del sistema diagnostico: il **Programma Bifasico della malattia.**
La DHS dunque attiva un programma speciale dell'organismo.
E' un processo che si articola in due fasi ed è raffigurabile con questo grafico:

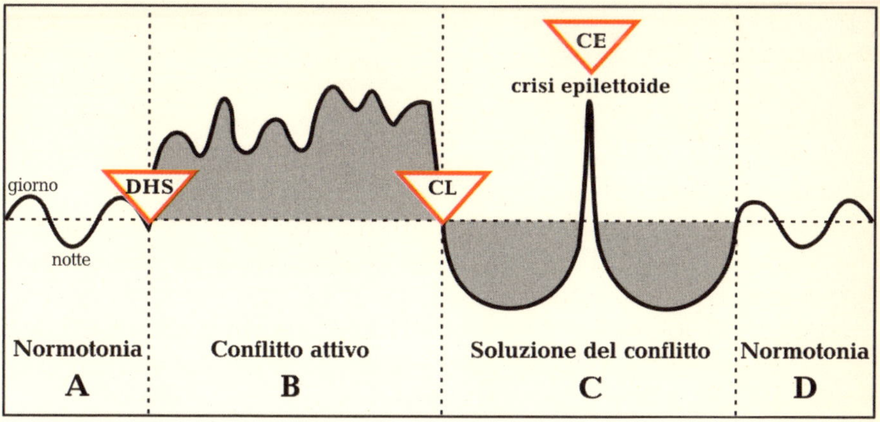

Fig. 7. Grafico del processo bifasico completo quando il conflitto arriva sino alla soluzione.

Per arrivare a questa scoperta Hamer ha seguito necessariamente il processo a ritroso, osservando il suo tumore e tornando al punto di partenza: la sua DHS.

Lo studio, portato avanti in maniera empirica, ha consentito di verificare che questo processo è applicabile indistintamente a tutte le malattie e, per questo motivo, la curva raffigurata ci accompagnerà d'ora in poi in tutti i processi definiti malattie.

La spiegazione, inizialmente, non può essere che teorica e, in quanto del tutto nuova per chiunque vi si accosti per la prima volta, di non facile comprensione. La verifica concreta attraverso l'esposizione dei casi faciliterà la comprensione della teoria.

Prima di passare al dettaglio di questo programma, vorrei precisare al lettore di non considerare per il momento l'andamento di ritorno della linea nella seconda parte (fase C) e contraddistinta dalla sigla CE (Crisi epilettoide).

Per semplicità di esposizione rimando al capitolo 13 la spiegazione più completa di questo ulteriore processo. Ora dobbiamo procedere per gradi e comprendere le due fasi principali della curva bifasica.

Le parti A e D rappresentano il ciclo della normotonia, cioè le fasi

alterne del giorno, quando siamo più attivi, e della notte, necessariamente più rilassati.
Dopo una giornata intensa ci servirà una notte di maggior riposo, ma il ciclo nella sua proporzione non subirà sbalzi di rilievo.
Non appena si verifica una DHS, questo equilibrio si modifica e si entra in una fase definita simpaticotonica (fase B), caratterizzata da un periodo di tempo più o meno lungo, più o meno intenso, durante il quale perdura uno stato di conflittualità attiva.
Poiché tale stato conflittuale è determinato da un evento inaspettato e che ci mette in una situazione di non controllo, la Natura ha predisposto un programma, che possiamo definire di protezione, attivando dei sistemi idonei a consentirci di superare la fase conflittuale.
Così, durante questo periodo, non abbiamo, per lo più, sintomi evidenti, se non quelli connessi alla necessità di sopravvivenza, quindi una maggior vascolarizzazione centripeta verso il cuore, che provoca mani e piedi freddi.
Per questo la fase del conflitto attivo è definita anche come una fase fredda.
Dalla necessità di rimanere "animali" vigili si comprende poi il verificarsi di notti insonni: ancora una volta la Natura protegge i suoi figli, tenendoli svegli per non soccombere al potenziale nemico.
Questa è dunque la fase nella quale avviene il coinvolgimento psichico della persona e, quando affronteremo la 3° Legge, conosceremo anche cosa avviene a livello organico e fisiologico.
Per ora è importante rilevare il buon senso biologico della Natura che non manifesta sintomi particolari di dolore tali da distoglierci dalla necessità primaria: cercare di ritornare all'equilibrio iniziale.
Questa prima fase del conflitto attivo è del tutto sconosciuta, sotto questo aspetto, alla Medicina ufficiale.
Da una parte perché, non manifestandosi dei sintomi, non ci si preoccupa a livello clinico, dall'altra proprio perché la prassi medica non contempla il coinvolgimento psichico nel processo delle malattie.
Torniamo al processo bifasico.
La Natura ci fornisce un programma di protezione, ma ci chiede an-

che di raggiungere un obiettivo: **risolvere il conflitto in tempo utile**.
Da qui l'importanza del comportamento dell'essere umano che, anche se supportato da queste regole fisiologiche, deve poter arrivare alla soluzione del conflitto. Quando questo avviene si ha la cosiddetta conflittolisi (CL).

E' a questo punto che la Natura ci premia e attua la seconda fase, la C, di vagotonia, che è solo ed esclusivamente una fase di riparazione.

Questo secondo momento non è più a discrezione dell'individuo, ma segue tempi e modi di riparazione prestabiliti dal programma biologico.

Sono processi precisi e fisiologicamente diversi in funzione degli organi interessati, che vedremo nello specifico con la 3° Legge.

E' in questa fase che si avvertono i sintomi: dolore, gonfiore, febbre, stanchezza e comunque, tutto ciò che sino a oggi era identificabile con il concetto di malattia.

Anche per questa fase vale la considerazione che la sintomatologia ha un suo senso biologico, perché con questi sintomi, di fatto, la Natura ci obbliga a fermarci o a rallentare.

In linea di massima si può dire che questa fase di riparazione dura quanto la fase conflittuale e questa proporzione rappresenta un preciso equilibrio.

Nel prossimo capitolo, con la 3° Legge, entreremo nel cuore delle scoperte e osserveremo ciò che accade nell'organismo nelle due fasi: un altro passo fondamentale verso la comprensione.

Il programma bifasico nella Natura

Vale la pena fare alcune considerazioni di fondo sul programma bifasico.

Questo principio è nuovo solo se applicato alla Medicina.

Di fatto ci troviamo di fronte a una delle più elementari regole della fisica dell'universo: l'alternanza degli opposti in un rapporto di causa-effetto.

Con un'astrazione più generale possiamo ritrovarne l'applicazione nella bifasicità che regola tutto ciò che è la VITA.

Una possibile raffigurazione di questo concetto è la curva di seguito riportata.

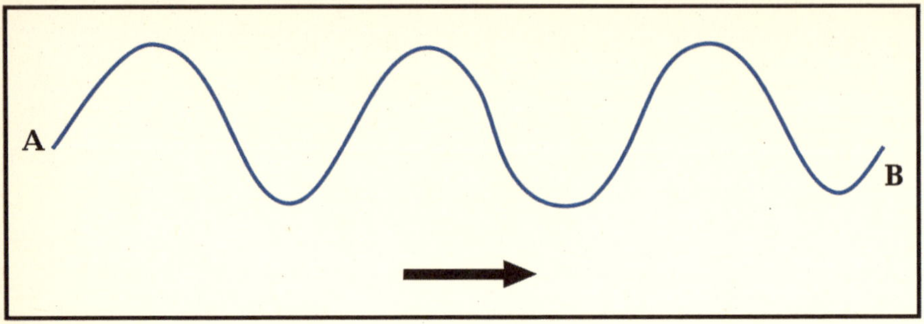

Fig. 8.

In questo percorso non è difficile riscoprire **il senso della vita**, nella sua duplice accezione del termine: senso inteso come **direzione** e senso inteso come **significato** di un processo biologico.
Considerando il punto A l'inizio della vita di ogni cosa o di un essere umano, osserviamo che il percorso è unidirezionale e non è possibile tornare indietro.
Questo in sintesi è il meccanismo dell'evoluzione.
Gli scienziati non hanno saputo ancora individuare il punto di origine assoluto e, tanto meno, sapere il punto di arrivo finale.
Quello che possiamo fare oggi è osservare questa evoluzione in atto.
Possiamo forse solo azzardare, sull'osservazione dei fenomeni astronomici, che la bifasicità nell'universo derivi dal movimento circolare dell'energia.
Si può prendere come esempio la rotazione nella nostra galassia, dove il Sole dispone i pianeti in un girotondo continuo. Osservando la rotazione del nostro pianeta, assistiamo al primo macro processo bifasico, costituito dall'alternanza del giorno e della notte, da cui poi deriva l'alternanza del caldo e del freddo, della luce e del buio.
L'andamento delle curve rispetta sempre una proporzione di intensità e di frequenza.
La regola è dunque che, al variare di una curva in ascesa, corrisponderà il variare della curva discendente, in altre parole le due reazioni si bilanciano in un rapporto di causa-effetto. Questo accade nella vita di tutti i giorni, sia nella natura che ci circonda sia

nel nostro corpo fisico.
Osservate il vostro respiro, a ogni inspirazione segue un'espirazione, provate a inspirare più velocemente e otterrete un'espirazione altrettanto veloce. Così a ogni sforzo fisico richiesto al nostro corpo ci viene richiesto un riposo proporzionale.
Il percorso stesso della nostra vita ci vede salire in una curva energetica sino a discenderla nella vecchiaia.
Allarghiamo l'orizzonte della visione e osserviamo il microcosmo degli atomi, dove ritroviamo l'equilibrio alternato tra la forza negativa di un elettrone e quella positiva di un protone.
L'elencazione degli esempi in natura potrebbe continuare a lungo, dal movimento delle onde del mare sino alla trasposizione del concetto su di un piano tridimensionale, ottenendo la struttura base alternata a spirale del DNA.
La considerazione più straordinaria e per me commovente, è che l'alternanza di questo dualismo nella Natura non si riduce solo a un fenomeno di tipo fisico: ne deriva **una percezione di armonia del Creato.**
Sulle prime si potrebbe sostenere che il concetto di armonia ed equilibrio sarebbe meglio raffigurabile con una linea retta, ma nell'universo ciò che è piatto è esattamente il contrario di armonia, perché tutto ciò che è lineare e uguale è sinonimo di fermo e disarmonico; in termini più forti, rappresenta il **senso della morte**.
Un elettroencefalogramma piatto non è forse la migliore raffigurazione della morte?
Questo modo di intendere il concetto di armonia è ancora più chiaro se lo riferiamo alla melodia musicale, dove, sulla base delle sette note, orientate anch'esse in una climax ascendente e una discendente, si formano le composizioni musicali.
Quale più assurda canzone potrebbe essere composta usando solo una nota?
Dobbiamo ricorrere invece al ritornello, all'alternanza di acuti e di bassi, e siamo ancora di fronte alla nostra curva sinusoidale.
Così ogni manifestazione di gioia o di dolore non può essere posta su di una linea retta continua.
Prendiamo il caso più semplice della risata che ci muove ascol-

tando una barzelletta. Può essere la barzelletta più esilarante del mondo, ci farà ridere a lungo, ma l'apice del riso non può durare più di qualche minuto, inevitabilmente torneremo allo stato di partenza, magari pronti a sorridere di nuovo per una nuova barzelletta e la curva sinusoidale ripartirà verso l'alto.

Questi concetti, apparentemente semplici, di fatto esprimono il senso della vita come un processo biologico di contrapposizioni in cambio di un risultato di armonia.

Il tutto è magnificamente espresso dalle parole di Platone, che ha definito l'armonia come "**l'energia senza sforzo**" e riscontriamo che continuità e proporzione traducono ed evocano benessere in noi.

Se torniamo al corpo umano e applichiamo questi concetti a ciò che definiamo salute, la curva raffigurata rappresenta i nostri momenti di benessere, quando viviamo uno stato di equilibrio, nell'alternarsi del giorno e della notte; definiamo questi momenti della vita: normotonia.

Fintanto che questo processo viene mantenuto sotto il nostro controllo, ogni emozione e ogni conflitto, definito psicologico, da superare non comportano variazioni di rilievo nella curva e conserviamo uno stato di benessere. Non è mai una situazione statica di forze, ma un continuo gioco di equilibrio, che ci vede attori e padroni di questo processo.

Quando invece un evento inaspettato, uno shock (DHS), ci fa perdere il controllo della situazione, allora è come se si rompesse questo equilibrio. Veniamo proiettati in una situazione di smarrimento, quasi catatonica. Si mantiene la sequenza del processo bifasico, ma secondo una nuova proporzione più ampia e più manifesta. La Natura ha previsto per questo un programma di protezione durante la fase conflittuale (simpaticotonia), dove per lo più non si hanno sintomatologie nel corpo.

Risolto il conflitto, si passa, in misura proporzionale, alla fase vagotonica durante la quale si manifestano i sintomi del dolore, gonfiore e stanchezza: tutti sensati e preordinati ad assolvere un programma di riparazione organica e quindi necessaria per richiedere tutta la nostra attenzione e cura sino al ritorno all'equilibrio.

L'approccio diagnostico della Medicina tradizionale, non conoscendo il processo bifasico, si rivolge solo alla fase vagotonica, quella appunto dove si manifestano dei sintomi; da qui il conseguente errore di sistema, che abbiamo denunciato nel primo capitolo: l'indagine riduzionistica porta a definire questa fase come la malattia.
Tutti, quindi, scienziati e non, da sempre si sono sbizzarriti a inventare il rimedio, blu, rosso o giallo, per eliminare ciò che dà fastidio, e il metodo è sempre lo stesso: osservato l'organo colpito, si sintetizza un rimedio chimico, viene somministrato e si aspetta, se il male passa, il rimedio entra nel protocollo, viene inscatolato per la vendita e utilizzato per tutti i mali di quel tipo. Oppure, in alternativa, si prende il bisturi e si portano via l'organo e il male.
Ora siamo di fronte alla completa demolizione di questa impostazione!
Qui si può cominciare a intuire la forbice che si apre nelle opposte direzioni tra la Medicina ufficiale e la Nuova Medicina.
La prima non dice nulla sulla causa delle patologie, se non ciò che è riconducibile a presunte alterazioni molecolari o interazioni di batteri o virus. Per questo s'invita il paziente ad assumere passivamente farmaci o a sottoporsi a interventi chirurgici.
Con la seconda invece, seguendo le Leggi Biologiche, il paziente viene a conoscenza dei processi fisiologici che avvengono nel corpo.
La differenza è sostanziale: il paziente si trova di fronte a due sistemi esattamente opposti, il primo passivo e sconosciuto, il secondo attivo e consapevole.
E' presto per le conclusioni, ma si intuisce l'importanza e la conseguenza di queste scoperte: la **consapevolezza del paziente**.
L'individuo, infatti, in quanto consapevole, diventa anche responsabile di tutte le fasi evolutive della sua crescita e della sua capacità di restare a *capo* dei processi di guarigione.
A questo punto si può auspicare che, un giorno, certo forse ancora lontano, gli uomini "nuovi" vivranno tutti consapevolmente la gestione dei propri conflitti e nessuna malattia sarà più "un male oscuro" da temere.
L'acquisizione concettuale e l'apprendimento profondo di que-

st'aspetto della conflittualità umana aprono altresì un capitolo completamente nuovo nel settore della Psicologia e della Psichiatria. Oggi queste due branche della Medicina stanno ancora ipotizzando il collegamento tra la psiche e le patologie, si fa una grande "zuppa" dei conflitti dell'uomo, mettendo insieme emozioni, conflitti psichici, psicologici e biologici.
Il risultato di questa "zuppa" è il riconoscimento parziale della cosiddetta psicosomatica che giustifica e riconosce alcune patologie sotto il grande ombrello dello stress.
Le connessioni tra le emozioni e le malattie non trovano, però, un riscontro scientifico alla prova della verifica.

Da parte nostra esiste ora l'obbligo di avviare questo nuovo processo di conoscenza, perché, come disse meglio il Poeta: "*Fatti non foste a vivere come bruti, ma per servir virtute e conoscenza*".

Capitolo 5

"Puoi cacciare via la natura con il forcone,
continuerà a tornare"
Orazio

L'ORIGINE E L'EVOLUZIONE BIOLOGICA DEL CORPO UMANO

Le chiavi di lettura del corpo: embriologia e filogenesi

E' arrivato il momento di entrare nel cuore delle scoperte del dottor Hamer: come si è formato e si è strutturato il Programma Speciale, Biologico e Sensato sul corpo umano.
Questo capitolo del libro ci porterà a conoscere le origini e lo sviluppo dell'embrione, per passare poi al capitolo centrale dove esamineremo quanto avviene durante il processo bifasico.
Mettetevi comodi: faremo insieme un viaggio affascinante che ci porterà indietro dall'inizio della formazione della vita fino all'attuale fisiologia del corpo umano, scoprendo il perché delle cose, attraverso la nuova visione biologica dell'evoluzione.
Scopriremo insieme la risposta a molti perché: se è nato prima l'uovo o la gallina, perché ci ammaliamo di raffreddore, perché si forma un adenocarcinoma o un carcinoma, perché una patologia avviene sulla parte destra o sulla parte sinistra del corpo, perché solo alcune persone sono allergiche e così via, sino a un quadro d'insieme dove troveranno posto tutte le cosiddette patologie.
In questo percorso ho inserito anche gli esempi e le testimonianze di molti casi di malattie e, ovviamente, di guarigione.
Dopo aver scoperto che dietro una patologia c'era sempre uno shock, con le caratteristiche già viste, per cui si attivava un processo bifasico (simpaticotonia e vagotonia), ad Hamer mancava la comprensione di cosa accade nel nostro corpo in queste due fasi.
I processi fisiologici che analizzeremo sono estremamente precisi e biologicamente verificabili, per noi oggi di facile constatazione, ma sono il frutto di anni di fatica e di studio.
Quando leggiamo l'indice analitico di un testo universitario di pa-

tologia medica ci troviamo di fronte a centinaia di nomi di malattie, suddivise in base agli organi del corpo, e ognuna fa capitolo a sé; la successiva esposizione si riduce per lo più a un'analisi fisiologica dei fenomeni, senza alcun riferimento a una causa specifica.
Tutti questi molteplici processi fisiologici sono invece stati catalogati e ripartiti da Hamer con una precisione certosina secondo il programma del decorso bifasico.
Le chiavi di lettura e di riordino di tutta la materia le trovò in due settori del sapere scientifico, per lo più poco considerati nell'ambito medico: l'embriologia e la filogenesi.
Il primo è lo studio dello sviluppo dei tessuti embriologici a partire dalla cellula primordiale sino allo sviluppo dell'attuale feto umano, il secondo è lo studio dell'evoluzione delle specie.
Già Darwin, nel 1860 in una lettera scritta ad Asa Gray, scriveva e lamentava così il disinteresse verso l'embriologia: "*Per me l'embriologia è di gran lunga la classe di fatti più fortemente a favore del cambiamento delle forme e neppure uno, credo, dei miei critici, vi ha fatto riferimento*".
Lo studio dell'embriologia, oggi, è ancora escluso da una possibile connessione con le patologie; è un esame del primo anno del corso di Medicina, non troppo considerato, al pari di quegli esami da togliersi prima possibile, mentre lo studio dell'evoluzione delle specie umane è per lo più appannaggio dei corsi universitari di biologia nell'ambito di altre discipline.
Ci si potrebbe chiedere come mai i ricercatori non abbiano rilevato la connessione che lega queste due materie in relazione allo studio delle malattie.
La risposta è che occorreva trovare il nuovo "trait d'union" che lega e giustifica queste discipline nell'ambito evolutivo: la funzione psichica dell'essere umano o, detto in termini più semplici e allargati, il motore da cui muove tutto l'agire del creato: **l'intenzione e la forza evolutiva insita in ogni cellula, in ogni essere vivente, che si esprime attraverso i suoi tessuti organici.**
Nietzsche disse: "Dovunque mi sia imbattuto in una creatura vivente, vi ho trovato la **volontà di potenza**".
Questo studio comparato tra embriologia e filogenesi, unitamente

alle scoperte sulla DHS, lo shock conflittuale, portò Hamer a realizzare che aveva trovato una nuova connotazione altrettanto precisa e specifica del conflitto: "**il conflitto biologico",** del tutto diverso dal conflitto psicologico.
Mentre "il volere psicologico" è la traduzione dei risultati e dei processi della mente umana, "il volere biologico" è l'espressione della finalità evolutiva implicita nei tessuti embrionali, con le loro estrinsecazioni e sviluppo negli organi del corpo collegati.
Ci troviamo dunque inseriti in un ambito prettamente biologico, che nulla ha a che fare con quanto mediato e prodotto dalla mente umana.
Il tutto ha permesso ad Hamer di completare la definizione del conflitto, di matrice esclusivamente biologica, che si riflette sul corpo: **l'evento inaspettato, drammatico e acuto, che va a contrastare la finalità embrionale degli organi del corpo**.
Nel corso della spiegazione della fisiologia e del senso biologico delle cosiddette malattie emergerà in modo più chiaro questa nuova definizione del conflitto, supportata, soprattutto, dalla verifica dei casi pratici.
Su questo assunto delle finalità e dell'evoluzione si apre poi il grande capitolo del Big Bang, cioè la conoscenza dell'inizio, ancora tutto da esplorare e oggetto di continue dispute tra evoluzionisti e creazionisti. Riaffronteremo dopo questo tema, perché la scoperta del senso biologico di ogni manifestazione organica fornisce, a mio avviso, anche un compromesso compatibile alle due fazioni.
A posteriori non è così strano dedurre che la spiegazione delle cose è nella ricerca della loro origine, ma solo questo medico tedesco è riuscito a risalire e a ricucire l'evoluzione del nostro corpo, nel contesto del percorso evolutivo delle specie.

Stare sempre meglio e vivere il più a lungo possibile
Ogni individuo, di qualsiasi specie, si è continuamente evoluto, sviluppando la morfologia e la fisiologia del corpo secondo le caratteristiche biologiche più consone a ottenere il massimo dei benefici con il minimo dei costi.

Il percorso evolutivo ci vede spettatori di un programma esistenziale finalizzato a un continuo miglioramento. Tutti siamo infatti governati dall'esigenza di fondo di "stare sempre meglio e vivere il più a lungo possibile" e in virtù di questa meta così ambita, ma senza un punto di arrivo predeterminato, portiamo avanti il carrozzone dell'umanità.

Dove andiamo e *quando* arriveremo resta un mistero per i pragmatici, un'ipotesi di fede per le religioni, un'astrazione per gli esoterici, un quesito inutile per chi vive di materialità.

Al nostro studio non interessa per ora la risposta a questi quesiti, perché le Leggi Biologiche rispondono al quesito: *come* andiamo. Siamo di fronte a leggi dell'universo, sulla cui ricerca di finalità possiamo anche soprassedere, ma non esimerci dall'osservarne i fenomeni.

Ora, però, possiamo comprendere come la psiche entri prepotentemente in gioco nell'evoluzione.

Se osserviamo da questa nuova prospettiva il corpo umano, possiamo cominciare a rilevare alcuni semplici risultati di questa connessione.

Perché la pelle esterna delle nostre braccia è più ruvida di quella interna, che invece è molto morbida e delicata?

Il motivo della pelle più ruvida e più spessa nella parte esterna può essere di facile comprensione: per l'esigenza di usare l'epidermide esterna per difesa o per procedere in avanti, e quindi occorre una struttura più ruvida, più forte, con finalità protettive.

Non così facile è la risposta, invece, al perché della pelle più morbida nella parte interna delle nostre braccia. A pensarci bene è la parte che in teoria, per lo sfregamento continuo, o per il solo fatto di usarla spesso quale appoggio sulle superfici, dovrebbe essere anch'essa abbastanza usurata e quindi più spessa e ruvida.

La risposta la troviamo nel motore causale: la **funzione voluta dalla necessità biologica**.

Dovendo trasmettere una richiesta o un'offerta di accogliere e di abbracciare qualcuno che amiamo, è ipotizzabile che si sia strutturata la morbidezza della parte interna dell'epidemide.

Quale madre potrebbe allattare il suo bimbo in un groviglio di

peli e di ruvidezza? Mentre non accoglieremo mai in un abbraccio morbido un nemico o un rivale.
E ancora: possiamo convenire con Desmond Morris[10] il motivo per cui le labbra della nostra bocca sono di un colore più rosso delle guance. Sono un forte richiamo sessuale e quindi, come i colori dei fiori servono ad attirare gli insetti per l'impollinazione, così anche noi abbiamo adottato il richiamo dei colori. E cosa potevano fare le persone di pelle nera, se non rimediare alla mancanza di differenza di colore sviluppando invece le labbra in dimensione maggiore?
Perché poi abbiamo i peli sotto le ascelle e intorno agli organi sessuali?
Un ciuffo di peli consente di aumentare la superficie di deposito delle molecole chimiche dei ferormoni per trattenere gli odori, sempre per un richiamo sessuale.
E' solo un'anteprima delle fisiologie del corpo per capire come l'evoluzione, in base alle necessità di adattamento per risolvere dei conflitti biologici, ha permesso la modellazione delle forme e delle funzionalità organiche.
Quando affronteremo meglio la fisiologia del nostro corpo, nell'ambito dell'evoluzione biologica, penso sarà difficile trattenere un moto di emozione di fronte al riconoscimento di una funzionalità così perfetta e preordinata al mantenerci in vita con ogni mezzo, e comunque strutturata esattamente in funzione di un nostro "volere evolutivo".
Questi primi passi attraverso argomentazioni di tipo prettamente biologico possono suscitare qualche perplessità da parte del lettore, ma al termine della trattazione, sarà comprensibile come questa strada ci porti a conoscere che non v'è più nulla di accidentale nelle manifestazioni fisiologiche, mentre ogni funzione degli organi contiene in sé un preciso "senso biologico".
Così potremo capire che, al pari dei semplici esempi riportati, anche un raffreddore, un'osteoporosi, un tumore, un eritema, un melanoma, insomma tutte le cosiddette malattie, sinora senza una causa definita sono tutti fenomeni con un loro preciso "senso biologico".

Procediamo con ordine ed entriamo in tema.
Le strutture anatomiche del mondo animale e vegetale sono notoriamente ripartite in tre parti chiamate "foglietti embrionali": endoderma, mesoderma ed ectoderma.
Hamer si è accorto degli esatti e riproducibili riflessi dei conflitti biologici sugli organi del corpo, in base alla suddivisione di questi tre foglietti embrionali, ma soprattutto che ciascuno di questi ha un suo preciso collegamento a una sezione del cervello, così ripartito:
a) endoderma: collegato al tronco cerebrale;
b) mesoderma: collegato al cervelletto e midollo;
c) ectoderma: collegato alla corteccia cerebrale.
In sostanza tutti i tessuti e gli organi del corpo sono ricollegabili a una di queste parti del cervello. Le cosiddette malattie, a seconda del collegamento di un organo a un determinato foglietto embrionale, presentano un certo tipo di fisiologia, e solo quello.
Il collegamento tra evoluzione ed embriologia ha consentito di dare certezza scientifica alla sua scoperta fondamentale.
Riporto a fianco uno schema guida che durante, ma soprattutto dopo la conoscenza dei processi, potrà essere d'aiuto per il lettore per orientarsi nelle connessioni tra i conflitti biologici e i tessuti embrionali.
Per comprendere meglio il senso della connessione tra filogenesi ed embriologia occorre fare un passo indietro e considerare quel grosso contenitore nel quale si sono venuti a creare questi processi e cioè: il fattore tempo nella sua dimensione reale.

L'evoluzione nel contenitore del tempo

Spesso ci riferiamo agli anni della nostra vita usando espressioni come: "E' vissuto a lungo", "Ti auguro una lunga vita", "Auguri agli ultracentenari", sino a usare aggettivi un po' più datati: antico, antenato, preistorico, quando dobbiamo risalire a epoche lontane sino alla preistoria.
Quando poi sentiamo parlare di scoperte archeologiche sull'età dei nostri antenati, rimaniamo quasi meravigliati di fronte ai ritrovamenti risalenti a otto milioni di anni.

FINALITA' PRIORITARIE IN ORDINE EVOLUTIVO	ORGANI DEL CORPO STRUTTURATI ALLE FINALITA'	CONFLITTO BIOLOGICO	FOGLIETTO EMBRIONALE	CERVELLO	FISIOLOGIA NEL CONFLITTO ATTIVO	FISIOLOGIA DOPO SOLUZIONE DEL CONFLITTO
1) Boccone per la sopravvivenza	- apparato digerente - ghiandole: fegato, pancreas, tiroide, ipofisi, parotidi. - tubuli renali e alveoli polmonari	**Mancanza del boccone o difficoltà a metabolizzarlo**	Endoderma	Tronco cerebrale	Aumento immediato di funzione (proliferazione lenta)	Riduzione di funzione cellulare (necrosi caseosa o incistamento)
2) Protezione	- derma - pleura, peritoneo - pericardio - ghiandola seno	**Attacco diretto**	Mesoderma antico	Cervelletto	Aumento immediato di funzione (proliferazione lenta)	Riduzione di funzione cellulare (necrosi caseosa o incistamento)
3) Forza	- scheletro - muscoli, linfonodi - connettivo - vasi sanguigni	**Non riuscire = svalutazione**	Mesoderma recente	Midollo cerebrale	Riduzione di funzione cellulare (necrosi, osteolisi)	Rigenerazione Ricalcificazione (edema, tumefazione)
4) Vita di gruppo	- tessuto epiteliale di vescica, ureteri, uretra, dotti epatici, pancreatici - epidermide esterna	**Lotta per il territorio Separazione Motricità**	Ectoderma	Corteccia cerebrale	Riduzione di funzione cellulare (ulcera)	Rigenerazione (edema, tumefazione)

Osserviamo e ragioniamo però del fattore tempo con la limitazione della nostra mente umana e non ci rendiamo veramente conto di quanto tempo è trascorso dalle prime forme di vita sulla Terra. Darwin stesso aveva intuito quanto grande dovesse essere stato lo spazio-tempo e al riguardo scrisse: "*Indipendentemente dal fatto che noi non troviamo più gli avanzi fossili di innumerevoli forme di vita, potrebbe obbiettarsi che il tempo non sarà stato sufficiente per una quantità sì grande di mutamenti organici, sapendosi che tutti i cangiamenti prodotti dalla selezione naturale sono lentissimi.*
Non mi è possibile ricordare al lettore, che non sia geologo pratico, tutti i fatti che guidano la mente a valutare ***imperfettamente*** (i grassetti sono miei) *la lunga durata del tempo, dovendo ammettere quanto vasti* ***incomprensibilmente*** *siano stati i periodi passati del tempo.*
Il corso dei tempi fu sì grande che rimane completamente inapprezzabile all'intelletto umano.
Il numero degli oggetti che si trovano nei nostri musei sono assolutamente un nulla in confronto delle innumerevoli generazioni di specie innumerevoli, che senza dubbio esistettero".
Ora proviamo a concederci un'apertura di orizzonti più vasta, per un viaggio nella dimensione del tempo, scopriremo che la mente fa fatica a contare questi numeri.
Per molti anni una delle dispute tra i nostri scienziati è stata la datazione del nostro universo. Si discusse a lungo sulle cifre 14 o 15 miliardi di anni.
Nel febbraio 2003, grazie alla missione del satellite WMAP (Wilkinson Microwave Anisotropy Probe), fu catturata e registrata la radiazione di microonde generata dal Big Bang, definita "l'eco della creazione". Da questa scoperta fu possibile accertare la datazione più precisa della nascita dell'universo: 13,7 miliardi di anni.
Questi numeri sono in effetti talmente grandi da essere difficilmente rappresentabili dalla mente umana e noi conosciamo molto poco di quanto è successo veramente.
Se paragoniamo il tempo trascorso dal Big Bang a oggi, alla circonferenza della Terra, pari a circa 43.000 km, e immaginiamo il

viaggio di una persona intorno alla Terra, possiamo affermare che le nostre conoscenze storiche corrispondono allo spazio di tempo trascorso pari a solo **cinque metri** di percorso di questo viaggio.
Ma per consentire una visualizzazione un po' più consona agli spazi della nostra mente, voglio citare una geniale trasposizione temporale effettuata dal noto astrofisico Carl Sagan.
Elaborò una semplice proporzione, condensando questo enorme arco di tempo di miliardi di anni, nella durata di un anno solare, cioè di 365 giorni.
Non disponendo ancora dei risultati del satellite WMAP, la sua trasposizione teneva conto dell'età presunta di 15 miliardi di anni, ma il risultato per la nostra comprensione varia di poco e le proporzioni che ne conseguono sono stupefacenti.

ANNO COSMICO DI CARL SAGAN

15 miliardi di anni divisi in 12 mesi di un anno solare di 365 giorni corrispondono

per 1 mese a	1.250.000.000 anni
per 1 giorno a	40.000.000 anni
per 1 minuto a	30.000 anni
per 1 secondo a	500 anni

Sulla seguente ripartizione dell'evoluzione dell'universo c'è ormai un sostanziale accordo tra gli scienziati:

GENNAIO - primo decimo di secondo del primo dell'anno: il BIG BANG.

GENNAIO
FEBBRAIO
MARZO
APRILE
} - passano 5.000.000.000 di anni, ma non sappiamo molto di cosa accade.

MAGGIO	- nei primi giorni si forma la Via Lattea.
GIUGNO LUGLIO AGOSTO	- si formano i sistemi solari.
SETTEMBRE	- verso il 15 si forma il nostro Sole e la Terra.

Sono trascorsi circa 10.500.000.000 di anni!
Considerando quindi il 15 settembre la data di nascita della nostra Terra, analizziamo il succedersi del tempo sino ai giorni nostri.

La vita sulla Terra
Dal 15 settembre al 31 dicembre, cioè al momento in cui state leggendo queste parole, mancano ancora 4.700.000.000 di anni

-15 settembre:	Origine crosta terrestre
-15 ottobre:	Prime forme di vita (mancano 3,3 miliardi di anni ai giorni nostri)
- 20 ottobre:	Primi batteri e alghe verdi-azzurre (meno 3,1 miliardi)
- 10 novembre:	Alghe verdi-azzurre filamentose (meno 2,7 miliardi)
- 23 novembre:	Alghe verdi unicellulari: funghi (meno 1,7 miliardi)
- 1/2 dicembre:	compaiono le prime cellule nucleate (meno 1,250 miliardi)

Ai primi di dicembre, quando sono passati 11 mesi, pari a 13.750.000.000 (tredici miliardi e settecento cinquanta milioni) di anni, appaiono dunque le prime cellule nucleate.
Cioè assistiamo alla formazione delle cosiddette cellule eucariote, mentre sino ad allora le cellule erano senza nucleo e chiamate procariote.
Nel mese di dicembre avviene un'accelerazione improvvisa delle forme di vita.
Nella tabella riportata nella pagina seguente possiamo vedere in dettaglio il succedersi degli eventi per ogni giorno (mi piace ricordarlo e scriverlo per esteso: 24 ore = 40.000.000, quaranta milioni di anni).
La tabella ci aiuta a capire e a intuire un po' meglio la dimensione del tempo. La nascita di Gesù Cristo risale di fatto a circa quattro secondi fa.
Questa dimensione temporale degli eventi ci mostra i limiti dell'indagine dei più recenti sviluppi della paleontologia. Dai resti dei fossili trovati non si riesce ad andare indietro che di poche ore nel nostro anno solare.
Gli esseri umani sono apparsi nella loro prima forma, definita ominide, da solo un'ora e mezza, cioè alle 22:30 del 31 dicembre, equivalente a qualche milione di anni fa.
Nel 2002 un'equipe di paleontologi francesi ha rinvenuto i resti di un cranio, attribuiti a un nostro progenitore, il *Sahelanthropus tchadensis,* vissuto in Africa centrale sette milioni di anni fà, ma, dalla nostra tabella del mese di dicembre, siamo risaliti a poco meno delle ore 21 dell'ultimo giorno dell'anno.
Poi, anche se è stata annunciata come una grande scoperta, non cambia le cose per il nostro studio il ritrovamento recente in Spagna, vicino a Barcellona, di alcuni resti attribuiti a un altro nostro progenitore, chiamato *Pierolapithecus catalaunicus,* risalente a 13 milioni di anni fa. Non siamo andati indietro di oltre tre ore.
Anche poi a voler dar credito, come ricollegabili all'uomo, ai resti fossili dell'*Aegyptopithecus zeuxis*, risalenti a 35 milioni di anni fa, (e dal quale peraltro discenderebbero anche le scimmie) torniamo indietro solo alle prime ore del mattino del 31 dicembre.

Dicembre: 1 mese: 1.250.000.000 di anni 1 giorno: 40 milioni di anni
1 minuto: 30.000 anni - 1 secondo: 500 anni

lun	mar	mer	gio	ven	sab	dom
1 PIANTE VERDI LIBERANO O e N	2 PRIME CELLULE NUCLEATE	3	4	5	6	7
8	9	10	11	12	13	14
15 (570 milioni) EVOLUZIONE DELLE ALGHE MARINE	16 FITOFAGI ALGHE MARINE	17 TRILOBITI NEL MARE ALGHE MARINE	18 CORALLI	19 PRIMI VERTEBRATI PLURICELLUL.	20 (430 milioni) AMMONITI PRIME PIANTE TERRESTRI	21 PRIMI PESCI PIANTE VASCOLARI
22 (310 milioni) INSETTI ANFIBI FELCI EQUISETI	23 RETTILI RAGNI ALBERI: PRIME CONIFERE(GIM)	24 DINOSAURI GINKO ANGIOSPERME	25	26 (200 milioni) MAMMIFERI EVOLUZIONE ANGIOSPERME	27 PRIMI UCCELLI PRIMI FIORI	28
29 (80/60 milioni) ESTINZIONE DINOSAURI (?)	30 CETACEI CAVALLI PIANTE ERBAC.	31 -h.22,30: OMINIDI -ultimi 10 secondi: storia documentata	ORE 23.32 UOMOSCOPRE IL FUOCO	ORE 23.59,20 PRIME TRIBÙ AGRICOLE	ORE 23.59,35 PRIME CITTÀ	MENO 4" A MEZZANOTTE NASCE CRISTO

Non possiamo quindi che concordare con quanto più volte sottolineato da Darwin, che non è nei resti attuali dei fossili che possiamo trovare delle risposte all'evoluzione delle specie. Egli scrisse: "*Se noi ammettiamo che le memorie geologiche sono imperfette in estremo grado, allora quei fatti che esse ci presentano sono in armonia con la dottrina della discendenza modificata*". In altre parole possiamo cercare risposte ai fenomeni attuali solo nel contesto degli studi dell'embriologia e della filogenesi.
Quindi, pur auspicando che la figura del paleontologo possa continuare a fare il suo lavoro e le sue ricerche sotto terra, non è dai reperti di archeopaleontologia che avremo delle risposte, ma solo se torneremo a considerare le primissime forme di vita e il loro sviluppo.
Dobbiamo quindi risalire al primo batterio, prima cellula senza nucleo, che si è formato nell'acqua subito dopo la nascita della Terra. I primi nove mesi di vita dell'universo, pari a circa 10 miliardi di anni, devono essere stati necessari a "forgiare" questa prima minuscola cellula.
Forse un giorno, grazie a nuove conquiste della scienza, ci sarà permesso un viaggio nel passato più remoto e forse ne sapremo di più sull'evoluzione di tutto questo tempo.
Per ora, sulla base degli ultimi studi, sembra che per le prime forme di vita sulla Terra occorra risalire a circa 3,3 miliardi di anni fa (il nostro 15 ottobre).
Questo modo di procedere a ritroso, sino alla ricerca della comune origine di ogni essere organico, viene oggi supportato da una nuova disciplina nella scienza, definita Evo-Devo[11].
Con questo termine s'identifica lo studio della biologia evolutiva dello sviluppo, attraverso l'interfaccia tra embriologia e biologia evolutiva.
Le prime e determinanti conclusioni a cui arriva questo percorso conoscitivo sono sintetizzate da questa considerazione di fondo: ogni essere organico, sia del mondo vegetale sia di quello animale, è l'espressione di una composizione di elementi combinati, anche in modo differente tra loro, a seguito di molteplici ragioni di adattamento, ma **gli ingredienti base di origine sono gli stessi**.
Fondamentale per il riconoscimento di questa ricerca è stata la scoperta, contraria alle aspettative di qualunque biologo, che la

maggior parte dei geni responsabili dell'organizzazione del corpo sono gli stessi per i moscerini come per l'essere umano.
In definitiva si è arrivati a scoprire il kit originario degli attrezzi della Natura.
Si formano i primi batteri procarioti, cioè le prime cellule senza nucleo e le prime alghe verdi-azzurre.
Hamer, nella sua opera più completa, "Testamento per una Nuova Medicina", risale proprio a questa primissima forma di cellula organica e, avvalorando le più recenti scoperte riconosciute dalla biologia, riconosce in questa il punto di partenza, il progenitore della nostra cellula nucleata, che ritroveremo solo "ai primi di dicembre".
Lo scienziato Hamer s'inchina religiosamente di fronte a questo evento, definendolo *"il miracolo della creazione"*.
Infatti in questo nucleo originario ritroviamo tutte le proteine e gli acidi nucleici che sovrintenderanno ai processi metabolici e riproduttivi del mondo vegetale e animale, le cui regole saranno poi da lui codificate nelle 5 Leggi Biologiche.
Non a caso ritroviamo i tre foglietti embrionali in tutte le forme viventi, dal mondo vegetale al mondo animale, con le stesse procedure di moltiplicazione o riduzione cellulare.
In definitiva, con buona pace di tutti i sostenitori dei vari credo religiosi sulle diverse modalità della creazione dell'uomo, se si osserva questo primo nucleo cellulare scopriamo di essere di fronte alla matrice comune della vita organica.
Possiamo quindi cominciare a sostenere che prima della gallina, è nato l'uovo. Vediamo come si è formato questo uovo.
Questa prima forma cellulare costituisce di fatto il substrato biologico del primo foglietto embrionale: l'endoderma, contenente dentro di sé tutti i codici di sviluppo embrionale che formeranno poi, come adattamento alle nuove forme di vita, i due successivi foglietti esterni: il mesoderma e l'ectoderma.
Di tutto questo excursus della biologia evolutiva a noi interessa cogliere tre momenti fondamentali:

1) Il *"grande utero"* che per miliardi di anni ha portato avanti la gestazione della cellula: **l'acqua.**
2) La formazione dei **tre foglietti embrionali** e il perché della

loro successiva formazione, insieme alle loro diverse fisiologie.

3) La data del 22 dicembre dell'anno cosmico di Sagan, pari a circa 300 milioni di anni fa, quando per un principio evolutivo, a noi ancora sconosciuto nella sua finalità esistenziale, quella cellula ha deciso **di uscire dall'acqua.**

L'acqua: la fonte propulsiva di ogni essere organico

Osserviamo la sua struttura molecolare.

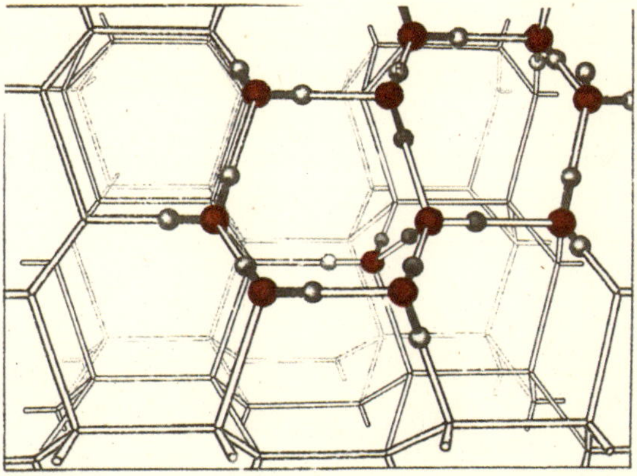

Fig. 9. Struttura molecolare cristallizzata a esagono dell'acqua.

La sua disposizione atomica è quella di un esagono, la forma geometrica più equilibrata, dal punto di vista energetico, in Natura. Perché la Natura avrebbe scelto questa forma geometrica per raggiungere l'equilibrio?

La risposta è in un principio fondamentale che si rileva sia nei fenomeni chimico-fisici, sia nell'evoluzione degli elementi costituenti. Il paleontologo Samuel Williston definì così, nel 1914, questo principio: "Nell'evoluzione gli elementi di un organismo tendono a una riduzione nel numero, con meno elementi più specializzati". Questa specializzazione è rappresentata perfettamente dall'esagono, in quanto è la forma geometrica che consente la maggior occupazione e disposizione nello spazio, con i minori punti di giun-

tura tra le forze molecolari.
Un'applicazione semplice e banale di questa forma è quella delle reti delle porte negli stadi di calcio, la cui trama appunto viene fatta a esagono, perché consente di utilizzare molto meno spago, rispetto all'utilizzo di qualsiasi altra forma geometrica.
Ritroviamo l'applicazione naturale e biologica del fenomeno in tutte le strutture fisiologiche consolidate nella loro funzione. Così possiamo osservare la disposizione a esagono delle cellule epatiche, di tutte le connessioni intracellulari e la struttura della miosina e dell'actina, costituenti la muscolatura striata dei nostri muscoli.
A livello macroscopico la Natura si ripropone, in un'originale forma a esagono, nel sentiero dei giganti, che si trova in Irlanda (vedi fig. 10) dove un'eruzione vulcanica di basalto si è solidificata repentinamente per il freddo.

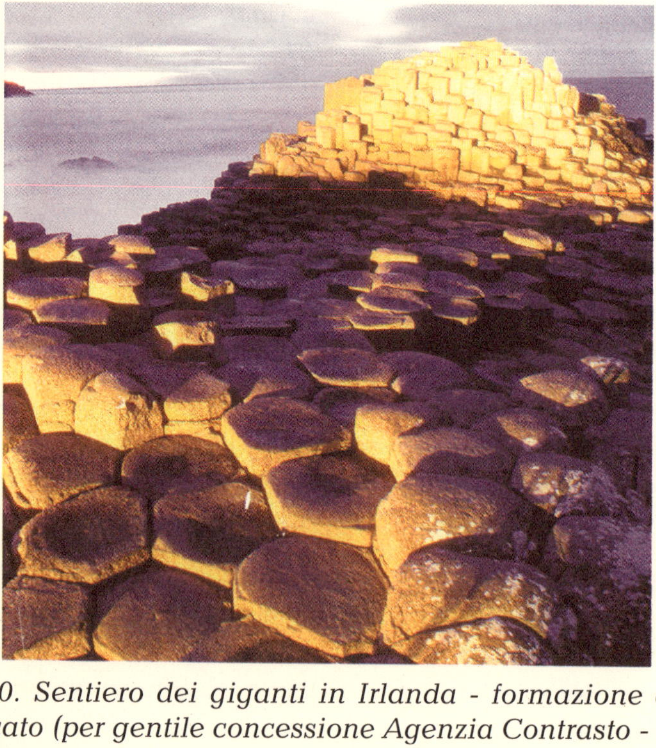

Fig. 10. Sentiero dei giganti in Irlanda - formazione di basalto gelificato (per gentile concessione Agenzia Contrasto - Milano)

Al lettore sarà già venuta in mente anche la forma esagonale delle celle degli alveari delle api.
Di notevole interesse e, probabilmente oggetto di futuri studi per la scienza, è la scoperta della molecola del fullurene (vedi fig. 11) da parte del premio Nobel 1996 per la chimica, Harold Kroto, uno scienziato di nanoscienze.

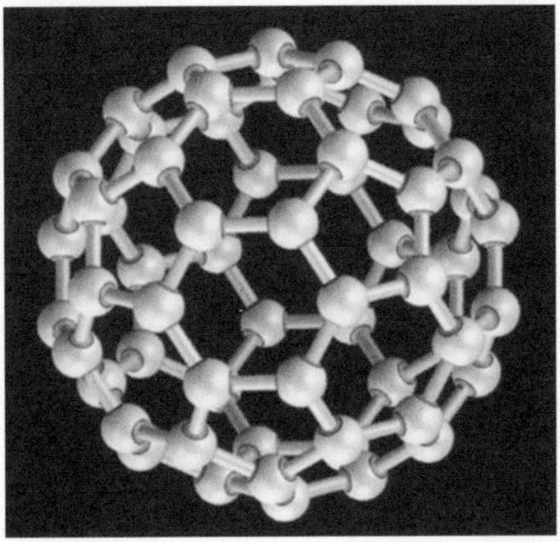

Fig. 11. Struttura molecolare del Fullurene.

La molecola del fullurene è fatta come un pallone di calcio, è un composto del carbonio, e la struttura è costituita da 12 pentagoni e 20 esagoni.
La scoperta più interessante di Kroto fu che questa molecola è il composto principale del pulviscolo delle stelle e dimostrò che queste molecole organiche, formate da lunghe catene di carbonio, formano le nubi interstellari e tutti i pianeti, compresa la Terra. In un'intervista arrivò alla felice conclusione: "Siamo tutti figli delle stelle".
Prima di questa affermazione Kroto riconosce nel fullurene una molecola compiuta, finita, che, in quanto chiusa in una gabbia, non costituisce più una molecola reattiva, ma che fa dire allo scienziato: "Sto riflettendo sul ruolo di queste nubi sull'origine della vita".
L'equilibrio di questa molecola si traduce in un'elevatissima resistenza termica e superconduttività, così da permettere vastissime applicazioni nel campo dell'elettronica, delle nanotecnologie e nella chimica dei materiali.

Tornando alla nostra molecola d'acqua, una ancora più affascinante prova di questo equilibrio energetico dell'esagono la riscontriamo in una foto di Masaru Emoto sui cristalli d'acqua.

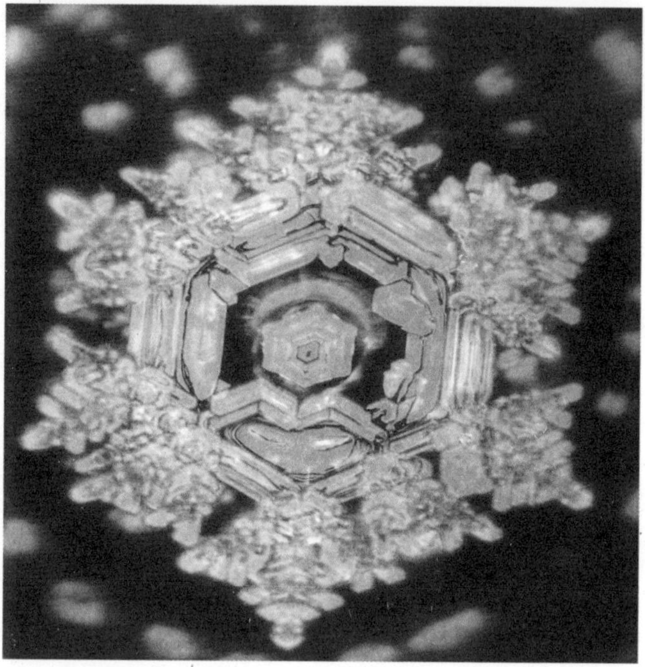

Fig. 12. Cristallo d'acqua. Foto di Masaru Emoto (Autorizzazione IHM 0708170685)

Sull'origine dell'acqua si è discusso e si continuano a formulare molte ipotesi, ma attenendoci a questo principio di armonia, che finalizza gli elementi a strutturarsi secondo il massimo risultato con il minor dispendio di energia, possiamo sostenere che l'acqua si sia originata dalla combinazione di idrogeno e ossigeno (H_2O) dopo miliardi di anni di evoluzione.
E' indubbio che l'energia del Sole poi, attraverso i meccanismi già accennati di alternanza tra giorno e notte, caldo e freddo, abbia contribuito a formare i cicli biologici sulla Terra, sino al punto da creare con l'acqua le due fonti primarie di propulsione

energetica. Questo connubio tra Sole e acqua è alla base di tutti i processi organici sulla crosta terrestre.
Pertanto, quando all'acqua viene impressa una forza direzionale che, oltre al suo spostamento, implica anche tutte le varie fasi di cambiamento di stato, da solido a liquido a gassoso, si assiste a un vero e proprio **motore che genera la vita.**
A questo punto del discorso s'inseriscono gli studi di Theodor Schwenk[12] che ci portano a comprendere la successiva disposizione delle forme in natura.
La struttura molecolare dell'acqua, sottoposta a una spinta energetica, genera una forza che tende ad assumere la forma sferica, e da qui la spiegazione delle forme primordiali della vita.
Infatti, se l'acqua tende ad arrotondarsi a sfera, subentrando una forza che la costringe in una determinata direzione, per esempio la forza di gravità, si avrà l'origine di un vortice a spirale, che rappresenta il collegamento tra la sfera e il movimento rettilineo.
Il risultato sarebbe la creazione **in forma arrotondata del mondo vivente, dalla struttura del DNA alla rotondità della cellula**.
Basta osservare la conformazione degli antichi fiumi, che a causa di questa forza propulsiva a spirale, agendo sulle sponde, hanno creato delle anse rotonde a spirale.

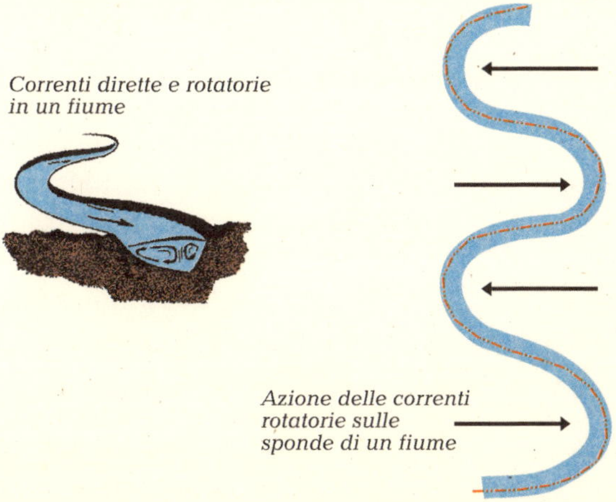

Fig. 13. Riproduzione dell'azione delle correnti di un fiume.

Questo insieme di forze: quella circolare insita nella struttura molecolare dell'acqua e la forza direzionale di spinta, hanno creato attraverso miliardi di anni, le prime forme cellulari che via via si sono andate sempre di più solidificando.
Sempre Schwenk fornisce una prova semplice di questo inizio di solidificazione.
L'esempio riportato nella figura seguente è un tubo incurvato per imprimere artificialmente due correnti diverse.

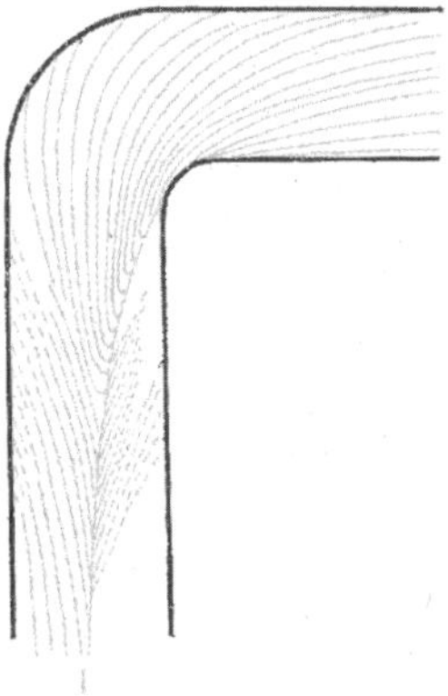

Fig. 14. Sezione di tubo incurvato con due correnti diverse.

Se facciamo scorrere insieme due correnti di liquido, con un flusso direzionale diverso e quindi separate in un primo tempo da una superficie ideale, osserveremo che, dopo un certo tempo, nella zona di contatto tra i due flussi diversi si comincia a formare una parete divisoria nella quale a lungo andare può crescere del tessuto vivente.
Lo stesso fenomeno, molto più interessante al nostro fine, si ripresenta nella confluenza tra il sangue arterioso e venoso che confluisce nel cuore, sino a formare lungo la zona di contatto una parete divisoria. Attraverso la progressiva e lunga evoluzione delle specie animali questa parete divisoria è andata sempre più materializzandosi, sino a formare il setto intracardiaco.
Possiamo affermare che diventa visibile ciò che è prefigurato nel

movimento.
Se a questo fenomeno aggiungiamo la presenza di elementi organici quali aminoacidi, grassi e carboidrati, arriviamo a comprendere la strutturazione elementare della prima membrana di una cellula procariota, formatasi però (non dimentichiamolo) attraverso miliardi di anni di evoluzione biologica.
Così comprendiamo anche perché la nostra prima cellula organica avesse la forma arrotondata, sino a ritrovare quindi la forma originaria dell'uovo.
Nel primo stadio evolutivo (tre/quattro miliardi di anni) la cellula continua la sua strutturazione sotto e dentro l'elemento acqua.
In questo modo l'acqua, oltre ad aver plasmato la prima cellula, per molto tempo ha continuato a mantenere anche la funzione di protezione, ma soprattutto di nutrimento, veicolando nella cellula i primi "bocconi".
Questa funzione di protezione sarà ancora più evidente quando, nel capitolo dedicato alla ritenzione idrica, ritroveremo questi codici arcaici del nostro corpo che, attivando la ritenzione di liquidi, trovano nell'elemento acqua la funzione vitale della sopravvivenza.

Capitolo 6

"L'evoluzione delle forme non dipende dai geni che hai,
ma da come li usi"
Sean B. Carroll

LA FORMAZIONE DEI FOGLIETTI EMBRIONALI E LE LORO FUNZIONI

Creazionismo ed Evoluzionismo

E' di certo il passo più citato di Darwin nella letteratura biologica, ma è anche il preambolo migliore per cominciare a scrivere del percorso evolutivo di questa minuscola cellula:

"*Vi è qualcosa di grandioso in questa concezione della vita, con le sue molte capacità, che inizialmente fu data a poche forme o ad una sola e che, mentre il pianeta seguitò a girare secondo la legge immutabile della gravità, si è evoluta e si evolve, partendo da inizi così semplici, fino a creare infinite forme bellissime e meravigliose*".

Un giorno la cellula originaria iniziò il suo viaggio evolutivo.
Abbiamo già visto che il suo consolidamento, o meglio l'energia che la tiene insieme, è l'espressione di un principio naturale di equilibrio: il raggiungimento della forma esagonale con i suoi costituenti di base, idrogeno e ossigeno, derivati dall'acqua.
Questo traguardo è stato raggiunto in circa 10 miliardi di anni di evoluzione dell'universo dei quali, noi esseri umani, conosciamo per ora molto poco, per non dire nulla.
L'argomento è al centro delle teorie di chi ha voluto ipotizzare la presenza di una forza superiore, in virtù della quale esiste la materia e di chi, all'opposto, si è ancorato a teorie deterministiche della Natura.
Anche nel rispetto delle diverse posizioni del creazionismo e dell'evoluzionismo ritengo, peraltro, che si possano conciliare le due opposte credenze.

Infatti il fondamento dell'evoluzionismo – la mutazione degli elementi di una matrice comune, secondo una finalità di continuo miglioramento e adattamento - non contraddice la teoria dei creazionisti, per i quali tutto questo può essere stato oggetto di una creazione originaria da parte di una forza.
Che poi questa forza la si chiami Dio, Energia superiore, Caos, Big Bang, o in altri modi, questi sono termini che accontentano le singole proiezioni degli individui.
Ai sostenitori del creazionismo basterebbe riconoscere nei fondamenti dell'evoluzionismo anche il disegno di un percorso di elevazione spirituale parallelo a quello del miglioramento delle specie.
Non vedo perchè non si possa conciliare una fase creativa, retta da una forza propulsiva, con un processo evolutivo che tende a mettere tutti gli elementi dell'universo in una continua necessità di adattamento, in una necessaria simbiosi reciproca.
Dal momento del concepimento sino all'ultimo istante di respiro siamo quindi impegnati in un gioco continuo di sopravvivenza, la cui durata e qualità dipendono esclusivamente dalla nostra capacità di risolvere i conflitti in tempo utile.
Alla base di queste regole del gioco c'è un principio che a seconda di come lo si interpreti, può avere anche una valenza spirituale: all'inizio della vita ci viene dato un kit di attrezzi (psiche-corpo) e, dal modo in cui ce ne serviamo, dipende il contributo che, singolarmente e collettivamente, portiamo all'evoluzione.
Così, man mano che acquisiamo dei dati per sopravvivere, li registriamo nel nostro DNA, ce ne serviamo all'occorrenza e li passiamo ai nostri figli. Ma, ogni volta che nuovi eventi ci prendono in contropiede e perdiamo il controllo, si attivano i programmi inseriti nel nostro kit in dotazione, in un continuo processo di adattamento e miglioramento, pena l'esclusione dal gioco della vita.
Siamo ritornati ai principi fondamentali scoperti da Hamer.
Rileggete questi passi dopo aver ultimato la lettura del libro e tutto sarà più chiaro.

FORMAZIONE DELL'ENDODERMA

Finalità biologica: la sopravvivenza
Il conflitto: il boccone vitale
Connessione al cervello: Tronco cerebrale

Torniamo dunque al percorso evolutivo della nostra cellula e vediamo come si è evoluta nel tempo.
L'acqua, l'elemento dal quale ha tratto origine, ha costituito anche per miliardi di anni il grande utero di gestazione e di protezione, oltre che veicolo per il nutrimento.
La protezione esterna di cui aveva bisogno la cellula era quindi molto semplice: una sottile membrana plasmatica. Questa, nel tempo (miliardi di anni), andrà sempre più consolidandosi e dotandosi al suo interno di elementi sempre più specializzati (mitocondri, ribosomi, cromosomi, DNA, ecc.).
A questo punto la Natura, e di questo non possiamo fare altro che prendere atto, impone una regola precisa e costante nel tempo, valida miliardi di anni fa come oggi.
Qual' è la funzione primaria da assolvere in un percorso evolutivo, anzi, da assolvere più che bene, altrimenti non è possibile procedere? Più semplicemente: è di così vitale importanza che se voi non l'aveste assolta nei giorni precedenti, non potreste ora leggere questo libro.
La risposta può sembrare banale: **la sopravvivenza!**
Inizialmente non così banale dovette essere, per la nostra cellula, raggiungere questa finalità. Le primordiali condizioni di vita, legate a un equilibrio precario tra la vita e la morte cellulare, misero a dura prova quella forza propulsiva e conservatrice conquistata per conservare l'equilibrio, di volta in volta raggiunto.
Non a caso i tempi furono lunghissimi.
Per attuare questa finalità primaria della sopravvivenza si sono dovuti creare dei meccanismi sempre più consoni ed efficaci che hanno coinvolto le strutture vitali di un organismo.
Hamer ha realizzato che questo organismo, al fine di raggiungere lo scopo primario della sopravvivenza, dovette superare il **pri-**

mo conflitto biologico e, per definire al meglio l'oggetto, alla base di questo superamento conflittuale, si è avvalso di un termine familiare e immediatamente identificabile: **il boccone.**
Infatti tutto ciò che, oggettivamente o figurativamente, è ricollegabile alla funzione di farci sopravvivere, è da considerarsi come un elemento vitale, al pari del cibo. E quindi è un boccone.
Il cibo è stato certamente uno dei primi, arcaici e fondamentali strumenti di sopravvivenza, valido per ogni forma organica del regno terrestre, animale o vegetale.
Robert Horvitz, un biologo americano, premio Nobel in Medicina nel 2002, ha portato avanti degli studi interessanti su di un verme lungo un millimetro, che ha uno di quei bei nomi che rievocano le ere preistoriche: "Caenorhabditis elegans". Questo minuscolo verme, composto solo da 959 cellule, è stato studiato da Horvitz per verificare l'umore in connessione con il neurotrasmettitore della serotonina. Il risultato a cui è giunto è la distinzione tra un verme felice da uno infelice.
Cos'è la felicità per un verme? Trovare cibo a volontà. Infatti quando il verme trova cibo in abbondanza rallenta il suo percorso e lo risucchia con più forza; dove poi trova cibo depone le uova, il tutto mediato dall'azione della serotonina.
A parte le conclusioni scientifiche di Horvitz sui meccanismi della serotonina, che sottolineano le analogie tra il nostro piccolo verme e l'essere umano, non è difficile comprendere anche la felicità di un poveraccio, che sta morendo di fame, di fronte all'offerta di cibo.
Provate invece a dire a quel poveraccio: "Ti consiglio di fare dello yoga, o di leggere un libro di filosofia". Lascio a voi scegliere la risposta migliore e più pittoresca che ricevereste.
Dunque, ciò che doveva costituire **il boccone per la sopravvivenza** non poteva che riferirsi alle prime e strette necessità biologiche: il **cibo**, in quanto apporto di principi nutrienti; la **luce**, come informazione verso cui andare o da cui fuggire; il "boccone uditivo", nel senso di riconoscere il **suono** da seguire o da rifuggire come pericolo; la stessa **acqua**, in quanto costituente originario di vita, rappresentò di certo l'elemento vitale, oltre che il veicolo nutrizionale e la protezione esterna. Non a caso, dopo l'uscita

dall'acqua, questo elemento rimase per sempre un "boccone" vitale sia per gli anfibi sia per gli esseri diventati terrestri.
Infine, con il passaggio dall'acqua all'ambiente aereo, anche l'elemento **aria** acquisì le connotazioni biologiche del "boccone".
Affascinante, oggi, è riconoscere che tutti questi elementi vitali, nella loro successione, li possiamo riscontrare e vedere nel loro insieme, nel processo completo di una gravidanza: rimaniamo protetti e nutriti in un ambiente acqueo per nove mesi; cominciamo a familiarizzare con i suoni esterni con il battito del cuore della mamma; apriamo infine all'aria i nostri polmoni col primo vagito.
Questo parallelismo biologico con la gravidanza è ampiamente avvalorato da Hamer nei suoi studi ed è la conferma che lo sviluppo dell'embrione, dal momento del concepimento, è la riproduzione in breve della stessa storia della filogenesi, cioè lo sviluppo nel tempo dei foglietti embrionali: è come se potessimo vedere in un ciclo della gravidanza tutta la sequenza della lunga evoluzione delle forme di vita.
Per la nostra piccola cellula cominciò, dunque, un percorso evolutivo, al pari di una scuola di apprendimento, dove diventava indispensabile dotarsi di strumenti idonei alla sopravvivenza e quindi riconoscere e assimilare tutto quanto poteva configurarsi come boccone.
Fu certamente una scuola lunghissima nel tempo. Potremmo paragonare questo percorso scolastico alla nostra scuola elementare che però, non durò cinque, ma miliardi di anni.
Se riprendiamo la tabella guida (pag.107) possiamo iniziare a seguire insieme questo percorso.
A livello fisiologico vediamo innanzi tutto che, a fronte di questa finalità primaria della sopravvivenza, ha inizio la prima formazione di un tessuto embriologico chiamato **endoderma**. A questo è connessa la prima struttura cerebrale, definita il **Tronco Cerebrale** o più semplicemente detto il **Cervello Antico.**
Sullo sviluppo e sul'evoluzione di questa connessione strutturale si sono perfezionate le risposte biologiche dell'organismo per **la sopravvivenza**.
Da questa nuova centrale, il cervello antico, partono le pulsioni viscerali

destinate a salvare la vita: "attacco o fuga", "tutto o niente". Questa è la sua funzione specifica, dalla prima apparizione sino a oggi.
Se analizziamo il modo di operare del cervello antico, vediamo che si mette in iperfunzione, solo ed esclusivamente, quando è in gioco la nostra vita.
Ricordo la testimonianza di un soldato americano, veterano della seconda guerra mondiale. Raccontò della sua esultanza dopo essere riuscito a uccidere un soldato tedesco a venti metri di distanza. Comprese però che la sua gioia non era dovuta al fatto di aver ucciso un nemico, ma al fatto di non essere stato lui a morire.
Così, in caso di un evento tragico come un incidente stradale, la nostra prima e istintiva preoccupazione non è la salute dei nostri compagni di viaggio, ma è la nostra "pelle".
Notiamo da queste considerazioni la caratteristica fondamentale del cervello antico: è **finalizzato all'individuo stesso**.
In biologia questa non è certo una qualità negativa paragonabile all'egoismo, ma è il presupposto della sopravvivenza.
Solo così si può comprendere come il cervello antico porta avanti le sue decisioni. Non interviene sui dettagli o sulle sfumature di una scelta: non chiede "spaghetti all'amatriciana o risotto al tartufo", ma "c'è da mangiare o no?". Non guarda i dettagli o i colori di un dipinto, ma riceve l'informazione visiva del contrasto luce/buio; non si ferma ad ascoltare la melodia di una sinfonia, ma deve distinguere un rumore conosciuto da uno pericoloso.
Quindi, in ordine di tempo, prima di procedere nel processo cognitivo, devono essere soddisfatte tutte le premesse perché sia garantita la nostra sopravvivenza.
Questa priorità funzionale è alla base del nostro modo di decidere.
I più recenti studi di marketing[13] insegnano ai manager aziendali come vendere bene: il venditore deve mandare messaggi chiari "di sopravvivenza" al cervello antico del compratore. Ci si è accorti infatti che, per tutti coloro che hanno a che fare con il mondo delle vendite, è fondamentale conoscere i meccanismi decisionali del cervello sui quali operare "l'arte del convincimento".
Ma è necessario fare un passo in più per definire il concetto di "boccone", occorre considerare la sua evoluzione nel tempo: nuove

cose diventano vitali e quindi si creano altri "bocconi".
Questa evoluzione è prerogativa dell'essere umano e, a differenza del mondo animale e vegetale, si è andata sempre più diversificando e adattando all'aumento degli interessi e delle priorità.
Così, mentre un animale è ancora vincolato a necessità puramente biologiche, per un individuo il "boccone vitale" può essere oggi una promozione sul lavoro, l'acquisto di una macchina di prestigio, il sogno di un'eredità. Un collezionista di francobolli può vivere come perdita vitale il furto della sua collezione completa.
Stiamo entrando nella sfera psichica della persona, e quindi in ciò che definiamo il **"sentito"** di ciascuno, con la sua connessione biologica al problema del "boccone".
Analizzare il "sentito" di ciascuna persona vuol dire innanzi tutto rivalutare e considerare l'individuo nel suo modo specifico di "sentire" gli eventi.
Quindi l'anamnesi di un caso diventerà tanto più difficile, quanto più affascinante sarà esplorare i meandri della psiche.
Si sta delineando un nuovo tipo di percorso diagnostico da attuare nel quale, a sintomi uguali e uguali protocolli terapeutici della Medicina ufficiale, si contrappone la ricerca delle cause, diverse da individuo e individuo.
Ma ora la strada ci è stata spianata da Hamer e, quando affronteremo lo studio di quanto accade nell'organismo di fronte al conflitto biologico del boccone, sarà più facile risalire alla comprensione del "sentito" del paziente.

Il primo boccone

Il primo processo messo in atto per sopravvivere, dopo essersi stabilizzata la forma rotonda cellulare, dovette essere proprio quello della nutrizione.
Per questa cellula, nata dentro l'elemento acqua e in simbiosi totale con essa, il primo boccone, inteso come fattore di crescita e di sviluppo, non poteva che essere rappresentato da principi attivi nutrizionali. Dovette quindi trovare una compatibilità chimica con quei principi che trovava intorno a sé.
Possiamo intuire che il primo processo di sintesi chimica sia stato

quello del mondo vegetale: la fotosintesi.
L'energia solare, per miliardi di anni, è stata la forza trainante per il continuo riciclaggio dell'anidride carbonica e dell'ossigeno. Il prodotto finale furono sostanze nutrienti, come il glucosio, fonte energetica indispensabile per organismi che non sapevano sfruttare, come le piante, il processo fotosintetico. Cioè, se non c'erano le piante, non si sarebbero potuti sintetizzare i primi bocconi per la nostra cellula.
Poi tutti i processi di metabolizzazione delle sostanze nutrienti si svilupparono nel tempo a favore dell'utilizzo e della sintesi di ciò che costituiva energia, elaborando sostanze come i carboidrati, i lipidi e le proteine.
Qui non interessano i processi della biologia chimica, ma piuttosto imparare a riconoscere i processi fisiologici che si sono strutturati nell'organismo in seguito all'assunzione del boccone.
Quello che facciamo tutti i giorni, quando mettiamo un alimento in bocca, è un movimento abituale e automatico. Questa gestualità, e le parti coinvolte nel nostro organismo, sono però il frutto di una lunghissima scuola biologica partita da un iniziale, e forse difficile, movimento fisico: la cattura di un principio attivo nutriente.
Il movimento è pari a quello definito in biologia il meccanismo della fagocitosi.

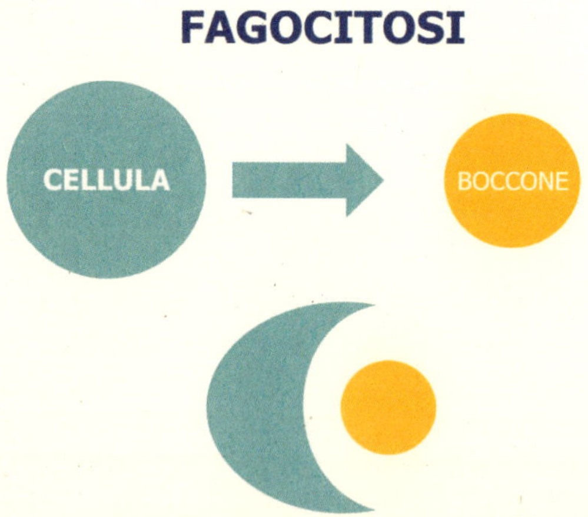

Fig. 15. Raffigurazione del processo della fagocitosi.

Attraverso un processo d'invaginazione della membrana plasmatica, vengono catturate e inglobate delle strutture molecolari, che saranno successivamente demolite, digerite e assorbite. Alcune parti saranno poi espulse in quanto non necessarie. Ma per poter fare tutto questo bisognava prima impararlo.
Questo continuo processo di inglobazione, nel corso di miliardi di anni, ha creato il primo substrato fisico "dell'anello uomo" e costituito, in un'arcaica forma strutturale, il primo foglietto embrionale: l'endoderma (vedi fig. 16) collegato alla prima forma antica del cervello: il tronco cerebrale.

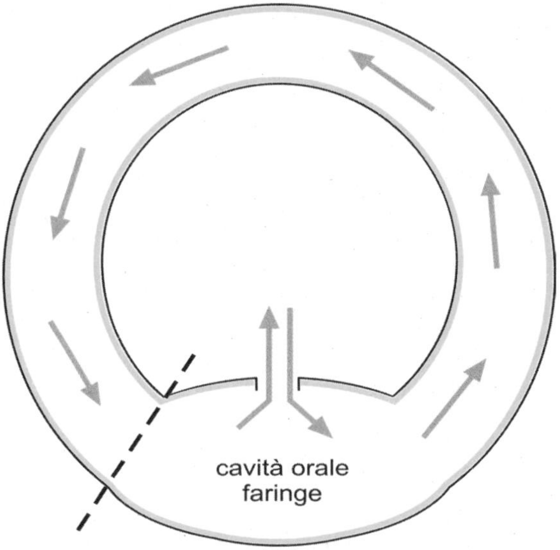

Fig. 16. Struttura primordiale ad anello con lacerazione centrale.

Il meccanismo di inglobare costantemente qualcosa ha portato la cellula a disporsi in una struttura funzionale alla nutrizione: si è prodotta una lacerazione centrale, cioè un'apertura attraverso la quale consentire l'accesso dei principi nutrienti.
Si trattava di dare inizio e continuità a un processo di compatibilità chimica tra una struttura, definibile cellula o batterio, e nuovi elementi esterni da ritenersi alimenti.

La prima attività fondamentale per questa cellula originaria era dunque quella di riconoscere questa compatibilità chimica, o più semplicemente, diremmo noi oggi, se un cibo è buono o non è buono. Questa qualità di cui era necessario dotarsi è la **qualità sensoriale**. Ovviamente anche noi, oggi, utilizziamo questa qualità per riconoscere se un cibo è buono oppure no. Infatti, siamo abituati a mangiare "a memoria" un piatto di pasta o un pezzo di carne, mentre ci guardiamo bene dall'introdurre in bocca qualcosa di sconosciuto.

Davanti a un alimento nuovo attiviamo subito questa qualità sensoriale attraverso il senso dell'olfatto: annusiamo prima tutto ciò che non conosciamo.

Di primo acchito potremmo pensare che l'olfatto riconosca la bontà del cibo dall'odore gradevole o sgradevole, ma non è così. Se provassero a farci bere del profumo, seppur gradevole, lo rifiuteremmo subito, disgustati.

In realtà avviene che nella mucosa olfattoria del naso disponiamo di ghiandole che fungono da "lasciapassare" per il cibo. Possiamo definirle come dei professori di chimica, che hanno il compito di riconoscere prima se quell'alimento è o non è **biodegradabile** per il nostro apparato digerente.

Infatti rifiutiamo di bere un profumo, così come della benzina, non perché abbiamo studiato chimica, ma perché "quei professori di chimica" che abbiamo nel naso, ci dicono che i legami chimici di quegli alimenti sono così saturi, cioè così fortemente legati, che il nostro metabolismo non sarebbe in grado di scioglierli. Questi professori di chimica, ce li ha forniti "l'università" della biologia evolutiva, voluti dall'originaria **intenzione** di crescita di questa piccola e minuscola cellula, e messi a punto attraverso quel processo, più volte ripetuto, per cui l'organismo si è via via dotato di meccanismi di sopravvivenza.

Non a caso questa funzionalità dell'olfatto di riconoscere, e quindi di esaminare prima, ciò che passa dentro la bocca, è stata posta nel naso, proprio sopra la bocca stessa.

Nel corso dell'evoluzione globale degli esseri viventi questa qualità si è andata, e si andrà sempre più affinando e migliorando,

perché la necessità di annusare diventa per l'uomo anche la necessità di riconoscere ciò che può essere vitale o pericoloso per la sopravvivenza.
Sarà molto interessante riprendere questo argomento dell'olfatto quando affronteremo il tema del raffreddore, perché, proprio da questa necessità biologica funzionale sarà possibile comprendere come mai ci "ammaliamo di raffreddore".
Proseguiamo nel tragitto del "boccone".
Una volta superato l'esame dell'idoneità, e quindi della biodegradabilità dell'alimento, è subentrata la nuova esigenza funzionale: spingere il boccone nell'organismo della cellula. Questo movimento è la seconda qualità da apprendere: **la qualità peristaltica.**
Questa funzione si è strutturata con strumenti idonei al movimento fisico della spinta. Da qui la necessità di creare una muscolatura funzionale alla contrazione, la muscolatura liscia.
Nel tempo si è creata però la necessità di un'ulteriore funzione selettiva del boccone.
Se è vero infatti che la funzione olfattiva si è resa indispensabile per riconoscere il boccone, è altresì vero che potevano essere ingerite cose che, pur avendo superato l'esame chimico, non erano conformi alla funzione meccanica peristaltica, oppure perché manifestamente tossiche e nocive. Abbiamo già analizzato il caso di repulsione verso una sostanza satura chimicamente, ma un capello, una piuma o un oggetto solido possono superare l'esame dell'olfatto, ma non quello della pericolosità meccanica dell'oggetto stesso. Per questo occorreva una nuova qualità con la funzione di espellere l'intruso.
La qualità peristaltica si è dotata quindi di una spinta all'incontrario: il vomito, riflesso istintivo di fronte a ciò che è meccanicamente dannoso per l'organismo.
Da qui il consolidamento di due qualità peristaltiche: la prima finalizzata "a tirare dentro" il boccone, la seconda "a buttare fuori il boccone".
Questa funzione di espulsione meccanica può essere attivata tramite il vomito dalla bocca, oppure, vedremo dopo, tramite l'accelerazione dell'ultimo tratto intestinale.

Un esempio di come questo riflesso peristaltico a espellere sia ormai connesso biologicamente al nostro sentito di repulsione: pensate per un momento alla salivazione e all'ingestione della saliva. Lo facciamo continuamente, senza problemi.
Ora provate a immaginare di sputare la saliva su di un cucchiaio e di rimetterla in bocca.
E' inevitabile il senso di disgusto. E' sufficiente dunque che la saliva esca dalla nostra bocca, per diventare qualcosa da respingere.
Queste sensazioni non sono altro che conseguenze di un nostro codice arcaico, biologico, per cui identifichiamo come qualcosa di repellente tutto ciò che esce dalla nostra bocca.
Se dunque il nostro boccone passa il primo esame della qualità sensoriale si attiva quella peristaltica "a tirare dentro".
Una volta sceso lungo le pareti dell'esofago, il boccone deve essere suddiviso in parti più piccole per essere assorbito. Quindi era necessaria una terza qualità: **la qualità secretoria**. Cioè la secrezione e produzione di sostanze atte a demolire chimicamente il cibo: enzimi e succhi vari, con il supporto di organi preposti a questa funzione (fegato, pancreas, ecc.).
Ridotto ai minimi termini il nostro boccone dovrà essere assorbito, dato che contiene sostanze e principi utili per lo sviluppo. Da qui la necessità della quarta qualità: **la qualità assorbente**, che ritroviamo in diverse parti dell'apparato digerente, ma soprattutto nell'intestino.
Ultima qualità, già accennata, è la funzione necessaria a eliminare gli scarti: **la qualità escretoria**, attuata dall'ultimo tratto dell'intestino.
Fin qui abbiamo fatto solo un semplice ripasso delle funzioni elementari del nostro apparato digerente.

La nuova analisi, intrapresa da Hamer, parte da queste semplici funzioni e dall'osservazione di cosa avviene nell'organismo quando si attua il processo metabolico del boccone.
Ogni volta che la cellula originaria doveva inglobare un boccone e attivare tutte le funzioni legate all'assorbimento di questo nutrimento, ha dovuto sviluppare delle funzioni nuove, tradotte nel-

la necessità chimico-fisica di creare **un aumento di funzione cellulare**.
Questo aumento di funzione è facilmente riscontrabile nel semplice aumento motorio, quando si attiva la qualità peristaltica, per spingere il boccone. Così è evidente l'aumento quando si osserva la produzione di nuove sostanze (enzimi vari, succhi gastrici, epatici, pancreatici) attivate dalla qualità secretoria per dividere.
Rinviando ai testi clinici i dettagli fisiologici legati ai singoli tessuti, a noi interessa cogliere questa funzione che si manifesta con **un aumento**, che si verifica ogni volta che un organo, o un tessuto relativo all'endoderma, deve risolvere il compito biologico relativo al boccone.
Se questa attività metabolica ha dovuto perfezionarsi nel tempo, non ha potuto fare a meno di gestire anche le varie intensità del processo. Pertanto, tutti i processi digestivi che riscontriamo nell'organismo umano, se da una parte vengono attivati a ogni boccone e aumentano la loro funzione, dall'altra si sono continuamente specializzati, attraverso un continuo adattamento, per risolvere al meglio il conflitto di bocconi sempre più vari e sempre più grossi.
Su questa funzionalità di fondo s'inserisce una grande scoperta di Hamer: quando si vive un conflitto biologico per un boccone, con le connotazioni viste in precedenza e con le caratteristiche della DHS (conflitto inaspettato, acuto, drammatico e vissuto isolatamente) si verifica, in un tessuto di derivazione endodermica, un proporzionale aumento di funzione cellulare che, riguardando una delle cinque qualità citate (sensoriale, peristaltica, secretoria, assorbente, escretoria) potrà manifestarsi da un semplice aumento funzionale sino a **una vera e propria proliferazione di cellule e cioè un adenocarcinoma.**
Finalmente, dopo molte pagine necessarie per introdurre l'argomento, affrontiamo ciò che più interessa il lettore: le malattie.
Ma cos'è un adenocarcinoma, definito anche un "tumore benigno/maligno" con proliferazione cellulare? Per la Medicina classica, un evento conosciuto a livello istologico, ma sconosciuto nella sua finalità e nella sua causalità.
Grazie ad Hamer ora possiamo definire tutti gli adenocarcinomi

come un aumento di cellule ordinate e compatte, con lo scopo unico e precipuo di riuscire a metabolizzare "un boccone", troppo importante per essere perso, troppo grosso da buttar giù, troppo ingiusto o difficile da assorbire, troppo schifoso o violento da evacuare.
Non a caso l'acidità delle cellule tumorali di un adenocarcinoma è molto più alta dello stesso acido cloridrico prodotto normalmente dallo stomaco, e quest'acidità trova la sua logica proprio per il compito funzionale e biologico che si è dato di demolire.
Se poi la massa non è troppo grossa e non va a toccare altri organi, la Natura ha reso del tutto asintomatica la crescita di un adenocarcinoma. Ecco perché molte persone alle quali viene diagnosticato questo tumore, si ritrovano increduli a chiedersi perché esse stiano comunque bene.
Se a questo punto ricolleghiamo il tutto allo schema bifasico, oltre che al nostro schema-guida, possiamo inserire questo aumento di funzione nella prima fase successiva all'evento della DHS, la fase conflittuale o meglio simpaticotonica.
L'aumento cellulare e la durata della crescita saranno conseguenti e proporzionali all'intensità e alla durata del conflitto subito: il processo proliferativo avrà termine solo con la fine del conflitto biologico.
Ma perché un adenocarcinoma si forma in un tessuto piuttosto che in un altro? Cioè, perché un tumore proliferante si può formare nella prima parte dell'esofago o nell'intestino, o nel retto? Troviamo una risposta solo se seguiamo la logica della Natura, programmata secondo un fine e un senso biologico.
Non si tratta quindi di una casuale roulette della sorte, ma una precisa connessione alla funzionalità della localizzazione del conflitto.
A seconda del tipo di emozione provata dalla persona, si attiva una qualità necessaria a metabolizzare il boccone, e l'aumento di funzione cellulare si riprodurrà sull'organo specifico per assolvere la funzione toccata dal conflitto.
Tanta teoria necessita di un esempio.
Le cinque qualità che accompagnano tutto il percorso del boccone-cibo si attivano ogni volta che riteniamo vitale un boccone.
Così si forma un adenocarcinoma nell'esofago, quando una persona non riesce a buttare giù un boccone troppo grosso o non

riesce a espellere un boccone che non vorrebbe mai fare suo.
Se il boccone riguarda invece qualcosa che ci coinvolge intensamente, ma che non si vorrebbe assorbire perché risulta davvero indigesto o repellente, allora attiveremo la qualità assorbente o secretoria dell'intestino e qui avremo la risposta fisiologica.
Il retto è coinvolto quando dobbiamo subire un boccone ingiusto, legato a un evento che viviamo come una grossa fregatura, e quindi da evacuare.
Questi collegamenti tra le varie tipologie del sentito biologico di un individuo e il loro riflesso sugli organi saranno più comprensibili fra poche righe, quando racconterò di casi reali.
Se intanto continuiamo a lasciarci condurre dalla logica sensata della Natura, è possibile prevedere come si comporterà l'adenocarcinoma nella fase successiva, a conflitto risolto.
Il tessuto di un organo ha dovuto proliferare per risolvere e assolvere una delle cinque qualità; **una volta annullata la richiesta fisiologica dell'aumento di funzione, assisteremo al processo inverso di riduzione di quella parte di tessuto che non necessita più.**
Per ridurre un aumento di cellule il nostro organismo si è dotato di due processi: il primo, di tipo biologico, **la necrosi caseosa**, tramite batteri; il secondo, in subordine, in caso di assenza di batteri, e di tipo meccanico, l'**incistamento**.
Questa fase riduttiva riguarda la fase vagotonica ed è definibile come la **fase di riparazione**, cioè quella che ci permetterà di risalire la curva e di riportarci nell'equilibrio della normotonia.
Dei processi fisiologici citati si può trovare un'ampia descrizione sia nei testi di Hamer, che nel prossimo testo in preparazione. Mi limiterò a una spiegazione sommaria.
La necrosi caseosa è un processo di riduzione cellulare, riscontrabile in tutti i focolai di infezione tubercolotica. Il termine caseosa deriva proprio dall'aspetto biancastro e simile al formaggio dell'area necrotica. Scopo finale del processo è dunque la demolizione dell'adenocarcinoma, che non serve più.
Il termine "tubercolotica" sta effettivamente a indicare la presenza dei micobatteri della TBC.

Qui si rinnova la grossa forbice tra la Medicina ufficiale e la Nuova Medicina.
Mentre la prima addebita ai micobatteri della TBC la responsabilità della malattia, la seconda riconosce a questi organismi, simbionti nel nostro organismo, un'azione finalizzata, non a farci morire, ma a consentire la fase demolitrice della precedente proliferazione cellulare.
Quando l'organismo non ci riesce, perché non si hanno abbastanza micobatteri o perché si è in presenza di corpi estranei, allora interviene, in subordine, il secondo processo dell'incistamento.
Siamo quindi agli antipodi! Una parte della Medicina lavora terapeuticamente per annullare l'opera dei micobatteri, considerandoli la causa della TBC (ricordate i pompieri?); l'altra, presupponendo la loro utilità e il loro senso biologico, arriva ad auspicarne la presenza.
L'impostazione è completamente diversa e se tu, caro lettore, ti poni per un momento nella stessa posizione richiesta da Erickson ai suoi pazienti, con il gioco degli alberi riportato nell'introduzione, e se provi a destrutturare un'impostazione mentale (quella consolidata dei "cattivi"batteri della TBC), ti racconterò alcuni casi reali di adenocarcinomi, dai quali si può ricostruire il conflitto attivo, il processo bifasico e la soluzione.

Caso 1) Un adenocarcinoma all'esofago
Un signore, passati i settanta, viveva felice la sua pensione, deliziandosi a coltivare un orticello. Non era proprietario, gli era stato concesso in comodato d'uso. Non era molto grande, né così redditizio, ma tanto importante da riempirgli le giornate e renderlo attivo.
Durante un'estate si permise una vacanza con la moglie, un po' più lunga del solito: circa due mesi. Quando tornò a casa e si recò al suo orto, visse la sua DHS: l'orto era stato completamente divelto, a sua insaputa, e sul posto una ditta edile stava effettuando degli scavi. Andò su tutte le furie, ma a nulla valsero le sue lagnanze.
Dopo poco tempo cominciò a lamentarsi della difficoltà a deglutire

e cominciò a tossire e a mangiare poco. Si era sviluppato un adenocarcinoma nell'esofago. La visita di controllo formulò la diagnosi: tumore maligno.
Nel frattempo, però, gli era stato promesso un altro pezzo di terreno sul quale avrebbe potuto continuare il suo hobby.
Seguì quindi la fase fisiologica di soluzione: la necrosi caseosa del tumore.
Con frequenza prevalentemente notturna, insieme ai colpi di tosse, cominciò a sputare dei pezzi necrotici dell'adenocarcinoma.
Osserviamo i fatti alla luce delle Leggi Biologiche seguendo lo schema guida:

- La DHS: l'evento inaspettato = la scoperta improvvisa che gli è stato tolto il suo orticello.
- La drammaticità dell'evento = per lui, persona che vive del piacere di coltivare, vedersi strappare le sue piante è un fatto che acquista una drammaticità e acutezza particolari.
- Vissuto isolatamente = è un problema con il quale è solo di fronte al mondo.
- Il sentito biologico = quel terreno era per lui un boccone che pensava ormai suo, ma essendo giuridicamente solo in comodato, non poteva opporsi all'azione esecutiva per cui gli era stato tolto, gli era quindi stato "tolto di bocca (gola)" il suo boccone.
- Senso biologico e qualità interessata: qualità secretoria = aumento di funzione per digerire un boccone.
- Riflesso fisiologico = tessuto dell'endoderma dell'esofago.
- Durante la fase del CA (conflitto attivo) = aumento di funzione cellulare: adenocarcinoma dell'esofago.
- Soluzione del conflitto = promessa di un altro terreno da coltivare.
- Durante la fase di soluzione (PCL) = necrosi caseosa della proliferazione.

Questo il decorso completo che si è verificato secondo il processo classico bifasico dell'endoderma.
In questo caso, come in tutti quelli trattati in seguito, non affronterò ancora la parte relativa **alla terapia** conseguente nella Nuova Medicina, rimandando volutamente il discorso alla parte finale del libro.

La gestione completamente diversa di due sistemi terapeutici opposti, quella della Medicina classica e quello della Nuova Medicina, obbliga una trattazione più ampia e comprensiva della conoscenza globale del sistema scoperto da Hamer.
Per ora è importante la conoscenza del riflesso psichico sull'organo e del successivo programma fisiologico, nei vari tessuti embrionali.

Caso 2) Morbo di Crohn, rettocolite ulcerosa

Questo caso - una donna giovane, con diagnosi di grave morbo di Crohn - dimostra, ancora una volta, come la Medicina classica, con il suo metodo di indagine riduzionistica, formula le diagnosi da un fermo-immagine, e non riconosce il processo che abbraccia un percorso più ampio e differenziato: il processo bifasico, appunto.
In questo metodo d'indagine della Medicina risulta quanto meno originale una frase estrapolata dalla spiegazione scientifica di queste patologie nel già richiamato testo universitario di Medicina[14]. In questo trattato di patologia ben sei pagine intere analizzano questo "fermo-immagine", riferendosi per l'appunto ai sintomi, alla variabilità delle manifestazioni cliniche, agli esami istologici, alle differenziazioni delle immagini raccolte, alle cause (ahimè, ancora sconosciute!) ma dell'individuo, nulla!
Risulta originale invece la seguente frase nella lunga esposizione scientifica del testo: **"Spesso un periodo stressante precede l'esordio della malattia".**
Esultiamo dunque, perché - anche breve, anche minimo - ma nelle parole "stressante" e "precede" sembra ritrovare finalmente un accenno alla fase simpaticotonica antecedente, nella quale è coinvolta la psiche.
Ma l'esultanza dura poco, perché, subito dopo, si ribadisce il concetto, ma si esclude esplicitamente ogni implicazione: "**Le influenze emotive sembrano contribuire alle recrudescenze della malattia** *(finalmente un riconoscimento della psiche! ndr)*, **seppure non imputate di un ruolo eziologico** *(non c'è speranza! ndr)*".
Prima di raccontare però il caso proposto, mi sembra opportuno, specie per chi è a digiuno di materia medica, esporre, in sintesi e

in modo più semplice possibile, cosa ci dice la Medicina classica riguardo alle patologie definite morbo di Crohn o rettocolite ulcerosa.
Sono malattie infiammatorie dell'intestino; la causa è sconosciuta, o meglio, la causa è un'attivazione sbagliata del sistema immunitario, quindi sono considerate al pari delle malattie autoimmuni.
A un esame più approfondito, è un disequilibrio tra la risposta immunitaria e la flora batterica, perciò la deduzione successiva è la classica di sempre: "**Avviene in soggetti geneticamente predisposti**".
Ma si scopre subito dopo che solo il 15% di pazienti hanno parenti di primo grado affetti da queste patologie, e il rischio di sviluppo è del 9% in individui con un malato tra i genitori o i fratelli.
Per la verità, nel testo citato di patologia medica, si rileva un dato assoluto e cioè che sono malattie in costante aumento, con incidenza prevalente nei paesi più sviluppati, ma a questo rilievo non viene dato alcun seguito.
Si ritorna invece a parlare di presunte sequenze di geni riscontrate nei pazienti, ma, alla fine della disquisizione sulle mutazioni genetiche, l'epilogo è alquanto sconfortante: "**Non esiste, tuttavia, una prova diretta di queste ipotesi**".
Un'ulteriore e vana ricerca è stata effettuata sulla presenza di eventuali specifici batteri quali agenti causali, ma, nonostante anche studi fatti su animali, la ricerca è stata infruttuosa.
Una volta catalogate queste patologie come malattie di origine sconosciuta, si passa alle definizioni, ripartite in base ai rilievi istologici, ai reperti di laboratorio e alle storie cliniche.
La suddivisione delle malattie infiammatorie intestinali, in un primo tempo sembra definita da due termini: morbo di Crohn e rettocolite ulcerosa, a significare due patologie diverse. Ma anche qui abbondano i verbi al condizionale e le incertezze. Dal testo citato: "**In molti casi, malgrado gli sforzi possibili, non è possibile distinguere l'una dall'altra**". "**Il valore clinico dei test per l'identificazione delle due patologie deve essere tuttavia ancora dimostrato**".
Il tentativo di distinguere le due patologie alla fine si riduce solo

in due parziali differenze; la prima: il morbo di Crohn può sorgere a ogni livello del tratto gastrointestinale, ma con lesioni "a salto", cioè intervallate da zone sane, mentre la rettocolite ulcerosa interessa la parte terminale del colon, a partire dal retto; la seconda: le lesioni e le infiammazioni sono di intensità diverse tra le due patologie.
Ho voluto citare questi tentativi di distinzione fra le due patologie, perché in verità ci troviamo di fronte alla suddivisione di un'unica patologia secondo lo schema di Hamer: in entrambi i casi la caratteristica peculiare è sempre il danno cronico della mucosa; mentre, in base alla Nuova Medicina, la suddivisione in base alla localizzazione è solo dovuta al diverso "sentito" psichico della persona, così come la diversa incidenza delle lesioni è dovuta alla diversa intensità e recidiva del conflitto psichico.
Per entrambe le situazioni però, sappiamo dalla Medicina ufficiale che è possibile il sorgere di una terza patologia: il rischio è una possibile degenerazione a carcinoma, e con questo finale ci troviamo a dover riconoscere tre possibili patologie diverse.
Abbiamo già verificato invece che si tratta di un unico fenomeno, differenziato solo dalle situazioni conflittuali.
Più semplice ed esplicativa diventa ora la spiegazione del caso preannunciato.
Una giovane donna, con due figli piccoli, aveva continuamente dolori intestinali e un po' di perdite di sangue nelle feci. Agli esami di controllo la diagnosi fu prima morbo di Crohn, poi da un altro medico si sentì dire che si poteva configurare anche la colite ulcerosa. Seguì un lungo periodo di varie terapie, ma il problema sussisteva, anzi andava aggravandosi.
Le parlarono di Hamer, lesse alcuni testi e si convinse a rivolgersi a un medico che conosceva le Leggi Biologiche.
Dopo la diagnosi clinica era sufficiente fare un'anamnesi per la ricerca del conflitto biologico. Non fu difficile. Dalla prima gravidanza per la giovane donna era iniziato un lungo periodo di crisi violente con il marito. Quest'ultimo, oltre a essere spesso disoccupato, aveva cominciato anche a bere e a tornare a casa ubriaco. Spesso si ravvedeva e chiedeva scusa alla moglie, ma per la donna iniziò un calva-

rio di "bocconi amari", alternati a piccoli momenti di quiete.
Ogni volta che il fatto si ripeteva era per lei una recidiva della DHS, cioè un conflitto di un boccone che non riusciva a digerire, con evidente contrarietà indigesta.
Seguendo il nostro schema guida siamo dunque ancora nel conflitto del boccone, nel foglietto embrionale dell'endoderma, con l'attivazione delle qualità assorbente e secretoria. La prima per riuscire ad assorbire un boccone indigesto, ma che riguardava la sua famiglia, la seconda per aumentare i secreti digestivi al fine di digerire meglio il boccone.
L'organo coinvolto: l'intestino tenue e crasso.
Durante ogni momento di conflitto attivo, cioè ogni volta che la donna si ritrovava a vivere improvvise liti con il marito, si attivavano queste qualità con un aumento di funzione dell'intestino = proliferazione a strati[15] nel tenue (qualità assorbente) e proliferazione a forma di cavolfiore nel crasso (qualità secretoria). A ogni soluzione del problema si attivava la fase di riparazione e quindi la necrosi caseosa, tramite i batteri della TBC, con conseguente ulcera della mucosa e sanguinamento.
La particolarità nuova di questo caso è la presenza di continue recidive, per cui ci troviamo di fronte a un caso di continui processi alternati in successione di crescita e di ulcera.
Da ricordare che la Medicina ufficiale non rileva la prima fase di crescita, in conflitto attivo, proprio perché è sempre asintomatica.
La soluzione del caso non fu subito semplice, perché si fece un lungo e laborioso lavoro di coppia nei due soggetti, finché il marito riprese definitivamente a lavorare e a ridare serenità alla famiglia. La donna ebbe un'ultima e grossa emorragia con le feci, ma questa volta era consapevole del processo di riparazione.
Ovviamente ora stanno tutti bene.

Caso 3) Adenocarcinoma rettale
Un signore ha una piccola attività commerciale che gestisce insieme alla moglie. Dato che l'impegno di lavoro è soprattutto stagionale ha bisogno ogni tanto di personale. Per questo trova un lavoratore extracomunitario che lo aiuta, lavorando qualche ora

in nero. Questa collaborazione si rafforza nel tempo e nasce anche un rapporto di amicizia. Un giorno questo extracomunitario implora di essere assunto regolarmente per le ovvie ragioni di permanenza in Italia. Purtroppo la risposta è negativa date le difficoltà economiche conseguenti. Dopo un po' di tempo, di fronte alle insistenze e impietositosi per il caso famigliare, oltre che per l'amicizia che si era creata, il titolare e la moglie decidono di assumerlo.

Passa poco tempo e un giorno arriva a casa dei coniugi una citazione in giudizio dell'extracomunitario per la rivendicazione del lavoro svolto in nero presso di loro. Tutto si sarebbe aspettato da lui, ma mai un'azione del genere. Inizia una vertenza giudiziale, oltre un periodo di notti insonni per l'imprenditore. Il tutto si conclude con un patteggiamento fra le parti dopo circa due anni di udienze. Il titolare deve pagare una notevole somma all'extracomunitario, e di fronte a se stesso, alla moglie e ai conoscenti, non può che mostrare la sua rabbia per la "fregatura" subita.

Dopo circa un mese dalla conclusione della storia si accorge della presenza di sangue nelle feci. Fa un controllo medico e la diagnosi è veloce: adenocarcinoma rettale. Gli prospettano subito l'intervento chirurgico e la chemioterapia.

Rivediamo tutta la storia secondo lo schema del processo bifasico.

- La DHS: l'evento inaspettato = la denuncia legale da parte del suo amico extracomunitario.
- La drammaticità dell'evento = l'insieme delle conseguenze: il lavoro, il danno economico, l'affronto di un amico.
- Vissuto isolatamente = è un problema che ha investito solo lui ed era solo a doverlo sopportare impotente, in quanto si sentiva diretto responsabile.
- Il sentito biologico = una vera autentica fregatura, si suol dire nel gergo "me l'ha messo in quel posto", ma corrisponde perfettamente anche al sentito biologico, proprio perché va ad attivare la funzione escretoria dell'ultima parte del retto.
- Senso biologico e qualità interessata: qualità escretoria = per evacuare un boccone ripugnante, vile, abietto.
- Riflesso fisiologico = tessuto dell'endoderma: submucosa del

retto.

- Durante la fase del CA (conflitto attivo) = aumento di funzione cellulare: adenocarcinoma sotto la mucosa dell'epitelio del retto, per lo più asintomatico.
- Soluzione del conflitto = sentenza finale con accordo delle parti.
- Durante la fase di soluzione (PCL)= necrosi caseosa della proliferazione, con formazione di un ascesso submucoso e fuoriuscita di sostanza e sangue.

Merita raccontare l'epilogo della storia, perché i coniugi vennero a conoscenza della Nuova Medicina. La presenza del sangue nelle feci del marito continuò ancora per un po' di tempo, ma ormai aveva realizzato che la fase era quella vagotonica di riparazione del tessuto.
La consapevolezza e la verifica nel tempo furono determinanti, per poter dire che ora sta molto bene.

Da questi primi tre casi si può vedere che, in presenza di un conflitto relativo al boccone, si ha una stessa risposta fisiologica = l'aumento di funzione, ma un diverso riflesso sugli organi a seconda del sentito biologico vissuto dalla persona. In ogni caso avremo la stessa risposta fisiologica con la soluzione del conflitto = la riduzione della funzione.
Sapere questa successione vuol dire diventare consapevoli di un processo biologico che avverrà sempre e per tutti nella stessa maniera.
Chiaramente esistono anche i casi cosiddetti più gravi, cioè quando ci troviamo di fronte a conflitti enormi e prolungati nel tempo, per cui inevitabilmente la massa sarà più grossa e gli effetti della riparazione vagotonica più sintomatici. Saranno questi i casi dove il nuovo medico, formato secondo le Leggi Biologiche, dovrà intervenire, magari anche con un intervento chirurgico, ma questo riguarda la terapia, che vedremo al termine della trattazione. Per ora è importante procedere nella comprensione dei processi, perché la verifica e la riproducibilità di questi è fondamentale per arrivare alla prima vera grande conquista: l'abbandono del panico dell'ignoto, del brutto male, della cellula impazzita. Proseguiamo analizzando dei casi che riguardano sempre il conflitto del "boccone" inteso come elemento vitale, ma che, riguar-

dano altri tessuti dell'organismo. In particolare vediamo un caso relativo al "boccone luce", uno al "boccone uditivo" e uno al "boccone aria".
Anche per questi casi si tratta della stessa derivazione embrionale: il tronco cerebrale; la stessa fisiologia: aumento di funzione in CA, e riduzione in soluzione, ma con il coinvolgimento di organi diversi.

Caso 4) Un boccone luce: un'uveite all'occhio destro di un bambino di sei anni
L'uveite è una diffusa infiammazione dell'occhio, che coinvolge l'uvea, formata da tre tessuti: l'iride, la coroide e il corpo ciliare.
Il caso che descriverò riguarda il coinvolgimento della coroide e, per il lettore meno addentro alla materia, è sufficiente comprendere che la coroide è la parte dell'occhio collegata al cervello antico, quindi al foglietto embrionale dell'endoderma, esattamente come quello già visto per i precedenti casi.
(Non posso affrontare per esteso l'argomento relativo alla struttura dell'occhio, ma l'occasione è buona per rammentare a chi volesse approfondire questo argomento, che l'occhio è un organo straordinario del nostro corpo, dove ritroviamo tutti i tessuti dei tre foglietti embrionali. Tutte le patologie dell'occhio trovano dunque la loro giustificazione e comprensione nei diversi processi biologici e relativi conflitti).
Essendo dunque la coroide un tessuto endodermico, secondo lo schema di Hamer, si ripetono le stesse funzioni già viste in precedenza: un aumento di funzione in CA e una riduzione in soluzione.
Con il termine uveite si definisce solo la seconda fase di questo processo, cioè il momento di riduzione funzionale che si manifesta con una infiammazione e con la presenza di un essudato.
La dimostrazione che siamo di fronte a un processo di riduzione tissutale è data dalla presenza degli eosinofili, sempre in aumento in un processo necrotico.
Come al solito la Medicina classica non considera minimamente l'ipotesi di una situazione precedente a questa necrosi e si limita a spiegare l'uveite come causata da un agente infettivo o come la conseguenza di una reazione autoimmune.

Vediamo il caso n.4.
A un bambino di 6 anni era stata diagnosticata un'uveite all'occhio destro che interessava appunto la coroide. L'unico rimedio terapeutico fu la somministrazione di farmaci a base di cortisone. Conoscendo le Leggi Biologiche si arguisce che il tessuto coinvolto presuppone un conflitto relativo al boccone, in questo caso il "boccone luce" che, a livello conflittuale, deve essere venuto a mancare a seguito di una DHS.
Non è stato facile individuare subito il caso, ma un indizio utile era emerso, raccontato dalla mamma: il bambino viveva un momento di paura ogni volta che s'infilava un maglione.
Da qui, attraverso una serie di domande, si riuscì a risalire al fatto accaduto: un giorno il bambino giocava tranquillo nella sua stanza; i genitori erano al lavoro e la nonna guardava la televisione in salotto. Il bambino stava giocando con i lego: un gioco conosciuto da tutti, che ha una scatola rossa, a forma di cubo, di plastica dura. Il bambino s'infilò la scatola in testa che, purtroppo, rimase incastrata. Cominciò a urlare per chiamare aiuto, ma la nonna non sentiva, perché oltre a guardare la televisione era anche un po' sorda. Non sappiamo quanto durò per il bambino questa DHS, ma evidentemente si trovò all'improvviso in una situazione di buio totale dal quale non riusciva più a uscire.
Venne dunque attivato il programma biologico per la sopravvivenza: un aumento di funzione della coroide per aumentare l'assorbimento della luce. Risolto il conflitto, inizia subito la seconda fase, quella appunto dell'infiammazione, o meglio della riduzione di funzione, con la produzione di un essudato e la presenza di eosinofili. Dopo quel momento, ogni volta che si trovava ad affrontare condizioni simili, recidivava il conflitto.

Caso 5) Il boccone uditivo

Un signore sulla quarantina, dirigente di banca, aveva un neurinoma al nervo acustico dell'orecchio sinistro e volle sapere quale fosse l'interpretazione secondo la Nuova Medicina.
Gli fu chiesto se ricordava un fatto, con le caratteristiche di uno shock inaspettato, acuto, drammatico, da lui vissuto, per cui ave-

va voluto captare una notizia vitale per lui.
Non ci volle molto per scoprire, con un segno di rancore sul viso, la seguente storia.
Un giorno, aveva deciso di fare una sorpresa alla moglie e aveva deciso di rientrare prima dal lavoro (*è sempre meglio telefonare prima!*).
Tornato a casa, si accorse che la moglie non era ancora rientrata.
La vide arrivare dalla finestra, ma accompagnata da uno sconosciuto. Pensò a un amico che poi l'avrebbe lasciata. Ma i due entrarono in casa e cominciarono a spogliarsi. Il nostro dirigente di banca rimase in disparte per ascoltare, sperando dentro di sé che non fosse vero ciò che cominciava a sospettare e a rifiutare.
Quando lei chiese all'amico cosa volesse fare, lui rispose che voleva fare l'amore prima del rientro del marito.
Eccoci di fronte a un conflitto biologico del "boccone uditivo", inaspettato, drammatico, acuto e vissuto isolatamente dal nostro uomo.

L'evoluzione del boccone: l'aria e l'acqua
Apriamo uno dei capitoli più importanti dell'evoluzione dell'essere umano: il passaggio dall'acqua all'aria.
Nella successione temporale della vita dell'organismo collochiamo l'evento intorno alla data del 22 dicembre dell'anno solare cosmico di Sagan, come riportato nella tabella a pag. 112.
Parliamo di oltre 300 milioni di anni fa.
Numeri fantastici per la nostra mente e di certo il passaggio definitivo dall'acqua all'aria è stato un mutamento e un adattamento per i quali sono dovuti occorrere milioni di anni.
E' una data cardine, sulla quale ruota la formazione di molti e nuovi programmi fisiologici del corpo.
Vediamo i primi nuovi "bocconi vitali" che si sono andati strutturando: l'aria e l'acqua.
Ancora una volta possiamo ricordare la ricapitolazione della filogenesi, cioè l'evoluzione della specie umana, attraverso l'ontogenesi, cioè l'evoluzione dell'embrione, il tutto riprodotto nella gestazione di un feto: dall'ambiente acqueo del liquido amniotico al primo vagito con il contatto all'aria esterna.
Un ipotetico ricordo, in un lontanissimo passato, può aiutarci a imma-

ginare la prima cellula-organismo che, dopo aver imparato a metabolizzare "il boccone cibo", è pronta per il balzo fuori dall'acqua. L'elemento aria doveva essere per lei altrettanto vitale di qualsiasi cibo, quale nutrimento del suo istinto alla crescita.
Oggi sappiamo che l'ossigeno è il combustibile vitale per il nostro metabolismo generale, mentre il sangue, con i globuli rossi, fa da distributore in tutti gli apparati del corpo.
Inizialmente, dal punto di vista fisiologico, questo organismo possedeva solo un apparato digerente strutturato per il metabolismo di quanto definito, assimilato e digerito come alimento. Doveva quindi creare e far spazio a una nuova struttura fisica, atta a metabolizzare il nuovo boccone essenziale: l'aria.
Il kit degli strumenti in dotazione era un apparato perfetto con le cinque qualità, già viste, necessarie per il metabolismo completo di un boccone: sensoriale, peristaltica, secretoria, assorbente, escretoria.
Occorreva ora un "pezzo nuovo", per l'aria.
Utilizzando struttura e funzioni in suo possesso, si sono creati sulla parte anteriore del tratto intestinale dei sacchetti fuoriusciti dal tubo digerente.

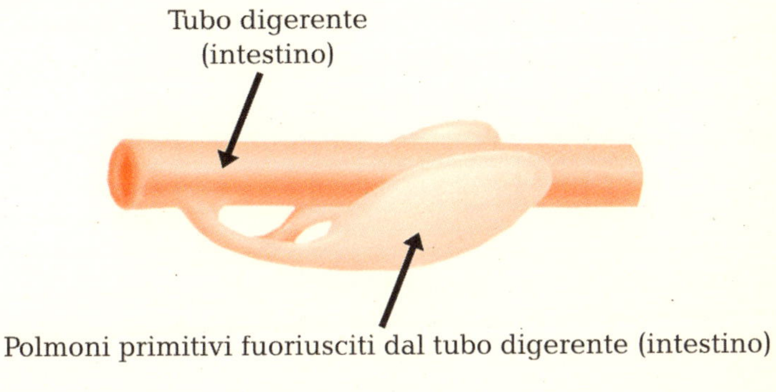

Fig. 17. Riproduzione della sezione del tubo digerente con la primordiale formazione dei polmoni.

Questo processo naturalmente ebbe un iter evolutivo molto complesso oltre che molto lungo.

Nei primi organismi la respirazione non avvenne per via bronchiale, ma semplicemente sporgendo il muso dall'acqua per dare ossigeno all'intestino dove si era sviluppata una rete di vasi capillari.
La successiva formazione di sacchetti gonfiati e fuoriusciti dal tratto intestinale è il preludio alla forma polmonare.
E' possibile osservare qualcosa di simile nei dipnoi, una sorta di pesce anfibio, che, dovendo vivere alcuni periodi dell'anno in pozze di fango asciutte, dispone di branchie e di polmoni, da utilizzare rispettivamente all'occorrenza in presenza o meno di acqua.
Dagli anfibi si passa dunque ai vertebrati che sbarcarono definitivamente sulla terraferma, rafforzando e consolidando il sistema polmonare, con la formazione del diaframma, per aiutare l'immissione e l'espulsione dell'aria respirata.
Se torniamo al nostro organismo cellulare, osserviamo le cinque qualità funzionali riprodotte esattamente nella struttura bronchiale e polmonare.
Troviamo pertanto un facile riscontro della funzione sensoriale: il riconoscimento dell'aria idonea per i nostri polmoni, con l'associazione della funzione peristaltica a tirare dentro o a buttar fuori il boccone aria, se quest'ultimo è più o meno buono. Chi non ricorda le convulsioni iniziali della prima boccata del fumo di una sigaretta o il piacere di respirare a pieni polmoni, appena usciti dalla macchina in montagna.
Più interessante invece è lo studio delle qualità secretoria e assorbente che troviamo nel tessuto endodermico dei polmoni, o meglio nei bronchioli e negli alveoli polmonari.
Alcune semplici premesse sulla fisiologia di questi apparati possono aiutare il lettore a una migliore comprensione.
Possiamo paragonare il sistema che dai bronchi passa ai bronchioli e agli alveoli come un nastro trasportatore che va nelle due direzioni, per trasportare dentro o fuori il materiale (l'aria respirata). Cellule ciliate, più o meno appiattite (bronchi e bronchioli), hanno il compito di magazzinieri che cercano di oliare continuamente gli ingranaggi per far scivolare i vagoni contenenti aria. Le cellule terminali degli alveoli sono invece come delle porte che si devono aprire per lo scambio dell'ossigeno

con il sangue; l'ossigeno, superate queste porte, si distribuisce in tutto il corpo.
Determinati i presupposti sia dell'evoluzione sia della fisiologia attuale dell'apparato polmonare, possiamo passare alla comprensione di quanto e perché avviene in presenza di un conflitto biologico relativo al "boccone aria", secondo le Leggi Biologiche.
I riflessi fisiologici che, secondo la Medicina classica, si traducono in patologie polmonari, riguardano principalmente le qualità secretoria e assorbente.
Hamer contempla separatamente il coinvolgimento delle due qualità quando l'individuo viene a trovarsi nell'impossibilità improvvisa di assumere il "boccone aria", che tradotto in modo più preciso sono **il conflitto biologico del panico-paura di morire senza aria e il conflitto di non riuscire a inspirare, assorbire e far scivolare il boccone aria**. I due conflitti coinvolgono due qualità necessarie ad aumentare la produzione di liquido per far scivolare meglio il "boccone aria"= qualità secretoria, oppure ad aumentare le cellule sull'epitelio degli alveoli per assorbire meglio il "boccone aria" = qualità assorbente.
Questi processi applicati alle singole situazioni saranno tanto più significativi e degni di attenzione terapeutica, quanto maggiore sarà l'intensità dei conflitti subiti. Pertanto avremo un semplice aumento di muco o un vero e proprio aumento di funzione cellulare, sino alla proliferazione di un adenocarcinoma alveolare, a seconda della gravità e durata del conflitto del panico della morte o di non poter respirare.
Questo aumento di funzione corrisponde esattamente allo stesso aumento già visto per l'apparato intestinale e durerà per tutto il periodo del conflitto attivo.
Terminato il conflitto inizia la fase di soluzione, e di nuovo abbiamo il processo di caseificazione o di incistamento delle eventuali cellule aumentate (l'adenocarcinoma). Anche per questo processo, nel primo caso, vengono attivati i micobatteri: quelli della TBC, che hanno il compito di eliminare per necrosi caseosa l'eccesso di produzione cellulare; nel secondo il processo è di incapsulare quanto non serve più.
Riporterò di seguito alcuni casi a chiarimento, ma l'argomento è

molto importante e occorrono alcune precisazioni.
Quando si parla di conflitto biologico del panico della morte non va frainteso con la paura di morire, sentimento istintivo che ci portiamo dietro dalla nascita. L'istinto alla sopravvivenza e la correlata paura di morire sono innati per tutti.
Diversa è la connotazione di una DHS del panico della morte, vissuta da chi all'improvviso, perdendo il controllo della situazione, in modo drammatico e acuto, si sente addosso, impotente, la morte vicina.
Sono infinite le possibilità che avvenga una DHS con il panico della morte, ma purtroppo, a questo riguardo, Hamer è costretto ad aprire un triste capitolo nella prassi medica: le diagnosi nefaste, a seguito di rilevazioni di tumori, sono spesso, esse stesse, causa di DHS di paura di morire, e quindi di formazioni di adenocarcinomi polmonari dopo la diagnosi. Questi adenocarcinomi polmonari vengono invece sistematicamente diagnosticati come metastasi.
Ricordate l'esempio dell'asse di legno, sulla quale è facile camminare se appoggiata per terra, mentre è drammatico se posta a un'altezza vertiginosa. Provate a chiedere a persone con un tumore ai polmoni come hanno vissuto la loro inevitabile DHS.
Tutto questo può avere termine se interrompiamo questo contesto di paura.
Meglio di ogni teoria vale il racconto di alcuni casi.

Caso 6) Morire di paura: una signora in montagna a 700 m s/l
Una signora aveva vissuto tutta la sua vita nella paura di morire di cancro al polmone, sino a una vera forma di ipocondria, perché il padre era deceduto per questo.
Così si era ben guardata dal toccare una sigaretta e stava alla larga da chiunque fumasse. Un giorno le fu detto che occorreva anche stare attenti al fumo passivo, allora la nostra signora non ci pensò due volte. Obbligò il marito a vendere la ditta, visto che ormai era quasi vicino alla pensione, e decise di trasferirsi in campagna, ma a 700 m di altezza, dove sicuramente l'aria era più pulita e lì il fumo passivo era da escludere.

Dopo un anno dal trasferimento in montagna morì di tumore al polmone.
Dal marito seppi che si era spaventata "a morte" perché a un controllo periodico, ma che faceva costantemente, le fu diagnosticata l'epatite C, con tutte le implicazioni conseguenti.
Dopo alcuni mesi, in soluzione del conflitto, cominciò una persistente tosse e sudore notturno, la successiva diagnosi di adenocarcinoma al polmone fu letale. In capo a pochi mesi morì.

Caso 7) Un tumore alla prostata con "metastasi" al polmone
Un signore, quasi ottantenne, felicemente in pensione e attivo giardiniere del suo orticello, viene continuamente ossessionato in famiglia dalla richiesta di sottoporsi a un esame della prostata. Il motivo ricorrente: "Non si sa mai! Dicono che qualcosa alla prostata viene a quasi tutti gli uomini dopo una certa età". Quasi per caso il nostro decide un giorno di accontentare la famiglia e va a farsi gli esami del caso.
Il giorno del ritiro delle analisi, la figlia lo accompagna in macchina. La figlia, non trovando parcheggio, invita il padre ad andare a ritirare le analisi.
Un giovane medico però ferma questo signore, e si premura di dirgli: "Purtroppo Le devo dire che ha un cancro maligno in stadio avanzato e bisogna intervenire subito".
La figlia mi raccontò che non vedendo arrivare il padre, lo raggiunse e lo trovò in un completo stato di panico. Da quel giorno cominciò a non dormire più la notte e, nel giro di pochi mesi, arrivò la seconda diagnosi: adenocarcinoma polmonare, ovviamente diagnosticato come metastasi!

Caso 8) Un adenocarcinoma singolo di un sub
Pur rimandando i dettagli tecnici a una trattazione più completa vorrei specificare una scoperta interessante fatta a questo proposito da Hamer, perché il caso è frequente.
Quando il conflitto del panico di morire riguarda la nostra persona allora l'aumento di funzione cellulare, sino alla formazione di adenocarcinomi è generalizzato nel tessuto alveolare; per

cui si trovano più focolai nel polmone. Quando invece viviamo la paura di morire in rapporto a un'altra persona che ci muore tra le braccia o comunque riguarda un nostro caro per cui viviamo la paura della sua morte, allora si forma **un solo** focolaio alveolare nel polmone.
Il caso è quello di un sub, un uomo giovane e forte, che mai aveva toccato una sigaretta, proprio per il suo hobby di immersione subacquea.
Un giorno, mentre risaliva sott'acqua insieme al suo miglior amico, fu costretto a vivere in diretta la morte dell'amico per embolia polmonare e costretto ad abbracciarlo nel suo ultimo istante di vita e accompagnarlo nella risalita. Dopo un mese, a seguito di continui fastidi respiratori, gli fu diagnosticato **un singolo** adenocarcinoma alveolare.

Potrei raccontare ancora molti casi relativi al processo del tumore ai polmoni, cambiano i soggetti e le situazioni personali, ma ricorre sempre il sentito di questa DHS: conflitto inaspettato del panico della morte.
L'invito a sperimentare e a verificare la fondatezza della scoperta di Hamer in questa fattispecie conflittuale è veramente determinante per il progresso della scienza e soprattutto per la riduzione dei tumori al polmone.
Esiste una seconda tipologia di tumore polmonare, il carcinoma bronchiale, che riguarda l'ultimo tessuto ectodermico, con un conflitto diverso alla base, lo vedremo in seguito, ma la tipologia dell'adenocarcinoma, appena visto, a livello di bronchioli e alveoli è il più frequente e tra i più temuti. Non solo, è in continuo e costante aumento. La riduzione accertata del consumo di sigarette, per lo meno a livello italiano, dimostrerà che non si ha alcuna riduzione del tumore ai polmoni.
Ribadisco quanto già detto nei capitoli iniziali. Nessuno vuol propagandare il fumo, perché non sono in discussione i manifesti danni dell'assorbimento delle sue sostanze tossiche. Questi sono al pari di qualsiasi elemento tossico esterno inalato con i relativi effetti collaterali. E' innegabile però che una campagna

antifumo, per quanto utile, diventa una chiara concausa di paura e panico della morte, se non si conoscono i processi autentici delle cause del tumore ai polmoni.
Analizziamo tutti i casi di tumori ai polmoni e troveremo indistintamente casi di persone che hanno fumato e casi di persone che non hanno mai fumato.
Analizziamo tutti i casi di tumore ai polmoni secondo la causa scoperta da Hamer, e troveremo il 100 per cento di DHS per il panico della morte.

Il boccone acqua: il conflitto del profugo
E' arrivato il momento di parlare dell'elemento "acqua", inteso come il boccone primario e il più antico del corpo umano.
L'aria è indubbiamente un elemento indispensabile per la nostra sopravvivenza, ma ha acquistato la sua valenza per l'essere umano da solo (non è un eufemismo) 300 milioni di anni, mentre possiamo affermare che l'acqua costituisce il substrato di vita di tutti gli esseri organici dall'inizio delle prime forme sulla Terra, e quindi si parla almeno di circa 3 miliardi di anni.
Abbiamo già visto l'effetto propulsore di vita insito nell'equilibrio molecolare di questa meravigliosa sostanza. Senza l'acqua non può esistere forma di vita sulla Terra. L' effetto combinato con l'energia del Sole ha dato vita alle prime forme di vegetali, dalle quali è partito l'intero sistema vivente.
Tutte le forme organiche, sia del mondo vegetale che animale, qualificabili come vive, non possono fare a meno dell'acqua, e ciascuna di queste forme ha dovuto industriarsi per elaborare sistemi di ritenzione idrica, per evitare la disidratazione.
Il nostro codice genetico possiede ampia e documentata memoria della essenzialità di questa sostanza per il corpo umano.
L'organo preposto a mantenere inalterato l'equilibrio idrico è riposto nel tessuto endodermico del rene: i tubuli collettori. Un vero e proprio sistema di altissima tecnica di ingegneria idraulica, fatto di pompe, canali impermeabili e trasportatori di sostanze, capace di filtrare oltre 110 litri di acqua al giorno, eliminandone solo un litro o un litro e mezzo mediamente al giorno.

Tralascio la straordinaria bellezza della fisiologia di questo antico tessuto del rene, per cogliere invece la funzione primaria scoperta da Hamer: la regolazione del liquido necessario e variabile per ogni individuo, in base alla connessione con il conflitto più antico e più allarmante per un individuo: **il conflitto del profugo**.

Alla base di questo conflitto troviamo la comprensione del perché il nostro organismo attivi repentinamente la ritenzione idrica, producendo tutti questi corpi con forti edemi e sformati dalla quantità d'acqua ritenuta.

Provate a chiedere a un medico perché si manifesta la ritenzione idrica, vi risponderà probabilmente: "Perché non funzionano bene i reni". E' il solito balletto dell'indagine riduzionistica, si definisce solo ciò che si vede.

Ora possiamo finalmente scoprire da dove arriva l'input per un rene al fine di costringerlo a un superlavoro di ritenzione idrica.

La nostra cellula originaria, finché è rimasta protetta dall'acqua per miliardi di anni, al solo fine di imparare "alla scuola di alimentazione", non ha avuto bisogno di preoccuparsi d'altro. Presumibilmente non subiva attacchi, non aveva bisogno di relazionarsi con altre specie, non aveva territorio da difendere. Forse possiamo intuire che qualche organismo similare e più grosso si sarebbe nutrito di cellule più piccole, fagocitandole ed eliminandole. Ma questo era, ed è tuttora, il programma biologico dell'evoluzione.

Di certo l'acqua rimase impressa, nei costituenti base del futuro DNA della cellula, quale elemento di vitale importanza.

La traduzione e la manifestazione di questo concetto sono ampiamente documentate nella fisiologia della ritenzione idrica.

Quando il corpo attiva questa funzione?

Hamer ha coniato il termine "conflitto del profugo", per definire una delle situazioni conflittuali biologiche più frequenti e nello stesso tempo più delicate per la sopravvivenza dell'individuo.

La parola "profugo" è abbastanza chiarificatrice di una situazione di smarrimento e di perdita di controllo, implicita inizialmente, se vogliamo, in tutte le DHS.

La posizione di "profugo" però è più marcata quando "l'animale" viene a trovarsi improvvisamente in una di queste situazioni esemplificative: a) rimanere abbandonati a se stessi; b) dover lottare per l'esistenza; c) sentirsi come dei pesci fuor d'acqua, non sentirsi "a casa" nel proprio ambiente; d) perdere tutti i punti di riferimento o i mezzi di sussistenza.
Sono tutte situazioni che rendono l'individuo immediatamente fragile e vulnerabile, e quindi facilmente eliminabile dal contesto in cui vive.
Per sopperire a questi eventi drammatici, nel sistema originario e arcaico del cervello antico, l'endoderma, preposto all'unica finalità della sopravvivenza, si è originato un programma di supporto: la ritenzione di acqua.
In sostanza il nostro corpo, dopo aver rilevato la pericolosità delle situazioni citate, si preoccupa istantaneamente di non farci perdere, accumulandolo, l'elemento vitale per la sopravvivenza: l'acqua.
La ritenzione idrica infatti, anche se vituperata, specie dal genere femminile, risponde a un'esigenza di prolungare il più possibile la possibilità di vita.
Esiste un fenomeno fisiologico analogo di gonfiore, con ritenzione idrica, nel corpo umano: sono gli edemi localizzati, più o meno intensi, a seguito di contusioni o lacerazioni della pelle nella fase di riparazione.
Non è a questi che ci si riferisce, anche se il programma di accumulo idrico in questi casi risponde di nuovo a una necessità di riparazione del trauma localizzato.
La ritenzione del conflitto del "profugo" è la prima fase del processo bifasico di nuovo dell'endoderma e, secondo la modalità già vista, si traduce in un aumento di funzione del tessuto endodermico dei tubuli collettori.
Questi aumentano la loro funzione assorbente, con una conseguente ritenzione idrica, che determina un generalizzato gonfiore in tutti i tessuti del corpo e, principalmente come vedremo in seguito, in quelli dove è già in corso un programma di riparazione, con tumefazione o infiammazione.
Merita inserire un importante inciso a questo punto, rivolto spe-

cialmente ai medici: se questa funzione assorbente opera un'azione astringente e di ritenzione dei liquidi, in una fase appunto di simpaticotonia, non è difficile capire perché l'eventuale somministrazione di cortisone, altrettanto astringente, contribuisca ad aumentare l'azione dei tubuli collettori, determinando un ulteriore gonfiore nel corpo del paziente. Mentre è risaputo che il cortisone con la sua tipica funzione antinfiammatoria produce di solito un effetto riducente, e ora, finalmente, lo possiamo verificare (perché lo sappiamo) solo in caso di assenza del conflitto del "profugo".
Il nuovo medico dunque, prima di somministrare del cortisone, dovrà accertarsi della possibile situazione conflittuale relativa ai tubuli collettori.
La manifestazione del trattenimento dei liquidi nell'essere umano può essere dunque variabile sia per l'intensità che per la sua localizzazione.
Possiamo ricordare la semplice ritenzione che determina occhi gonfi, in situazioni meno pesanti del "profugo", sino a quelle manifestazioni evidenti di gonfiori generalizzati, che si verificano in caso di ospedalizzazione forzata, e che i medici osservano spesso, ma, non conoscendo il programma biologico del "profugo", interpretano come aggravamento della malattia.
Ricordo il caso di un paziente che, entrato d'urgenza in una sala di rianimazione, si è sentito immediatamente "profugo" in quel contesto e ha trattenuto subito tutti i liquidi. Terminata l'urgenza del ricovero, la dottoressa che lo seguiva insisteva nel non volerlo far uscire, finché non si fosse sgonfiato: ma come si poteva spiegarle che era proprio quella sala di rianimazione a essere la causa della sua ritenzione?
Molte persone, poi, ritenute obese, di fatto sono solo persone con forte ritenzione idrica, con un'accentuata situazione di "profugo".
Ho conosciuto una ragazza che, in concomitanza al primo ciclo mestruale, venne a sapere dalla madre (che ritenne il ciclo mestruale il momento giusto per dirglielo) che l'uomo che viveva con loro, sino allora chiamato e amato come papà, di fatto non era il padre vero. La ragazza si trovò ormonalmente sviluppata,

ma immediatamente spiazzata e, vivendo molto male la notizia, visse per molti anni nello stato di "profuga" totale, aumentando di oltre 15 chili, ma erano solo d'acqua.
Non è difficile a questo punto comprendere che uno degli stati di "profugo" più frequenti e più difficili da rimediare si verifica proprio quando si riceve la sentenza di una diagnosi nefasta.
E' la classica situazione in cui ci si sente improvvisamente smarriti, e quanto più veniamo commiserati dai parenti, tanto più ci sentiamo isolati.
Tutte le nostre attività che sino a quel momento erano oggetto di programmi ora si fermano, i minuti e le ore diventano eterni, così come diventano insonni le notti. Conseguente e inevitabile per molti l'inizio della ritenzione dei liquidi.
Siamo dunque di fronte alla conoscenza di un altro programma biologico sensato e provvidenziale per la sopravvivenza.
Ma Hamer si accorse presto di una grave concausa determinata da questo pur utile programma, sino al punto da fargli ritenere questa una delle cause più frequenti di aggravamento sino al decesso del paziente.
La spiegazione e la comprensione di questa grave concomitanza saranno più chiare al termine della descrizione completa dei programmi biologici, specie quelli relativi al foglietto embrionale del nuovo mesoderma e dell'ectoderma.
Riprenderemo quindi ampiamente la connessione scoperta da Hamer, per ora posso solo anticipare la gravità di fondo, legata a questo fenomeno.
In molti programmi biologici si verifica che la seconda fase vagotonica di riparazione si manifesta (a differenza di quella vista per l'endoderma: necrosi o incistamento) con una fase di ricrescita del tessuto con relativo aumento di funzione, accompagnato da un processo di tumefazione o infiammazione.
Ora, se a questo secondo processo si sovraccarica e sovrappone in concomitanza la situazione conflittuale del "profugo" si verificherà sull'organo in riparazione un ulteriore ed eccessivo rigonfiamento, provocando nello stesso tempo un aumento dei sintomi, sia del dolore che dell'infiammazione stessa.

Ad esempio un osso che sta riparando una precedente osteolisi, avrà oltre che il suo normale processo di rigonfiamento fisiologico un maggior rigonfiamento, con aumento del dolore, causato dal conflitto del "profugo".
Hamer definisce questo fenomeno la "sindrome dei tubuli collettori", cioè due fasi concomitanti, che, se vissute in modo inconsapevole dei processi delle Leggi Biologiche, non potranno che provocare ulteriore panico e, purtroppo, ulteriore "profugo", per un processo senza fine, salvo la fine definitiva.
Il processo dei due programmi in concomitanza sarà oggetto di una trattazione specifica in seguito,
Hamer, consapevole dell'aggravamento implicito che comporta un conflitto del profugo in corso, raccomanda di rivolgere il primo intervento terapeutico alla soluzione di questo stato, cercando di far ritrovare al paziente la condizione di serenità o, come detto bene da lui, fare in modo che si senta "a casa".
Quando durante un corso in Spagna, uno dei medici presenti chiese ad Hamer cosa si può fare in caso di forti dolori, non ebbe esitazione nel dire che la causa dei maggiori dolori è sempre la concomitanza della sindrome dei tubuli collettori e quindi della ritenzione dei liquidi, che aumenta oltremodo la sintomatologia del dolore.
Quindi la risposta fu: "Prima cercate di farlo urinare!"
Purtroppo alla sindrome dei tubuli collettori spesso si aggiunge una delle cause, solo fisiologica, ma spesso letale, dell'aumento esagerato della ritenzione dei liquidi: la somministrazione della morfina.
Per gli addetti ai lavori è sufficiente leggere il Merck o altri testi di Medicina per conoscere l'effetto sui reni della morfina: attiva l'ormone ADH (adiuretina) con effetto antidiuretico, per cui la ritenzione diventa totale, con aggravamento di tutti i sintomi, e la morte è sempre più vicina.
In definitiva il programma del corpo della ritenzione idrica potrebbe manifestarsi e limitarsi al suo meraviglioso senso biologico, ma purtroppo, non essendo conosciuto dalla maggior parte della classe medica, è tuttora causa di molte complicanze e decessi.
C'è ancora molto cammino da fare! Ma ora le cose si sanno.
Abbiamo quasi concluso il percorso del programma biologico degli

organi collegati all'endoderma, attraverso il loro processo bifasico. Possiamo sintetizzare dunque che, a fronte di una DHS che coinvolge il sentito biologico del "boccone", nelle sue variabili, abbiamo sempre un aumento di funzione cellulare, seguito, con un processo sensato, da una fase di riduzione dopo la soluzione conflittuale.
Ho esposto alcuni casi a esemplificazione, senza aver la pretesa di esaurire le fattispecie di tutti i tessuti relativi e collegati all'endoderma.
Poiché però, a questo punto della trattazione, il processo bifasico di questo foglietto embrionale dovrebbe risultare più chiaro per il lettore e poiché il processo si ripete esattamente per tutti gli altri organi non menzionati, ritengo utile un'ulteriore esemplificazione dei principali organi non trattati.
Per questo la tabella guida generale a pag. 107 può essere ora usata e riempita con i conflitti, gli organi, e i processi biologici limitatamente a quelli dell'endoderma, come risulta dalle tabelle di seguito riportate.

1) ALCUNE PATOLOGIE DELL'ENDODERMA (TRONCO CEREBRALE): SCHEMA BIFASICO E SENSO BIOLOGICO

PATOLOGIE (manifestazioni nell'organo)	CONFLITTO BIOLOGICO	PROCESSO FISIOLOGICO NELLA FASE DEL CONFLITTO	SENSO BIOLOGICO (è nella fase del conflitto attivo)	PROCESSO FISIOLOGICO NELLA FASE DI RISOLUZIONE
Tumore al pancreas (adenocarcinoma) (diverso dal carcinoma dei dotti pancreatici =ectoderma)	**Non poter digerire un boccone sognato, desiderato.** *Es: assegnazione ereditaria a un'altra persona di un bene desiderato da sempre.*	**Proliferazione di un adenocarcinoma a cavolfiore per attivazione della funzione secretoria.**	Aumento della produzione del succo pancreatico allo scopo di digerire un boccone.	a) **Riduzione per necrosi caseosa in presenza di batteri (TBC)** oppure b) **Incistamento dell'adenocarcinoma.**
Tumore al fegato (adenocarcinoma) (diverso dal carcinoma dei dotti epatici = ectoderma)	**Conflitto di morire di fame, mancare dei mezzi di sussistenza essenziali per sé e la famiglia** *Es: conflitto di morire di fame: per indigenza, tracollo finanziario, diagnosi di cancro all'intestino.*	**Proliferazione di un adenocarcinoma piatto o a cavolfiore per attivazione della funzione assorbente o secretoria.**	Prevalentemente di tipo assorbente per assorbire meglio il nutrimento. A volte di tipo secretorio per aumentare la produzione di bile e digerire il boccone.	a) **Riduzione per necrosi caseosa in presenza di batteri (TBC)** oppure b) **Incistamento dell'adenocarcinoma.**
Tumore al duodeno (adenocarcinoma)	**Conflitto di non poter digerire il boccone.** *Es: contrarietà indigeste in famiglia, sul lavoro o con amici.*	**Proliferazione di un adenocarcinoma a crescita piatta per attivazione della funzione assorbente.**	Proliferazione a cellule piatte per un miglior assorbimento del boccone.	**Riduzione per necrosi caseosa ad opera di funghi e micobatteri (TBC)**
Può capitare che uno stesso conflitto sia percepito a diversi livelli, causando degli adenocarcinomi all'intestino, al fegato e al pancreas. Quando questo avviene, la diagnosi in Medicina accademica è che ormai non c'è più nulla da fare, perché le metastasi avrebbero invaso tutto il corpo.				

2) ALCUNE PATOLOGIE DELL'ENDODERMA (TRONCO CEREBRALE): PROGRAMMA BIFASICO E SENSO BIOLOGICO

PATOLOGIE (manifestazioni nell'organo)	CONFLITTO BIOLOGICO	PROCESSO FISIOLOGICO NELLA FASE DEL CONFLITTO	SENSO BIOLOGICO (è nella fase del conflitto attivo)	PROCESSO FISIOLOGICO NELLA FASE DI RISOLUZIONE
Tumore allo stomaco (adenocarcinoma) (diverso dal carcinoma della piccola curva= ectoderma)	**Non poter digerire un boccone.** *Es: contrarietà tra i membri della famiglia, divisioni ereditarie. Liti sul lavoro.*	**Proliferazione di un adenocarcinoma a cavolfiore per attivazione della funzione secretoria, oppure a crescita piatta per la funzione assorbente.**	Proliferazione delle cellule di tipo secretorio per aumentare il succo gastrico e quindi digerire un boccone.	**a) Riduzione per necrosi caseosa in presenza di batteri (TBC)** oppure **b) Incistamento dell'adenocarcinoma (raro).**
Tumore alla tiroide EMIPARTE SINISTRA (adenocarcinoma formazione di noduli)	**Conflitto di non riuscire a fare in fretta a liberarsi di un boccone, con insufficienza della secrezione ormonale.** *Es: non riuscire a pagare in tempo le cambiali.*	**Proliferazione di un adenocarcinoma a cavolfiore per attivazione della funzione secretoria (ipertiroidismo).**	Aumento del metabolismo per liberarsi più rapidamente del boccone indesiderato.	**a) Incistamento dell'adenocarcinoma (più frequente)** oppure **b) Riduzione per necrosi caseosa in presenza di batteri (TBC).**
Tumore alla tiroide EMIPARTE DESTRA (adenocarcinoma formazione di noduli)	**Conflitto di non riuscire a fare in fretta ad assimilare un boccone, con insufficienza della secrezione ormonale.** *Es: non riuscire a intervenire in fretta perché un altro ci supera.*	**Proliferazione di un adenocarcinoma a cavolfiore per attivazione della sola funzione secretoria (ipertiroidismo).**	Aumento del metabolismo per assimilare più rapidamente del boccone indesiderato.	**a) Incistamento dell'adenocarcinoma (più frequente)** oppure **b) Riduzione per necrosi caseosa in presenza di batteri (TBC).**

3) ALCUNE PATOLOGIE DELL'ENDODERMA (TRONCO CEREBRALE): PROGRAMMA BIFASICO E SENSO BIOLOGICO

PATOLOGIA (manifestazioni nell'organo)	**CONFLITTO BIOLOGICO**	**PROCESSO FISIOLOGICO NELLA FASE DEL CONFLITTO**	**SENSO BIOLOGICO** (è nella fase del conflitto attivo)	**PROCESSO FISIOLOGICO NELLA FASE DI RISOLUZIONE**
Tumore alla prostata (adenocarcinoma)	**Conflitto genitale-sessuale di non riuscire più a fecondare.** *Es: non riuscire a soddisfare o moglie o l'amante. Non sentirsi più capace sessualmente.*	**Proliferazione di un adenocarcinoma a cavolfiore per attivazione della funzione secretoria.**	Aumento della produzione del liquido spermatico.	**a) Incistamento dell'adenocarcinoma** oppure **b) Riduzione per necrosi caseosa in presenza di batteri (TBC).**
Tumore all'ovaio o al testicolo (teratoma)	**Grave conflitto di perdita** *Es: perdita di un figlio, di una persona amata o del migliore amico (anche animale).*	**Proliferazione di un teratoma per attivazione della funzione secretoria.**	Riprodurre quanto si è perduto.	**Riduzione per necrosi caseosa in presenza di batteri (TBC).**
Tumore all'utero (adenocarcinoma dell'endometrio mucosa dell'utero)	**A sfondo semi-sessuale** *Es: relazione ripugnante con un uomo.*	**Proliferazione di un adenocarcinoma a cavolfiore per attivazione della funzione secretoria o crescita piatta per funzione assorbente.**	Poter pulire meglio l'utero con l'aumentata secrezione e trasportare gli spermatozoi verso le tube. Nel tipo assorbente: avere una mucosa più spessa per l'annidamento dell'uovo	**a) Prima della menopausa: eliminato con la decidua mestruale.** **b) Dopo la menopausa: riduzione per necrosi caseosa (TBC) con perdite purulenti ed emorragie.**

Capitolo 7

"Come l'amianto inalato possa indurre
un mesotelioma a livello peritoneale
è tuttora UN MISTERO"
Robbins e Cotran

FORMAZIONE DEL MESODERMA ANTICO

Finalità biologica: la protezione
Il conflitto: l'attacco
Connessione al cervello: Cervelletto

Riprendiamo il viaggio della nostra cellula.
Per completare i primi codici biologici dell'endoderma, finalizzati alla sopravvivenza e al nutrimento ci sono voluti miliardi di anni.
Il risultato è un aggregato di cellule dotato di funzioni sempre più perfezionate: nascono i primi batteri.
Nel programma intenzionale di queste forme di vita, tanto straordinario quanto misterioso, era codificato l'obiettivo di uscire dall'acqua. Un programma, questo, già accennato nella trattazione del conflitto del "profugo".
Non sappiamo con esattezza a quando risale temporalmente l'inizio di questo processo.
I biologi e i paleontologi sono riusciti solo a individuare una data approssimativa, circa 300 milioni di anni fà (22 dicembre dell'anno cosmico), quando apparvero i primi esseri anfibi, mentre per il mondo vegetale dobbiamo risalire a molto tempo prima, circa 3 miliardi di anni, (tra la fine di ottobre e i primi di novembre dell'anno cosmico) quando le prime alghe verdi-azzurre filamentose fecero capolino all'aria.
Sappiamo però come avvenne questo processo, perché ancora oggi possiamo assistere a questo fenomeno.
Un batterio dalla semplice forma rotonda, costituita quasi solo dall'involucro della membrana plasmatica, cominciò a dotarsi

di elementi di locomozione che gli consentivano una certa mobilità. Dalle immagini che seguono è facile osservare e capire come sia avvenuto.

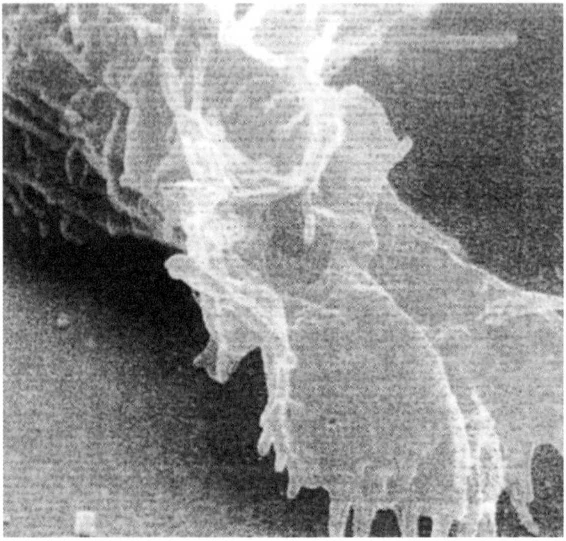

Fig. 17. Foto di una cellula in movimento, con il bordo anteriore che presenta increspature costituite da microfilamenti con attività contrattile.
(Per gentile concessione della John Wiley & Son Inc dal libro "Biology Exploring Life", ed. 1994, G.Brum-L.Mckane-G.Karp, ed. italiana 2000 "Biologia", ed. Zanichelli pag. 98, fig. 5.18)

Nel bordo esteriore della membrana si sviluppano delle piccole increspature, formate dall'attività contrattile di microfilamenti situati immediatamente al di sotto della membrana plasmatica. Queste nuove forme, col tempo, diventeranno sempre più lunghe fino alla formazione di estesi filamenti, chiamati ciglia o flagelli, veri e propri propulsori nell'acqua.

Possiamo notare un esempio di questo processo nella successiva figura n. 18

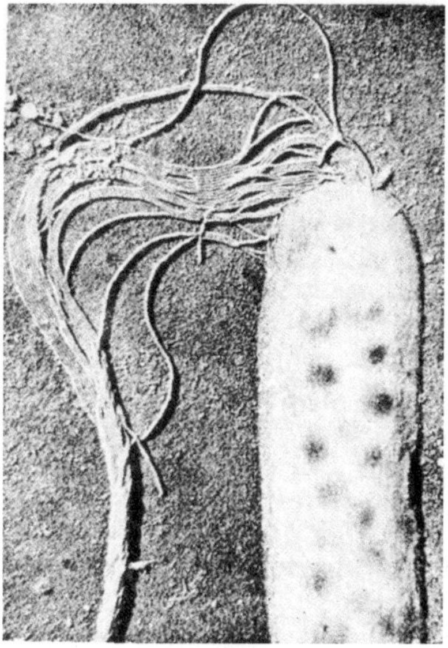

Fig. 18 – Spirillum sp. al m.e. I flagelli, disposti a polo, prendono inserzione nel citoplasma, attraversando la parete. (Da Hawker, Linton, l.c.)

Una prova del collegamento chimico e biologico alla struttura attuale del corpo umano è la composizione cellulare di questi filamenti: sono composti da una proteina, la miosina, la stessa che costituisce la muscolatura delle nostre braccia e gambe e, in genere di tutti gli organi di mobilità governati appunto dalla muscolatura striata.
Queste prime forme di batteri sono pronte per il grande balzo verso l'alto: uscire dall'elemento acqua verso l'elemento aria.
Proviamo a sentire l'emozione della magnificenza di questo passaggio evolutivo. Immaginiamo l'entusiasmo, unito a una sorta di sbigottimento, di questo batterio di fronte alla visione di ciò che deve aver percepito per la prima volta.
Un mondo fatto di aria e Sole, di ossigeno, di caldo e freddo e

comunque di continue variabili, di **nuovi e futuri conflitti da risolvere**.
Questa forma embrionale aveva solo una piccola membrana plasmatica come protezione, non avrebbe potuto resistere alle intemperie e alle nuove difficoltà di sopravvivenza, se non munendosi di nuovi strumenti.
Così cominciò un nuovo periodo di adattamento, che durò altri milioni di anni, per la costituzione di un nuovo foglietto embrionale: il mesoderma, un vero e proprio apparato difensivo degli organi vitali.
Non siamo più di fronte a una funzione di inglobare un boccone, ma di salvaguardare questa stessa funzione dai nuovi conflitti che si presentano nel nuovo habitat.
Ecco dunque il formarsi di nuovi tessuti finalizzati alla **protezione**: il nuovo scopo biologico.
La struttura esterna, preposta allo scopo, è il derma, un tessuto che avvolge quasi completamente le strutture formatesi sino allora ed è finalizzato alla protezione dagli agenti esterni.
Ogni organo vitale, poi, si munisce di un tessuto specializzato per questo fine e quindi si forma il peritoneo per tutto l'apparato digerente, il pericardio per la protezione del cuore, la pleura per i polmoni, come pure il derma per la protezione esterna.
Non sappiamo quando, ma un giorno queste cellule/organismo, dalla forma originaria ad anello (vedi fig. 16 pag. 131), operarono una lacerazione in corrispondenza dell'ano e della fontanella nella testa, mantenendo le terminazioni nervose del sistema di muscolatura in corrispondenza dell'ano, per consentire l'evacuazione volontaria delle feci.
La captazione del cibo rimase delegata alla bocca, con una parte di innervazione relativa all'espulsione: l'attuale riflesso del vomito.

Nella raffigurazione successiva vediamo il risultato di questo processo.

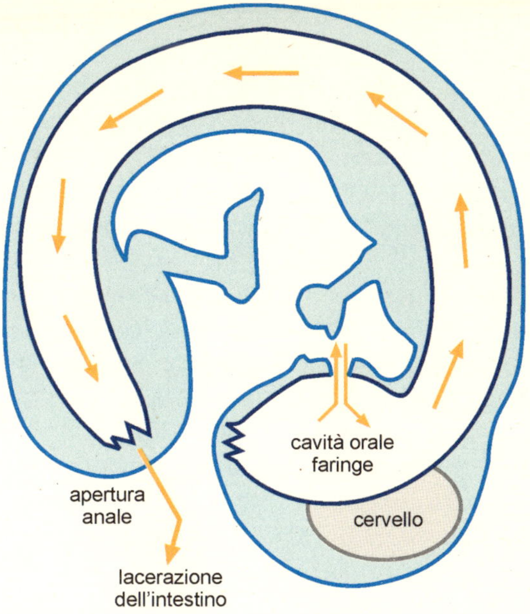

Fig. 19. Raffigurazione della lacerazione nell'anello.

Il processo descritto rappresenta il successivo sviluppo ontogenetico dell'embrione: il nuovo foglietto embrionale del mesoderma, con la formazione di una nuova parte del cervello, il cervelletto.

Per gli addetti ai lavori occorre precisare che il mesoderma, secondo lo schema di Hamer, si suddivide in due parti: quello relativo al vecchio cervello, collegato al cervelletto, e che definiamo mesoderma antico e quello relativo al nuovo cervello che, come vedremo, è collegato al midollo cerebrale e che definiamo mesoderma recente.

Questa lacerazione fisiologica dimostra ancora una volta la ricapitolazione della filogenesi (sviluppo della specie) attraverso l'ontogenesi (sviluppo embrionale). Infatti possiamo osservare questo distacco in ogni formazione e sviluppo di un feto durante una gravidanza, che dall'originaria morula evolve verso la formazione ad anello (sacco vitellino) sino alla formazione del feto, e alla definitiva chiusura della cavità della fontanella del neonato.

Il processo bifasico del mesoderma

L'ordine dello schema bifasico nella Natura, scoperto da Hamer, ci viene ancora in aiuto per comprendere i processi fisiologici delle cosiddette malattie, relative agli organi collegati al mesoderma antico.

Non va dimenticato che il programma bifasico, per qualunque foglietto embrionale interessato, viene attivato sempre e comunque in presenza di un conflitto scaturito da una DHS, secondo le caratteristiche già definite nella prima parte.

Gli organi che si sono andati strutturando a protezione dell'organismo non potevano che essere il risultato di continui conflitti biologici derivati da **attacchi** esterni.

Non essendoci più l'acqua a proteggerlo, il nuovo organismo era esposto ai fenomeni atmosferici e a contatti, o attacchi, di ogni tipo.

Dobbiamo riconoscere, in fondo, che una prima embrionale forma di protezione era già costituita dalla membrana esterna fosfolipidica della struttura cellulare. I suoi componenti lipidici costituivano una barriera, per quanto semplice e sottile: la stessa composizione chimica che ritroviamo, più marcata e meglio strutturata, nel derma e nell'epidermide.

Il nuovo habitat fuori dall'acqua per il nostro giovane organismo dovette essere un duro e, soprattutto, lungo banco di prova per la sopravvivenza.

Quale potrebbe essere la risposta fisiologica, secondo un programma biologico sensato, di fronte a un attacco all'integrità del nostro antenato?

Conteneva già nel suo bagaglio di esperienze, forse potremmo già dire nel suo DNA, la reazione dell'aumento di funzione per il metabolismo del "boccone". **La stessa funzione venne confermata anche nel caso di un conflitto biologico (DHS) di attacco, con la produzione di un ispessimento a protezione della parte colpita in modo inaspettato.**

Infatti nella fase di conflitto attivo assistiamo a un aumento di funzione e, quindi, a una proliferazione cellulare, seguita ovviamente, come per l'endoderma, da una fase di riduzione per caseificazione o incistamento, dopo la soluzione del conflitto.
Questi tipi di proliferazione prendono, in Medicina, i nomi di malattie come melanoma o mesotelioma, a seconda del tessuto colpito.
Prima di passare all'esemplificazione con i casi realmente vissuti, voglio riportare una correlazione che ho colto personalmente tra quanto scoperto da Hamer, in merito ai fenomeni fisiologici del processo bifasico del mesoderma antico, e i risultati ottenuti da un eminente scienziato americano, Erik Kandel, che ha ottenuto per questi suoi studi il premio Nobel in medicina nel 2001.

La lumaca di Erik Kandel e il mesoderma dell'essere umano di Hamer

Quando lo studio interdisciplinare nei vari settori della ricerca scientifica porta alla conferma reciproca dei risultati si riconosce l'autenticità di una scoperta.
Detta in soldoni: "Tutti i nodi vengono al pettine".
Ancora una volta, abbiamo una verifica della fondatezza delle scoperte di Hamer, leggendo e comparando i contenuti di una scoperta fatta da Kandel, professore di fisiologia, biofisica e psichiatria presso la Columbia University di New York.
Questo emerito scienziato dei giorni nostri, per comprendere meglio il comportamento dell'uomo, la sua mente e i suoi ragionamenti, ha avuto un'intuizione geniale nel sistema di indagine scientifica.
Come psicanalista si è reso conto che la memoria è la colonna portante della vita mentale dell'uomo; come biologo ha intuito che dall'osservazione dei fenomeni in natura, in un contesto filogenetico, avrebbe potuto convergere la distanza che separa la neurofisiologia dalla psicologia.
La difficoltà insormontabile per tutti gli studiosi del "cervello dell'uomo" è sempre stata la complessità di questo organo del corpo, costituito da oltre cento miliardi di cellule.
Al fine di risalire all'origine e analizzare i meccanismi elemen-

tari del cervello, Kandel ha cercato nel mondo biologico un essere organico più semplice.
Lo ha trovato nella lumaca Aplysia, un gasteropode di mare (vedi foto).

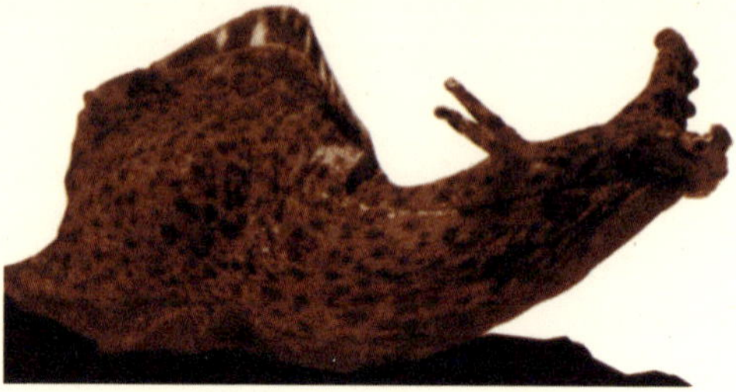

Fig. 20. Lumaca Aplysia

Dal 1963 lo studioso americano, di origine austriaca, dedicò quindi le sue ricerche a questo mollusco, presupponendo che i risultati di un'indagine sulla memoria cerebrale di questa lumaca sarebbero stati più immediati, semplicemente perché si trovava di fronte a un essere animale con solo 20.000 cellule nervose e per lo più di grosse dimensioni, quasi visibili a occhio nudo.
Bisogna riconoscere che l'intuizione di Kandel è stata geniale: bastava studiare un modello semplice per poi arrivare, in via deduttiva, a un modello più complesso.
I risultati infatti non tardarono.
Toccando con degli elettrodi la coda della lumaca, Kandel e i suoi colleghi ricercatori si accorsero che il mollusco muoveva i muscoli, ma soprattutto ricopriva l'unica branchia, attraverso la quale respirava, con una membrana di pelle nuova.
La deduzione dello scienziato fu che la lumaca, se attaccata, reagiva con un aumento di funzione cellulare.
Ma lo studio di Kandel era mirato all'osservazione dei meccanismi della memoria e quindi si preoccupò di verificare cosa succedeva nei meccanismi neuronali della lumaca, se sottoposta a continue sollecitazioni con elettrodi.
I risultati furono notevoli.
Se la lumaca veniva sollecitata più volte, ma solo in un breve arco di tempo, allora il funzionamento dei canali sensoriali tornava

allo stadio iniziale, come se la memoria di quella sollecitazione fosse svanita.
Se invece lo stimolo veniva ripetuto più a lungo il ricordo si consolidava, la memoria diventava stabile e le nuove cellule formatesi si strutturavano definitivamente.
Kandel concluse che a livello cellulare si verifica un rimodellamento dei neuroni. Le cellule del circuito nervoso stimolato producono dei messaggeri chimici, delle sostanze che raggiungono il nucleo e agiscono direttamente sul DNA.
Il rilievo più importante però fu che i neuroni del circuito non solo diventano più recettivi, ma aumentano di numero. **Siamo di fronte a un aumento di cellule e quindi di funzione**, dovuto a delle sinapsi tra neuroni, determinate da un evento esterno.
Questo processo aumenta e diventa tanto più stabile, quanto più si ripete nel tempo il messaggio esterno.
L'esperimento di Kandel fu poi ripetuto su modelli più complessi, tipo quello dei topi, e i risultati furono confermati.
Le osservazioni di questo scienziato portano dunque alla scoperta che le connessioni interneuronali del sistema nervoso di un essere vivente vengono modificate in modo preciso e prevedibile durante l'apprendimento.
A questo punto, senza nulla togliere al merito della ricerca del professore americano e tanto meno al diritto di un premio Nobel per la Medicina, non è difficile provare a riscrivere il test scientifico fatto da Kandel, con le chiavi di lettura delle scoperte fatte da Hamer direttamente sull'uomo.
Innanzi tutto una constatazione: quanto scoperto da Kandel costituisce solo una minima parte della globalità delle Leggi Biologiche scritte dal medico tedesco.
Nel caso della lumaca Aplysia è stato osservato un semplice processo di sopravvivenza: difesa da un attacco.
Ma Hamer non ha avuto bisogno di analizzare una lumaca o altri animali da laboratorio, è andato direttamente al cervello e agli organi del corpo umano, riuscendo a dimostrare che la fisiologia elementare dei nostri componenti organici si struttura effettivamente dall'accumulo dei segnali raccolti dalla memoria umana

attraverso miliardi di anni di evoluzione.
La ricerca di Kandel ha solo dimostrato che un segnale di attacco ripetuto nel tempo (è bastato solo quello dell'esperimento) determina un aumento di funzioni e di cellule.
Noi che ora conosciamo le Leggi Biologiche, sappiamo che questa funzione di aumento di cellule nella branchia della Aplysia dopo un attacco, corrisponde semplicemente all'aumento di funzione, e quindi di cellule, durante la fase di "conflitto attivo di un attacco" e riguarda tutti gli organi del mesoderma antico, correlati alla parte del cervelletto.
Un'ulteriore conferma della corrispondenza delle due ricerche:
a) l'attacco inflitto all'improvviso alla lumaca Aplysia con degli elettrodi contiene le stesse caratteristiche del conflitto scoperto da Hamer (DHS): inaspettato, acuto e drammatico, vissuto da quell'essere organico;
b) mentre Kandel si è limitato a osservare che, interrotto l'attacco con gli elettrostimolatori, la membrana di pelle che si formava sulla branchia della lumaca si riduceva, Hamer ha compreso tutti i processi di riduzione per caseificazione o per incapsulamento dell'aumento di massa cellulare, successivi alla risoluzione del conflitto di attacco.
Quanto ho descritto rappresenta solo una minima parte del lavoro di Hamer, ma ha consentito a Kandel di essere insignito di un Nobel. È legittimo auspicare anche per Hamer il riconoscimento dei prossimi Nobel per la Medicina e la Biologia.
Ora le implicazioni delle due scoperte variano troppo nella loro portata. Kandel si è limitato a osservare il fenomeno della memoria a breve e a medio termine, senza dare peso alla formazione della nuova membrana sulla branchia del mollusco.
Le implicazioni delle scoperte di Hamer sono, invece, di una portata tanto vasta, da demolire tutta l'impalcatura della patologia medica. E, come la storia insegna nei suoi corsi e ricorsi, forse questo è troppo.
Evidentemente le scoperte troppo all'avanguardia, che destabilizzano lo statu quo, devono stare al passo, pena il carcere.
Resta però un sentimento di amarezza quando un ricercatore,

pur illustre e degno di nota, è insignito di un premio Nobel per la Medicina, mentre chi ha osato estendere e completare la scoperta all'essere umano, con le sue straordinarie conseguenze, è stato "insignito del premio di un ... carcere".
Passiamo dunque ai casi, protagonista: l'essere umano!

Caso 9) Un conflitto biologico di attacco a un bambino di 6 mesi
Il seguente caso chiarisce molto bene, oltre il programma biologico di protezione del derma, anche la differenza tra un conflitto biologico e uno psicologico.
Una giovane mamma aveva il suo bambino, di sei mesi, con il volto gonfio e piagato da forme melanotiche tali da renderlo quasi irriconoscibile. Lei stessa provava un certo disagio a portarlo in giro.
Le fu chiesto da quanto tempo era in quelle condizioni, rispose: "Da quattro mesi. Ho girato un numero infinito di medici, dermatologi, tutti mi danno pomate al cortisone, l'effetto dura un po', poi il viso si deturpa di nuovo, sono disperata!"
Quelle manifestazioni sul viso del bambino erano una chiara reazione del derma e, in parte, anche dell'ectoderma. Ma se Hamer ha ragione, voleva dire che il bambino aveva subito un attacco da qualcuno o qualcosa (derma), oltre a un conflitto di separazione da qualcuno (ectoderma).
Non si poteva dialogare con lui e, comunque. risultava difficile pensare che un bambino così piccolo potesse subire degli attacchi. Anche perché la situazione durava da quattro mesi, quindi ciò implicava che il conflitto si reiterasse continuamente.
Fu chiesto alla signora se il bambino presentava qualche altro segno sul corpo. Rispose di no, a parte un leggero punto rosso sul braccino.
L'intuizione successiva fu quella giusta "Quattro mesi fa ha vaccinato il bambino?"
Alla risposta affermativa la mamma raccontò questa storia.
Quella mattina si recò in ospedale e, mentre aspettava il suo turno, cominciò ad allattare il bambino. Quando fu chiamata entrò nella stanza e dovette staccare a forza il bambino dal seno.

Già questo distacco, dal punto di vista biologico, costituisce un piccolo trauma per un bambino. Non c'è ragione biologica perché questo avvenga.
La mamma chiese di non assistere alla vaccinazione, ma prima di uscire disse al medico che alcuni giorni prima, aveva visto un po' di sangue nella saliva del bambino. Il medico tranquillizzò la signora, sostenendo che certamente doveva trattarsi del sangue per le ragadi al seno. Comunque, visto che c'era, propose di fare anche un veloce prelievo del sangue per un'analisi di controllo.
Mentre la mamma aspettava nell'altra stanza, sentì urlare il suo bambino. Rientrò e vide il bambino con una siringa piantata in testa.
Semplicemente: oltre alla vaccinazione, il medico dopo aver tentato inutilmente di prelevare del sangue dal braccino, aveva pensato bene di intervenire sulla testa dove le vene erano ben esposte.
Nulla di preoccupante o trascendentale, per la Medicina classica. Il pianto di un bambino, si sa, prima o poi finisce. Non così però per la Nuova Medicina.
Quel bambino, nel suo sentito "biologico", aveva subito un attacco vero e proprio al corpo, con uno shock inaspettato, acuto e drammatico.
Immediatamente, il programma biologico sensato del cervelletto, e quindi del mesoderma, ha attivato il processo relativo.
Sono apparse sul volto delle forme melanotiche che, secondo il processo bifasico, si sarebbero poi ridotte col processo di riparazione di caseificazione, con la formazione di qualche pustola.
Ma il caso non finì così. Perché quelle piaghe perduravano da quattro mesi?
Sfortuna volle che la nonna, di origine slava, per evitare che il bambino con le mani si grattasse le croste in formazione, aveva pensato bene, secondo l'usanza del suo Paese, di imbalsamare il bambino ogni notte con delle fasce così rigide da non farlo muovere.
Ecco dunque il secondo e recidivo conflitto biologico di attacco, che rendeva di fatto il conflitto in continua sospensione.
La soluzione? Fu consigliato alla mamma di togliere tutte le ben-

de, di eliminare ogni pomata, di utilizzare al massimo un po' di olio di mandorle; quindi di fare il bagno con il bambino abbracciandolo con tutto il suo corpo, per fargli risentire il calore e l'energia della protezione materna.
Dopo circa una settimana il volto del bambino era tornato roseo e paffuto.
Questa storia ci fa ben capire come un bambino di sei mesi non possa vivere alcun conflitto di tipo psicologico, mentre risulta chiaro il contenuto del conflitto biologico: **l'evento inaspettato, drammatico e acuto, che va a contrastare la finalità embrionale degli organi del corpo, nella fattispecie la protezione tramite il derma.**

Caso 10) Un melanoma in sospeso da 25 anni
Una signora sui quaranta anni, aveva subito un intervento di asportazione di un melanoma sulla natica ritenuto maligno, insieme a dodici linfonodi all'inguine.
Alla solita domanda da quando aveva quel melanoma e cosa le era accaduto, raccontò questa storia.
Il suo melanoma sulla natica se lo portava, nascosto e protetto, da oltre 25 anni. (Come il Sole, ritenuto responsabile dei melanomi sulla pelle abbia una relazione con la natica della signora – accertato non essere una cultrice di nudismo - è uno dei tanti casi misteriosi della Medicina).
Un giorno nel tirarsi su le calze, con l'unghia scontra il melanoma, che comincia a sanguinare. Il marito la porta dal medico e dopo da un oncologo.
Diagnosi: melanoma altamente maligno, intervento immediato, con asportazione della massa oltre che, per prevenzione, di 12 linfonodi.
Quel "pataccone" nero era lì da venticinque anni, incapsulato forse antiestetico, ma comunque innocuo e nascosto.
Cos'era avvenuto venticinque anni prima?
All'età di quindici anni prestava servizio di pulizia in casa di un professionista e, mentre si trovava su di una scala, quest'ultimo, cercò di approfittarsi di lei, mettendole le mani sulle natiche.

Lei riuscì a svincolarsi, ma per lei lo shock fu terribile.
Siamo di fronte a un altro tipico conflitto di attacco biologico, vissuto da una giovane indifesa e per giunta aggravato dal fatto che, per molti anni, ha dovuto nascondere il fatto per vergogna.
Il programma biologico sensato viene comunque attivato.
Si forma il melanoma sulla pelle e il suo segreto, avvantaggiato dalla posizione, resta inviolato per anni, con la fortuna però di vedere finalmente portato a termine il programma bifasico, della formazione del melanoma prima e del suo successivo incapsulamento sulla pelle.

Caso 11) Per piacere al marito
La storia di quattro mesoteliomi a cintura.
Il mesotelioma è un altro programma fisiologico che si verifica sul tessuto del peritoneo.
Una signora di 55 anni aveva quattro formazioni tumorali, diagnosticate mesoteliomi, in posizione orizzontale nel giro vita sotto l'ombelico.
Le fu chiesto se aveva subito qualche intervento chirurgico in quella zona o se avesse ricevuto qualche colpo da qualcuno.
Nulla di tutto questo. Raccontò invece una storia singolare.
Il marito da circa un anno non le risparmiava continue critiche per la sua pancia.
La signora, volendo fare qualcosa che accontentasse il suo compagno, decise, anche se dichiarò di averne un po' paura, di rivolgersi a un istituto specializzato per procedere a un intervento di liposuzione, pensando di risolvere il problema una volta per tutte.
Raccontò di aver vissuto veramente male questi "siringoni" che le bucavano il ventre.
Penso sia ormai facile ora capire il sentito biologico di attacco vissuto da questa donna. Infatti poco tempo dopo dall'intervento si accorse di queste formazioni localizzate esattamente in corrispondenza ai punti dove erano state fatte le liposuzioni.

Caso 12) La ciliegina sul ...petto
Ho sempre sostenuto che la grandezza delle scoperte di Hamer si può riscontrare nei piccoli e più semplici disturbi del corpo. Questo perché, se è vero che siamo di fronte a delle Leggi Biologiche e quindi

verificabili al cento per cento, dobbiamo averne un riscontro in tutti i casi in cui si manifesta un qualche sintomo a livello fisico, anche se non ci desta particolare preoccupazione.
Il caso riportato è, a mio avviso, molto significativo e probante, e nello stesso tempo molto semplice: una "ciliegina", non sulla torta, ma sul petto di una signora.
Incontrai un giorno una carissima amica con un grosso brufolo, che le formava un piccolo ascesso, proprio in mezzo al seno.
Sapevo dalle connessioni della Tabella di Hamer che questi piccoli noduli acneici crescono come dei melanomi amelanotici e il conflitto sottostante è riferibile al mesoderma, e quindi a un conflitto di attacco, in questo caso ricollegabile per lo più a un conflitto di sentirsi come insudiciati.
Provai dunque a chiederle se si ricordava di aver vissuto nei giorni precedenti un episodio spiacevole, sul tipo che qualcuno le avesse messo gli occhi proprio lì sul petto, al punto da farle provare una fastidiosa repulsione. Tra l'altro la mia amica ha un seno, per così dire, simpatico e quindi è facile la "calata di palpebra" degli uomini.
Arrossì un po', ma dopo la prima meraviglia per la domanda così precisa, ammise che il giorno prima, sul lavoro, un signore le si era rivolto per una pratica, ma, invece di guardarla negli occhi, non smetteva di guardarle il seno, creandole imbarazzo.
Mi precisò che il suo disagio era dovuto anche al fatto che, per combinazione, lei era anche carissima amica della moglie di questo signore.
Nulla di grave e solo un fatto picaresco all'italiana, ma abbastanza da provocarle un'altrettanto piccola DHS, e una conseguente attivazione del programma biologico del derma. Tempo un giorno e si attivò anche il processo di riparazione: una piccola, ma pur sempre necrosi caseosa, ha messo a posto il "simpatico" seno della mia amica.

A completamento della trattazione riporto, anche per questa parte relativa al cervelletto, un prospetto sintetico di altre patologie che seguono lo stesso processo fisiologico.

1) ALCUNE PATOLOGIE DEL MESODERMA (CERVELLETTO): PROGRAMMA BIFASICO E SENSO BIOLOGICO

PATOLOGIE (manifestazioni nell'organo)	**CONFLITTO BIOLOGICO**	**PROCESSO FISIOLOGICO NELLA FASE DEL CONFLITTO**	**SENSO BIOLOGICO** (è nella fase del conflitto attivo)	**PROCESSO FISIOLOGICO NELLA FASE DI RISOLUZIONE**
Neurofibromi (proliferazioni delle guaine dei nervi)	**Conflitto di non volere il contatto fisico o non provare dolore.**	**Proliferazione del tessuto connettivo intorno alla guaina dei nervi.**	Blocco dell'informazione sensoriale.	a) **Incistamento del neurofibroma** oppure b) **Riduzione per necrosi caseosa tramite batteri. (cisti sebacee)**
Tumore alla ghiandola Mammaria (adenocarcinoma)	**Conflitto del nido** *Es: preoccupazione, disputa nell'ambito famigliare.*	**Proliferazione di un nodulo compatto.**	Produrre più latte per la persona verso la quale si soffre il conflitto. **Regola della lateralità: destrimane/mancina.**	a) **Riduzione per necrosi caseosa (TBC)** oppure b) **Incistamento** Fase con un po' di edema e un po' di dolore. La fase può essere accentuata dal concomitante conflitto del profugo.
Mesotelioma del pericardio	**Attacco contro il cuore** *Es: colpo fisico reale o per percezione del soggetto in associazione a un attacco al cuore: "Lei ha il cuore malato!"*	**Proliferazione piatta, raramente compatta. Mesotelioma pericardico.**	Ispessimento del pericardio per limitare gli effetti lesivi di un attacco.	**Versamento pericardio, diagnosticato spesso come insufficienza cardiaca. (Tamponamento cardiaco). Riduzione per necrosi caseosa (TBC) e formazioni di calcificazioni.** La fase è aggravata in presenza di concomitante conflitto del profugo.

2) ALCUNE PATOLOGIE DEL MESODERMA (CERVELLETTO): PROGRAMMA BIFASICO E SENSO BIOLOGICO

PATOLOGIE (manifestazioni nell'organo)	**CONFLITTO BIOLOGICO PROCESSO FISIOLOGICO NELLA FASE DEL CONFLITTO**	**PROCESSO FISIOLOGICO NELLA FASE DEL CONFLITTO**	**SENSO BIOLOGICO** (è nella fase del conflitto attivo)	**PROCESSO FISIOLOGICO NELLA FASE DI RISOLUZIONE**
Mesotelioma pleurico (distinzione tra pleura parietale e viscerale)	**Conflitto di attacco contro la cavità toracica** Es: colpo fisico reale o per percezione del soggetto in associazione a un attacco: "Lei ha un tumore ai polmoni!"	**Proliferazione piatta o compatta**	Ispessimento della pleura per limitare gli effetti lesivi di un colpo.	**Riduzione per necrosi caseosa (TBC) e formazioni di calcificazioni. Versamento pleurico.** La formazione di ascite ha un suo senso biologico: evitare le aderenze. La fase è aggravata in presenza di concomitante conflitto del profugo.
Mesotelioma peritoneale (distinzione tra parietale e viscerale)	**Conflitto di attacco contro la cavità addominale** *Es: colpo fisico reale o per percezione del soggetto in associazione a un attacco: "Lei ha un tumore al fegato o all'intestino!"*	**Proliferazione di piccoli o grandi noduli** (dipende dal tipo di attacco: particolare o globale).	Ispessimento della peritoneo per limitare gli effetti lesivi di un colpo.	a) **Riduzione per necrosi caseosa (TBC)** oppure b) **Incistamento** La formazione di ascite ha un suo senso biologico: evitare le aderenze e l'occlusione intestinale. La fase è aggravata in presenza di concomitante conflitto del profugo.

Capitolo 8

"Il solo modo sicuro di evitare il cancro
è quello di non nascere"
Robbins e Cotran

IL PASSAGGIO EVOLUTIVO DAL SILENZIO UNITARIO ALLA RELAZIONE NEL GRUPPO:
- da un centro a due lati: destra e sinistra
- dall'androgino al maschio e alla femmina

Prima di procedere oltre nell'analisi della formazione dei foglietti embrionali dobbiamo aprire uno dei capitoli più affascinanti e, nello stesso tempo, più determinanti per l'acquisizione delle chiavi diagnostiche di quanto accade all'organismo.
Perché e quando le patologie si verificano sul lato destro o sinistro del corpo umano?
Hamer ha trovato il senso biologico anche di questo fenomeno ignorato sino a oggi dalla ricerca scientifica e trascurato dalla Medicina classica.
I risultati della sua ricerca empirica non hanno lasciato spazio a scoperte approssimative e non verificabili biologicamente.
Non è difficile immaginare la sua gioia e gratificazione, ogni volta che una nuova scoperta andava a riempire in maniera logica e inequivocabile il vuoto lasciato dal tassello precedente.
Il principio scoperto: "**tutto ha un senso biologico**" era diventato il comune denominatore di ogni successiva verifica. Nessun evento, malattia o sintomo si sarebbe potuto spiegare senza averne scoperto il significato biologico.
Ormai, secondo Hamer, in un programma ordinato e sensato della Natura nessun fenomeno poteva essere determinato dal caso o considerato un errore. Ci doveva pur essere un motivo verificabile per cui, ad esempio, una donna si ritrova un tumore al seno destro anziché sinistro.
Ancora una volta la risposta è stata trovata nella comparazione

degli studi sulla filogenesi e sull'embriologia.

L' unicellula abbandona la solitudine biologica per confrontarsi nel gruppo.

Lo spunto iniziale è filogenetico. Dobbiamo partire dal "sentito biologico" della cellula, diventata ormai un organismo complesso che, dopo miliardi di anni passati a mantenere il suo "ego biologico", cioè senza occuparsi di nessun altro, si trova in un ambiente completamente nuovo, fuori dall'acqua.

Abbiamo già visto che il nuovo habitat di vita ha imposto la necessità di nuovi strumenti di adattamento, **per imparare a proteggersi**; per questo motivo si è sviluppato il nuovo programma del mesoderma e degli organi connessi.

Con la costituzione della prima parte del mesoderma si forma anche il nuovo programma della lateralità nel corpo umano: la parte destra e la parte sinistra, la cui innervazione al cervello risulta controlaterale, cioè incrociata, mentre per gli organi già visti dell'endoderma, l'innervazione è omolaterale, cioè dalla stessa parte.

Per comprendere il senso biologico di questa distinzione della lateralità e verificarne gli effetti dobbiamo ancora una volta partire dall'inizio: **la riproduzione** cellulare nell'ambiente acqueo prima e aereo poi.

E' una storia affascinante, affrontata e risolta solo in parte dalla scienza.

Il principio informatore evolutivo è quello di sempre: conformarsi al meglio con il minimo sforzo. Abbiamo già visto la perfetta applicazione di questo principio nella struttura molecolare a esagono dell'acqua. Da qui la formazione dell'originaria rotondità della cellula e, quindi, del primo uovo pronto a riprodursi.

Il fenomeno della riproduzione in biologia non ha mai finito di meravigliare e rendere insonni le notti di biologi e ricercatori.

Ancora oggi si discute su di uno dei più grandi misteri della biologia: a cosa serve essere divisi in maschi e femmine e perché, sia nel mondo vegetale sia animale, a volte si usa la riproduzione sessuata e a volte la riproduzione senza sesso.

Tranquilli, non mi addentrerò nelle mille ipotesi di studio della materia, non ci serve. Che tutto il mondo animale e vegetale si serva delle due tipologie riproduttive è un dato di fatto.
Alla domanda: quale delle due forme è stata adottata per prima in natura? I biologi rispondono: la forma asessuata.
Il più antico dei sistemi di riproduzione usato dagli organismi monocellulari e dalle amebe fu il sistema della **duplicazione**, cioè il semplice sdoppiamento in cellule identiche.
Nel mondo vegetale si verificò in seguito un fenomeno analogo, **la gemmazione**, cioè una duplicazione della cellula "madre" con una cellula "figlia", con la particolarità però che quest'ultima nasce più piccola ed è destinata a crescere per riprodursi. Questo accade ancora oggi nel mondo delle alghe, dei funghi e delle felci.
La forma asessuata di riproduzione si è poi evoluta nel mondo animale con la **partenogenesi**: l'individuo, con una caratterizzazione e una funzionalità tipicamente femminili, è in grado di riprodurre uova senza bisogno della fecondazione maschile. Ancora oggi è un sistema ampiamente adottato nel mondo animale.
Per completezza possiamo accennare alla variante della partenogenesi: **l'ermafroditismo**, dove la presenza di entrambi i sessi nello stesso individuo consente di autofecondarsi, producendo individui identici a se stessi; sistema molto diffuso nel mondo vegetale e tra le lumache.
Queste in sintesi le ipotesi di riproduzione iniziale senza sesso.
Come e perché alcuni aggregati cellulari del mondo vivente abbiano trovato la motivazione per una riproduzione di se stessi sono le domande che aprono un grande libro, dove ciascuno ha scritto le proprie proiezioni sulla creazione.
Personalmente identifico la riproduzione della vita come una **forza vitale**, alla quale noi esseri umani spesso associamo l'aggettivo **spirituale**, riferendoci a una volontà superiore. Ciò è dovuto probabilmente alla tendenza a riconoscere la spiritualità delle cose o degli eventi quando viene appagata in noi l'innata proiezione di un equilibrio perfetto da raggiungere. Ma questo desiderio di astrazione spirituale è connaturato a quei moti dell'animo di natura chiaramente femminile, nel senso più ampio del termine, dove

comprendiamo maternità, dolcezza, nutrimento, accudimento, sessualità, in una parola: **riproduzione**.
La riproduzione è biologicamente femminile.
Se questa affermazione può sembrare oggi scontata se riferita all'essere umano, non possiamo non rilevare con una certa meraviglia che tutta la riproduzione nel mondo vegetale e animale dall'inizio della biologia sulla Terra si sviluppa su questo substrato di energia femminile. In sostanza tutti i più antichi processi di riproduzione asessuata sono il frutto di questa forza vitale.
Vedremo tra breve che l'energia maschile si è sviluppata su di un altro terreno motivazionale, ricollegabile oltre che alla differenziazione per il miglioramento genetico, anche a nuove esigenze di forza e protezione.
Mi rendo conto che l'utilizzo in questi termini della parola "femminile", quasi a voler dare preminenza e importanza sul "maschile", può dar fastidio a una cultura sociale dove "l'uomo" è comunque e sempre al primo posto, per importanza di ruoli e funzione, sino al punto da identificare con il maschile l'entità suprema: Dio.
Seguiamo la storia evolutiva e sarà più facile convincerci che la forza vitale è nella riproduzione, con tutte le sue connotazioni femminili.

Se dunque i primi processi di riproduzione, per miliardi di anni, furono di origine asessuata, perché la Natura ha avuto bisogno di differenziare maschio e femmina, con un apparente e contraddittorio aumento di fatica? Non solo, una volta trovata la via della riproduzione asessuata, perché dividere circa al 50 per cento gli individui in due sessi, con l'inevitabile conseguenza di ridurre proporzionalmente la possibilità di riproduzione? Il dispendio energetico del sesso non è poi suffragato dalla certezza della riproduzione, perché molti spermatozoi e uova vanno dispersi, mentre la riproduzione asessuata sembra più facile e certa.
Tutto questo sembrerebbe contravvenire al principio del meglio con il minimo sforzo.
Tra l'altro è stato verificato che anche nell'ambito della riprodu-

zione asessuata si sono verificati dei processi evolutivi di selezione naturale e adattamento all'habitat, contravvenendo a un vecchio assunto per cui la partenogenesi era stata considerata per molto tempo un "vicolo cieco evolutivo" e di origine recente.
Uno studio di un gruppo dell'Università degli Studi di Milano e dell'Imperial College di Londra, pubblicato su "Plos Biology", ha accertato che degli invertebrati acquatici (rotiferi bdelloidei) si riproducono per partenogenesi da oltre 100 milioni di anni, evolvendosi sino a 400 tipologie di specie diverse, senza cioè fare sesso.
Se dunque la partenogenesi è stata la partenza evolutiva e si protrae sino a oggi, perché l'*homo sapiens* si è complicato la vita mescolando il genoma di due individui separati?
Due le ragioni: la prima genetica, l'altra di adattamento funzionale evolutivo a due ruoli sociali diversi.
La prima ragione è quella finora più accreditata ed elaborata dal biologo Leight Van Valen nel 1973: il sesso serve a difenderci dagli agenti patogeni.
La riproduzione asessuata, infatti, producendo un numero ridotto di varianti genetiche, crea un organismo meno resistente e meno difeso dagli organismi esterni, rispetto alla combinazione di due geni.
Questa ipotesi peraltro è ancora oggetto di studio e di analisi.
Diversa e più consona all'evoluzione dell'essere umano è la seconda ragione.
Inizialmente l'essere umano si riproduceva anch'esso per partenogenesi e non v'era distinzione di sesso.
Possiamo affermare che esisteva un essere "androgino", né maschio, né femmina, ma con la forza vitale della riproduzione partenogenetica.
Tale individuo, formatosi nei miliardi di anni, dall'originario anello-cellulare, si è evoluto fuori dall'acqua secondo lo schema già visto, ma oltre al processo di difesa delle strutture vitali, si è accorto della presenza di altri suoi simili, cominciando così una nuova era evolutiva:quella della **relazione sociale**.
La necessità di un raggruppamento fu tanto più necessaria, quanto maggiori erano le insidie che provenivano dall'esterno. Era ine-

vitabile che gli individui si associassero, sino a formare il gruppo, meglio definibile in relazione al territorio, **il branco**.
Questo essere androgino riproduceva e allevava i suoi cuccioli, e per far questo si rifugiò nelle caverne o costruì delle case; aveva però anche bisogno di difendersi nei confronti delle insidie esterne, e lo fece sfruttando la forza dell'unione fra simili.
La protezione di un rifugio e la forza dell'unione non bastavano però alla sopravvivenza della specie, occorreva anche il mantenimento alimentare, il solito e arcaico problema esistenziale: procurarsi il boccone.
Per questo motivo nel corso del tempo, una parte di questi esseri androgini dovette adattarsi a delle diverse funzioni: la caccia e la conquista di un territorio. Fu così che alcuni di loro ridussero la loro funzione della riproduzione per sviluppare invece una **nuova necessità biologica: la forza e la difesa**.
Tutto questo si è tradotto fisiologicamente in una mutazione funzionale dell'organismo che ha prodotto nuove connotazioni fisiche per il futuro maschio:
- produzione di ormoni come il testosterone, derivato dal suo precursore: il colesterolo (che, vedremo in seguito, è a capo di tutti i processi di controllo del territorio);
- aumento della forza fisica e sviluppo maggiore in altezza del maschio rispetto alla femmina, per assolvere meglio la funzione di difesa (anche l'aumento del tessuto osseo vedremo che è direttamente proporzionale all'intenzione di crescita);
- atrofizzazione funzionale dei seni per l'allattamento, in quanto non più utilizzati per lo scopo: solo così si comprende perché i maschi possiedano ancora dei seni con dei capezzoli, ma ormai inutilizzabili allo scopo.
Perché mai la Natura avrebbe dotato il maschio di un organo inutile come i seni?
- una maggior produzione di peluria per il maschio che doveva passare molto più tempo fuori dalla caverna per andare a caccia.
Alla femmina restava dunque un ruolo prettamente procreativo e di accudimento della prole e specializzò il suo corpo secondo questo scopo.

La funzione dell'allattamento la dotò di seni sempre più prosperosi, che probabilmente un tempo furono anche più di due (ancora oggi si assiste alla nascita di bambini con più di due capezzoli). Questo perché, procreando continuamente, poteva verificarsi la necessità di allattare tre o quattro figli, ma col tempo il numero si stabilizzò a due seni.
Un'ulteriore specializzazione funzionale per questa figura femminile fu certamente possedere una riserva di grasso corporeo per sopperire a eventuali carestie o a possibili battute di caccia andate a vuoto. Così risulta comprensibile l'allargamento dei fianchi a favore di un deposito di adipe.
Significativa al riguardo la statuetta rinvenuta nel 1908 nella località austriaca di Willendorf e risalente a 24 mila anni fa. In questa piccola scultura sono evidenti le idealizzazioni della femminilità di allora, con l'accentuazione di un grosso seno e grossi fianchi che rimandano ai concetti di fertilità.
Questi caratteri somatici corrispondono ancora oggi all'idealizzazione della femminilità e della fertilità. Non c'è bisogno di andare nel passato per scoprire che seni e natiche di una donna sono, e saranno ancora per molto, gli organi del corpo femminile che "offuscano" la ragione del maschio. E, per quanto la moda di oggi cerchi di canonizzare figure segaligne di modelle, il maschio continua imperterrito a correre dietro a queste forme prosperose, ignaro di seguire un istinto antico quanto l'uomo sulla Terra, quella potente forza implicita della Natura che si chiama **procreazione**.
Ancora più evidente e drasticamente funzionale è la risposta della "saggezza biologia" della Natura nella situazione di un donna anoressica. Una riduzione eccessiva della massa grassa provoca immediatamente una sospensione del ciclo mestruale: come può pensare una donna anoressica di nutrire un bambino? Per fortuna ci pensa la Natura a proteggere la donna in questione, impedendole la procreazione.
Si sono dunque creati due differenti **intenzioni funzionali**, con differenti ormoni e con differenti somatizzazioni e comportamenti, che hanno portato nei miliardi di anni di evoluzione alla

formazione di quegli individui che ora chiamiamo **maschio e femmina**.

Questa visione evolutiva certamente può sollevare perplessità oltre che, spero, spunti di ulteriori approfondimenti.

Tutto questo ci porta a riflettere sulle parole di Morris: "Magari ci piacerebbe pensare di essere degli angeli caduti dal cielo, ma in realtà siamo scimmie in posizione eretta", ma a noi ora interessa ritrovare in questa cronistoria i punti di riferimento per comprendere i riflessi sulla psiche e sul corpo umano.

La necessità di un leader: IL CAPOBRANCO

La differenziazione tra maschi e femmine, insieme alla specificazione dei diversi ruoli e degli adattamenti fisiologici, si affinarono sempre di più, attraverso milioni di anni di evoluzione, nel contesto di raggruppamenti tra individui e di appropriazioni di terreni di caccia.

Contestuale alla formazione del gruppo e alla conquista di un territorio fu l'elaborazione al suo interno di regole comportamentali, al fine di mantenere stabile il raggruppamento.

Nell'ambito del gruppo la suddivisione dei ruoli fu sempre più marcata, relegando al cosiddetto "maschio nascente" il compito di conquistare e proteggere il territorio, oltre che dell'approvvigionamento dei viveri.

Alla "donna" il compito di pensare e accudire la prole, scegliendo anche il maschio migliore per la procreazione.

Prioritaria divenne anche la scelta di una guida del gruppo: il **capo branco.** Sono state riempite biblioteche intere di libri sulla natura e funzione di questa figura.

In ogni ambito di studi, dalla psicologia alla psichiatria, dalla sociologia alla criminologia, dalla religione alla politica, ritroviamo sempre il perpetuarsi di questo mito biologico, del quale l'essere umano sembra non poter fare a meno.

Oggi usiamo, in modo stilisticamente più elegante, il termine "leader", insieme a molte altre varianti moderne: il capofamiglia, il capo tribù, il boss, il capoufficio, il leader politico, il Duce, il Presidente, il Papa. Sono solo moderni appellativi di capi di dif-

ferenti raggruppamenti, ma la matrice biologica è straordinariamente la stessa: il bisogno di una guida, rigorosamente al maschile.
Merita un accenno l'estremizzazione di questo bisogno, riportata da Desmond Morris[16].
L'autore sostiene che, dopo il consolidamento della figura del "capo" del gruppo, i nostri predecessori hanno sentito il bisogno di limitare le ipotesi di eccessiva autorità e dispotismo, ma, per non creare un vuoto ogni volta che avveniva la sua destituzione, creò una figura assoluta in grado di mantenere unito il gruppo: inventò un Dio, al di sopra delle parti, sempre buono con i buoni e sempre cattivo con i cattivi. Nessun problema poi se ciò che è buono o cattivo viene determinato all'interno del gruppo.
Così assistiamo agli umani che lottano tra di loro per il territorio e ciascuno si sente sicuro che il proprio Dio lo aiuterà nella battaglia, incurante che dall'altra parte c'è un altro Dio che aiuta gli avversari.
Così riporta testualmente Morris: "*A prima vista, è sorprendente che la religione abbia avuto tanto successo, ma la sua estrema potenza è semplicemente dovuta alla forza della nostra fondamentale tendenza biologica, ereditata direttamente dai nostri antenati scimmie e scimmioni, a sottometterci a un membro del gruppo onnipotente e dominatore.*
Per questo motivo la religione si è dimostrata un meccanismo di valore immenso nel favorire l'unione sociale".
Infatti a differenza delle ideologie degli uomini, dove se il leader unico e carismatico perde pubblicamente per indegnità la sua leadership, viene meno anche il suo programma (vedi, alcune per tutte, la storia di Hitler e di Mussolini), la religione, invece, nonostante anni di oscurantismo medioevale e crimini - poi riconosciuti con tanto di scuse dalla Chiesa stessa, consente l'avvicendamento delle persone, ma non rinuncia al conforto e alla protezione del Dio superiore.
I presupposti della necessità di un capo branco sono riconoscibili anche in politica: ci si arrovella nella formazione di partiti e partitini, tutti accomunati da promesse e futuri programmi di

benessere per i cittadini, ma alla fine i fondatori stessi dei partiti sanno bene che il loro successo e il loro mantenimento della posizione sono demandati in gran parte al carisma del proprio leader.
Lo scenario attuale delle vicende politiche italiane è eloquente, al riguardo.

Tutti gli studi sulle aggregazioni, sia del mondo animale che degli esseri umani, confermano che la posizione del "capo branco" viene conquistata e mantenuta in base a un merito biologico: la capacità di saper proteggere e difendere il gruppo.
L'essere umano, a differenza di quello animale, ha tentato qualche volta nella storia di perpetuare la posizione in base a un diritto acquisito (vedi monarchi, imperatori, regine), ma la figura del "capo branco" in biologia non si eredita, si guadagna sul campo. E ogni volta che l'uomo ha tentato di ingannare la Natura, o quando il "capo branco" non si è rivelato degno della posizione, il tempo l'ha sempre castigato, portando alla rovina regnanti o capi indegni del ruolo. E comunque la nostalgia atavica dell'essere umano verso questa figura resiste: quando la posizione del capo branco non è attuabile, quando per esempio in nome della democrazia è sostituita da un gruppo di leader politici o religiosi, viene mantenuta simbolicamente con le figure di re, regine o presidenti, senza poteri esecutivi ed effettivi, ma con funzioni prettamente rappresentative di un popolo.
Sono tutte strategie per mantenere, sotto un simbolo unico, la coesione di un popolo e di un territorio: gli stessi codici biologici nati milioni di anni fa.
Dunque, guadagnarsi e mantenere la posizione del "capo branco" comporta sforzo e fatica per gli individui e per gli animali.
Ogni giorno vediamo in televisione almeno un documentario o un telegiornale che confermano la lotta tra maschi – animali ed esseri umani - per la conquista della posizione dominante.

La formazione della parte dominante: destra o sinistra

La definizione della figura maschile e di quella femminile, insieme all'esigenza della guida di un capo branco, sono i presupposti di una nuova e contestuale evoluzione fisiologica del corpo umano: la formazione dei destrimani e dei mancini, cioè la prevalenza di una delle due lateralità come parte dominante. Hamer, ormai convinto che la Natura non fa nulla a caso, si è chiesto il perché di questa differenza. Dopo l'esame di migliaia di casi, è arrivato a elaborare due straordinarie e fondamentali scoperte:

a) la diversa risposta biologica di un destrimane rispetto a un mancino nell'ambito del territorio e della sessualità;
b) il diverso riflesso fisiologico delle patologie sulla lateralità del corpo, destra o sinistra, a seconda della relazione conflittuale.

Vediamo distintamente le due conclusioni.

a) La nascita della bilancia ormonale: il territorio e la sessualità

Per gli individui costituiti in gruppo e differenziati per sesso le problematiche biologiche si caratterizzarono presto nelle due tipologie tipiche dell'uomo e della donna: il territorio per l'uno e la sessualità per l'altra.

La sessualità di cui si parla in questo contesto biologico, non ha alcuna attinenza con le problematiche sessuali odierne della coppia. Ha un'accezione più vasta e va identificata nella funzione biologica completa della donna, comprendente valori e ambiti più allargati riguardanti la maternità, in primo luogo, la sessualità quale mezzo procreativo e la femminilità, in tutte le sue connotazioni, come modalità di vita.

Anche per l'uomo esiste la problematica della sessualità, ma è ancora da intendere come risvolto del suo più preciso fine territoriale, per cui la donna rappresenta un territorio da difendere. Alla stessa maniera la donna dovrà difendere il suo spazio territoriale, ma per raggiungere lo scopo della sua funzione legata alla procreazione.

Osserviamo meglio le due problematiche di fondo che l'essere umano si è dato la premura di assolvere per milioni di anni.

Conquistare, difendere e mantenere il territorio sono obiettivi

che presuppongono forza, coraggio, iperattività, controllo. Al contrario la gestione della sessualità, così come intesa sopra, implica gestazione, accudimento, nutrimento, sensibilità, dolcezza, sottomissione.
Il prosieguo delle scoperte si basa su di una constatazione del tutto empirica fatta da Hamer: **nell'emisfero destro della corteccia cerebrale si riflette l'ambito del territorio, nell'emisfero sinistro l'ambito della sessualità**.
In sostanza si può dire che l'emisfero destro della corteccia cerebrale è quello maschile, governato dal testosterone e quello sinistro il femminile, governato dall'estrogeno.
L'ulteriore scoperta di Hamer è che se una persona entra in conflitto su una di queste parti cerebrali, abbassa gli ormoni relativi e attiva la parte opposta. Cioè se un maschio dominante subisce un conflitto di territorio, abbassa i suoi ormoni maschili e vivrà necessariamente il conflitto successivo in modo, per così dire, femminile. Si attua cioè un fenomeno definito da Hamer la **bilancia ormonale**, che porta a una altalena tra i due emisferi.
Questa bilancia ormonale, a seconda della sua prevalenza da una parte piuttosto che da un'altra, si riflette sullo stato della persona con due situazioni e atteggiamenti diversi: la **maniacalità** e la **depressione.**
Sottolineo che i due termini maniacalità e depressione non vanno intensi nelle loro accezioni come di solito considerate nelle psicosi, ma nel loro risvolto biologico come indicato da Hamer.
Con il termine **maniacalità** s'intende l'azione propulsiva di iperattività, con tendenza a manifestarsi verso l'esterno.
Con il termine **depressione** s'intende invece una situazione di sospensione dell'attività di forza. Hamer definisce questo stato "fase di sopravvivenza a consumo minimo, una specie di letargo minimo".
Anche questo non è uno scherzo della Natura, ma ha un suo senso biologico. Dall'equilibrio di queste due situazioni deriva anche l'equilibrio del gruppo.
Se un capo branco, lupo alfa, riesce a mantenere il suo ruolo dominante, questo è a scapito dei sottomessi, lupi beta, che ov-

viamente saranno tali in quanto in una situazione di "depressione biologica". E il senso biologico della depressione ha propriamente la funzione di mantenere buoni "i sudditi", e quindi l'equilibrio del branco.
E' pur vero che il raggiungimento della posizione del capo branco si ottiene per meriti biologici e si mantiene con "la forza", ma in natura questa finalità ha lo scopo di salvaguardare il gruppo e dargli continuità. Per questo motivo, quando il gruppo ha scelto il suo capo, ha bisogno di consolidare e godersi questo equilibrio. Perché questo avvenga occorre che i sottoposti, i sudditi, i lupi beta, non continuino a mettere alla prova il diritto del capo.
Non a caso incutere e mantenere il gruppo in uno stato di timore, ansia e panico sono strumenti di potere usati dai governi autoritari per sottomettere le masse.
In ogni caso se questa fosse stata l'unica regola a determinare l'equilibrio nel branco si sarebbe potuto verificare che un intero gruppo maschile, vivendo allo stesso modo il conflitto di territorio, si sarebbe potuto estinguere, provocando di riflesso il conflitto delle femmine di non essere più possedute. La Natura in questo gioco di equilibri delle forme e dei sistemi ha sempre diversificato e ampliato le caratteristiche delle specie, per aumentare le possibilità di sopravvivenza e diminuire il rischio dell'estinzione.
Per questo si rese biologicamente necessaria la modificazione della successione conflittuale: alcuni individui dovevano vivere il conflitto di territorio in maniera **opposta** a quella depressiva.
Per questo Hamer ipotizza che la Natura abbia provveduto a creare "l'animale di riserva", che al primo conflitto diventa subito maniacale e iperattivo: l'uomo mancino.
Tutti gli uomini mancini possono confermare questa particolarità del loro modo di essere.
Ancora diversa è la successione conflittuale della donna mancina, ma lascio allo studio dei testi di Hamer l'approfondimento della bilancia ormonale, che vede un alternarsi continuo delle successioni conflittuali, tra maniacalità e depressione.
Di rilievo è l'osservazione che questo diverso comportamento tra destrimani e mancini ci porta a riconsiderare e a rivedere

tutti gli studi della psicosomatica che, non considerando queste differenze, e limitandosi all'osservazione delle conflittualità psicologiche, non possono codificare e trovare sistemazione ai diversi comportamenti delle persone.
Ancora una volta constatiamo che la Natura non fa nulla a caso, ma segue e adotta regole necessarie al massimo equilibrio e alla migliore sopravvivenza.

b) Il diverso riflesso fisiologico delle patologie sulla lateralità del corpo, destra o sinistra, a seconda della relazione conflittuale.

E' un capitolo fondamentale per la nuova diagnostica, che ci apre le porte alla comprensione del verificarsi di una patologia sulla parte destra o sinistra del corpo. Un argomento mai considerato prima d'ora dalla Medicina e che finalmente ci fornisce una chiave esatta di lettura del conflitto subito dalla persona.
Queste le regole scoperte da Hamer:

a) **Tutti i conflitti relazionali che un individuo ha nei confronti del padre, del partner, di fratelli e sorelle, del lavoro o comunque nei confronti di chi è a suo pari nel gruppo si riflettono sul corpo sulla parte dominante (destra per i destrimani, sinistra per i mancini).**

b) **Tutti i conflitti relazionali che un individuo ha nei confronti della mamma, dei propri figli, o comunque nei confronti di chi viene posto dall'individuo in questa tipologia biologica si riflettono sul corpo sulla parte opposta non-dominante (sinistra per i destrimani, destra per i mancini).**

Per comprendere l'applicazione di queste regole sono importanti alcune precisazioni. Innanzi tutto quando si affronta la biologia dei rapporti, in particolare quando ci si riferisce alle relazioni nel gruppo o nella famiglia, i ruoli assunti di padre, madre, figli o partner vanno considerati nella loro effettiva posizione biologica ricoperta.
In sostanza non bisogna tanto riferirsi alla condizione civile anagrafica, quanto all'effettiva posizione assunta dalla persona.

Per esempio, se un figlio primogenito viene investito dai genitori della responsabilità di accudire per anni i fratelli o le sorelle minori, vivrà, **biologicamente**, il sentito di padre nei loro confronti; così ancora se una figlia, crescendo, vivrà accanto alla madre, diventandone quasi una sorella, abbandonerà il sentito di subalterna alla madre, e vivrà il nuovo rapporto alla pari, **spostando il suo sentito dalla parte non-dominante a quella dominante.**
Si può rilevare un'applicazione di queste regole biologiche dalla semplice gestualità di come una donna tende di solito a portare in braccio il suo piccolo: la destrimane lo mette di solito sulla sinistra, la mancina sulla destra.Occorre a questo punto saper riconoscere un destrimane da un mancino.

Il test dell'applauso: destrimane o mancino
Diciamo subito che non esistono le persone ambidestre, si è destrimani o mancini, e si ha sempre quindi una parte dominante. Lo scrivere con la destra o con la sinistra non è il criterio giusto per conoscere la parte dominante di una persona.

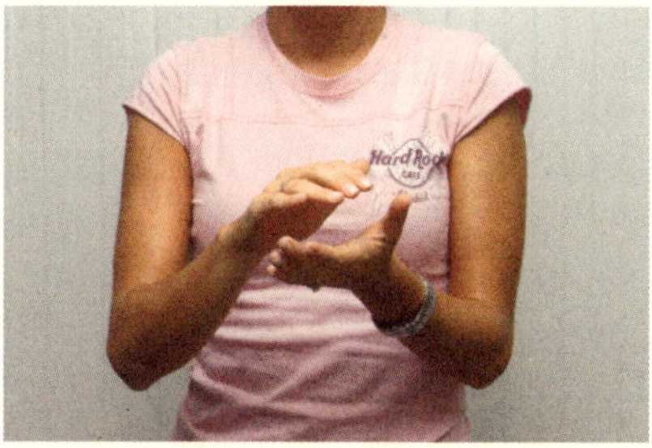

Destrimane

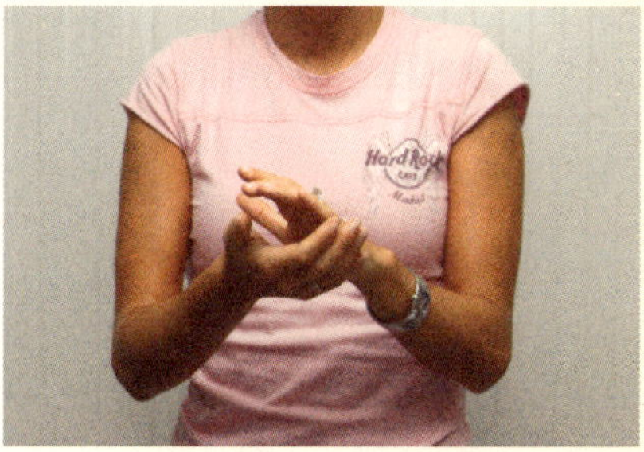

Mancina

L'unico modo sinora accertato è fare il test dell'applauso, come dalle seguenti fotografie.

Chi batte la destra sulla sinistra è destrimane, chi batte la sinistra sulla destra è mancino. Se una persona batte le mani in modo simmetrico e verticale, allora si può provare a fargli ripetere il test appoggiando le due mani sulle gambe o su di un

piano, dicendole di tenere una mano ferma e muovendo l'altra. Fate questo test alle persone o divertitevi a guardare le persone che applaudono e vi accorgerete di quanti mancini ci sono al mondo, molti più di quanto non si pensi.
Lo scrivere con una delle due mani non indica nulla, primo perché i mancini hanno la possibilità motoria di imparare a scrivere anche con la destra, secondo perché i mancini sino a poco tempo fa venivano costretti, sino a vere e proprie torture, a scrivere con la destra.
Anzi può essere vero il contrario: ci sono persone che scrivono con la sinistra, ma sono destrimani. Due esempi: Bill Clinton e Valentino Rossi, (per il primo sono sicuro, per Valentino mi riservo la verifica, avendolo visto applaudire solo una volta in televisione). Sono entrambi considerati mancini, ma se guardate come applaudono vi accorgerete del contrario: sono destrimani.
Perché avviene questo? Se rileggete il riflesso conflittuale sulla lateralità del corpo riportato nella pagina precedente si può dedurre che, essendo entrambi destrimani, devono aver avuto nella loro infanzia un conflitto relazionale con il padre. Questo ha comportato un blocco motorio della parte destra, portando a sviluppare l'uso della parte sinistra. Una caratteristica di questo blocco motorio che accomuna i falsi mancini è lo scrivere con la sinistra, ma con il braccio arcuato e la mano a rientrare.
Altre persone note e biologicamente mancine, delle quali però non so dire se ne siano o meno consapevoli, sono tra gli uomini: Ferdinando Casini, Antonio Di Pietro, Maurizio Costanzo, Massimo D'Alema, Francesco Rutelli, Calderoli.
Il mancinismo, in quanto fenomeno fisiologico, non è mai stato oggetto di attenzione da parte della Medicina.
Oltre a non essere mai riusciti a darne una spiegazione scientifica, per molto tempo si è rimasti addirittura condizionati da una credenza pseudo-religiosa, ereditata dai tempi del medioevo, per cui l'uso della mano sinistra era considerato una sorta di eredità diabolica, sino ad arrivare a vere e proprie violenze sui mancini, considerati quasi geneticamente sfortunati.
L'unica verità nota a livello generale sui mancini è stata detta con

un proverbio: "Il tiro mancino" (i proverbi popolari sono spesso verità biologiche).
Questa è effettivamente una dote del mancino, che come abbiamo già visto nell'evoluzione biologica, si struttura ed elabora la sua tattica di sopravvivenza in modo diverso dal destrimane: non usa la forza del pugno, ma la sottigliezza dell'intelletto; non usa il potere forte, ma gira intorno all'ostacolo; non alza la voce del comando, ma ha la risposta arguta; è il giullare che gira intorno al re (destrimane). Uomini e donne mancini sono dei veri caterpillar e difficilmente si riesce a tenerli fermi.
Chiaramente destrimani sono personaggi come Silvio Berlusconi, Umberto Bossi, Fausto Bertinotti, Marco Pannella, Romano Prodi.
Ho riportato alcuni esempi di personaggi noti, perché ci aiutano a comprendere meglio le sostanziali differenze caratteriali e somatiche.
Riguardo alle particolarità fisiche è evidente la differenziazione tra i due gruppi: con caratteristiche più rudi e maschili i destrimani, mentre tendenti più al femminile i mancini (concetti questi ovviamente da non strumentalizzare ed esasperare).
Nel genere femminile, a parte Lady Diana, non sono riuscito a individuare altre donne famose mancine: lascio a voi il piacere della ricerca. Ho citato dei nomi di persone pubbliche e, per un senso di rispetto verso di loro, preciso che la constatazione della loro lateralità dominante, destra o sinistra, deriva solo dall'osservazione in televisione, per cui è d'obbligo una riserva per una verifica dell'indagine. Infatti nella prima edizione del libro avevo indicato erroneamente Walter Veltroni e Livia Turco come personaggi mancini.
Non da meno sono le differenze tra le donne destrimani e quelle mancine. Le prime, e senza nulla togliere alla loro femminilità, diventano le future matrone in menopausa e vivranno il conflitto territoriale come gli uomini destrimani. Le donne mancine vivono invece le loro conflittualità attivando sempre la sfera femminile a dimostrazione di un diverso equilibrio filogenetico.
Possiamo dire che, al pari degli uomini mancini, usano più "astutamente" la loro femminilità. Detto in soldoni è come dire che hanno la capacità di far credere all'uomo che comanda lui, ma

alla fine fanno tutto come dicono loro.

Alcune verifiche della lateralità

Una sorta di "piacere scientifico" nasce spontaneo quando si passa alla verifica di questa lateralità nella diagnostica medica. Nel riscontro dei risultati non ci sono percentuali, ma la totalità dei casi, a conferma di una regola biologica.

Riporto quindi con piacere i seguenti esempi, invitando chiunque operi nel mondo della terapia, a fare altrettante verifiche.

Caso 13) La neurodermite di un mancino

Solo ai fini della verifica del discorso sulla lateralità riporto alcuni dati su questo caso, mentre sul merito della vicenda sarò più esauriente nell'ultima parte relativa ai foglietti embrionali, quella dell'ectoderma. Il caso riguarda, come si può vedere dalle foto seguenti, una neurodermite di un uomo di oltre 60 anni.

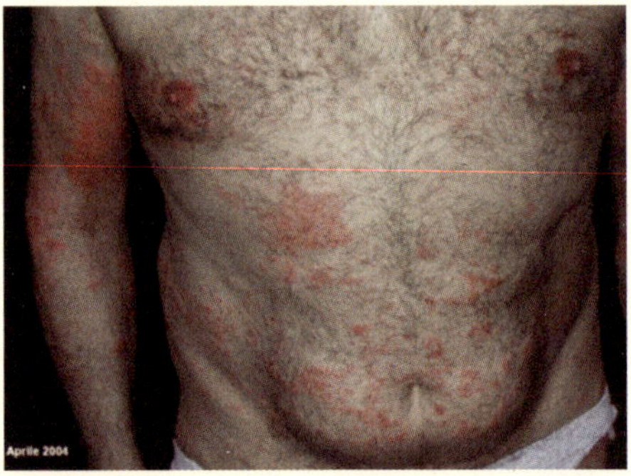

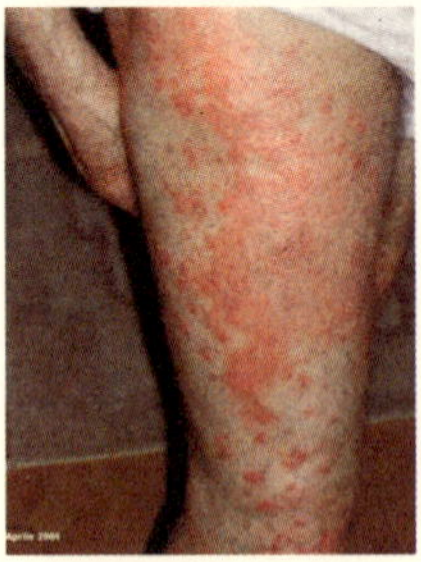

Gamba destra

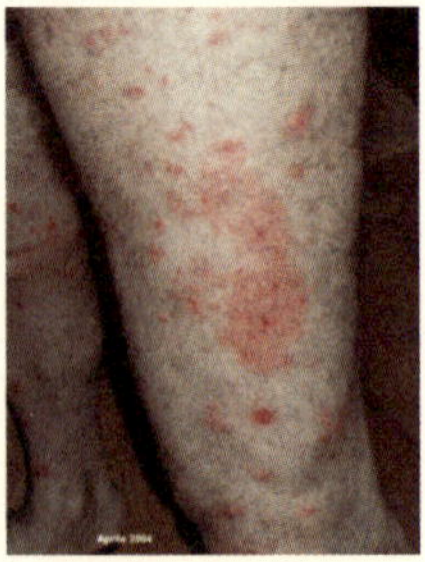

Gamba sinistra

Vedremo nell'ultimo capitolo che il conflitto relativo riguarda una dolorosa separazione dal figlio e capiremo come si instaurano il processo fisiologico e il programma bifasico dell'ectoderma.
Ora dobbiamo interessarci solo a come si articola una prima diagnosi nel merito della lateralità.

Questo signore soffriva di questa patologia da oltre tre anni e non riusciva a venirne fuori. I medici continuavano a prescrivergli terapie a base di farmaci, per lo più pomate di cortisone, ma, dopo il primo effetto astringente, tutto tornava come e peggio di prima.
Furono tentate tutte le vie diagnostiche alla ricerca del prodotto a cui sarebbe divenuto improvvisamente allergico, sul lavoro o in casa.
L'ultima diagnosi si arrampicò su di un presunto stress psicosomatico, ma senza individuare quale potesse essere. Risultato finale: forse ne avrebbe sofferto per sempre con la prescrizione a vita dei farmaci.
Vediamo invece l'anamnesi secondo la Nuova Medicina.
Dalle foto si può notare come la parte più colpita sia tutta la fascia destra del corpo, in particolare la parte interna del braccio destro, e prevalentemente la gamba destra.
Prima di poter applicare le relazioni dello schema di cui alla pag. 196 occorre verificare se la persona è destrimane o mancina, quindi basta chiedere alla persona di fare un applauso.
L'uomo batté la sinistra sulla destra: era mancino. Nella sua bonaria inconsapevolezza insistette un po' nel dire che no, lui scriveva con la destra e faceva tutto con la destra, ma lo rassicurai spiegandogli che, comunque, la sua parte dominante e biologica era la sinistra.
Dallo schema citato non è difficile dedurre che la conflittualità alla base della patologia riguardava o la madre o un figlio.
Quel signore mancino, secondo lo schema della Nuova Medicina, poteva avere avuto un conflitto solo ed esclusivamente con una di queste due figure famigliari, senza possibilità alcuna di vagare alla ricerca di altre cause.
La madre però era morta da tempo; il figlio unico, invece, gli aveva causato un grosso problema, vissuto effettivamente sulla parte non-

dominante, per lui la destra. Rivedremo in seguito il caso nel merito.

Caso 14) Necrobiosi Lipoidica Degenerativa

Non preoccupatevi, è una malattia rara e, come tutte le malattie rare, ha in sorte un termine altrettanto raro.

Racconto questo caso con particolare commozione sia per la vicenda vissuta dalla persona, che per la soluzione diagnostica ricevuta personalmente da Hamer.

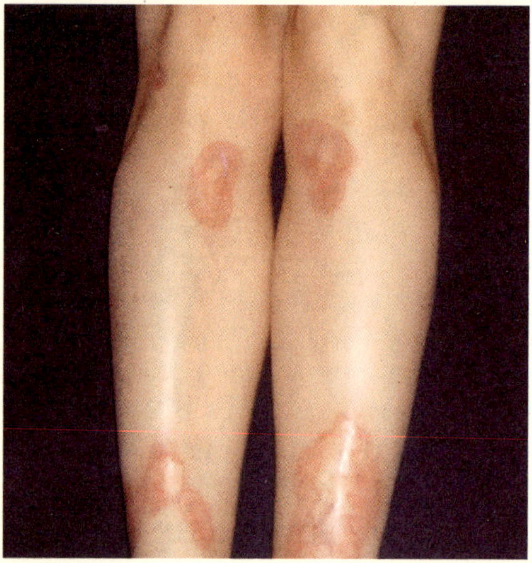

Si tratta di una giovane donna, destrimane, con questa diagnosi di patologia molto rara.

Il caso ci interessa, sia perché coinvolge un tessuto embrionale del mesoderma appena trattato, sia per la chiara connessione alla lateralità.

Le necrosi sottocutanee sulle creste tibiali erano apparse improvvisamente e in questa posizione parallela. Prima le due più in basso, poi se ne formarono altre due un po' più in alto, e quando conobbi la persona se ne stavano formando altre due sulla parte alta delle cosce, sempre in modo speculare.

La diagnosi della Medicina classica era stata questa malattia rarissima: necrosi lipoidica degenerativa, sconosciuta la causa

e nessuna terapia certa.
La connessione al derma faceva presumere un conflitto di attacco. La coincidenza fortunata fu che, poco tempo dopo, mi recai con un gruppo di studio da Hamer, in Spagna, e chiesi quindi alla signora la possibilità di sottoporgli la foto.
Per tutti i giorni del corso in Spagna cercai di cogliere il momento per far vedere la foto ad Hamer. Non era facile, eravamo oltre 150 persone. Ci riuscii solo in un frangente fortunato, quando, al termine del corso, Hamer decise di farsi un bagno nella piccola piscina dell'hotel. Lo aspettai al varco, e lui, in costume e asciugamano, vide la foto, "un secondo" di riflessione e mi disse: "Un conflitto di attacco da papà e mamma, e lei ha risposto con un calcio simbolico, ma violento, a entrambi".
Rimasi attonito, con il silenzio in bocca, rimisi in tasca la foto, curioso di verificare la dichiarazione al mio rientro in Italia.
Quando finalmente riuscii a parlare con la signora le chiesi dunque se, prima del manifestarsi di quelle macchie sulla pelle, avesse avuto qualche problema con i genitori. Non senza commozione, mista a rancore, si ricordò di un fatto che mai avrebbe potuto dimenticare e mi raccontò questa storia.
Lei si trovava all'estero in vacanza, quando ricevette una telefonata dalla madre che, all'improvviso, comunicava alla figlia di non preoccuparsi, ma lei e il papà avevano deciso di separarsi. La reazione improvvisa fu di rabbia, mista a una forte tristezza d'impotenza e a un forte desiderio di mandare entrambi a "quel paese".
Da quel giorno apparvero le prime macchie sulle gambe.
Troviamo in questa descrizione tutte le caratteristiche di una DHS, ma è importante aggiungere che lo shock fu tanto più pesante per la signora per un contesto famigliare determinante da considerare.
La signora mi aveva già raccontato di aver vissuto un'infanzia molto difficile, perché era nata, come si suol dire, non voluta. Trovarsi in una famiglia dove l'accettazione era un obbligo anagrafico costituiva una continua sfida per farsi voler bene.
Questo contesto di crescita ci aiuta a comprendere la drammaticità e l'acutezza della rabbia di questa signora, conseguente alla

separazione improvvisa dei propri genitori: per lei un vero e proprio attacco al cuore, ancora quello di una bimba con un credito d'amore in sospeso.
Finalmente, consapevole dell'origine del suo disturbo, iniziò per questa donna un processo di rielaborazione del problema famigliare che la portò a una diversa accettazione del distacco e delle sofferenze subite.
Le macchie di questa cosiddetta rara malattia interruppero la loro proliferazione sul corpo e quelle esistenti si ridussero nelle parti infiammate, e rimasero solo le parti cicatrizzate.

Sulla lateralità dei conflitti i casi da esporre sono innumerevoli, ma, trattandosi di un fenomeno che rivedremo continuamente, a partire dal foglietto embrionale del mesoderma sino all'ectoderma, risulta più agevole la comprensione e il richiamo nei casi relativi alle trattazioni successive.
Lo scopo di questo capitolo era la comprensione del passaggio biologico dal silenzio di miliardi di anni di evoluzione dell'endoderma, finalizzato a costruire le basi della sopravvivenza, alla successiva nuova fase evolutiva, dove iniziano la relazione e il confronto con la molteplicità.
In sintesi, abbiamo analizzato:

a) i primi due conflitti biologici: il boccone e l'attacco;
b) il passaggio dall'unità alla differenziazione: la cellula che si autoriproduce, seguita dalla ripartizione del maschile e del femminile, della lateralità: destrimani e mancini;
c) la risposta fisiologica con l'aumento di funzione nel corpo, in caso di conflitto, e la successiva riduzione o incistamento, in caso di soluzione del conflitto.

Siamo a metà del viaggio, ora possiamo affrontare uno straordinario giro di boa, che ci porterà a considerare i nuovi conflitti evolutivi, tutti contestuali alle nuove condizioni di vita sociale e sempre più funzionali alle esigenze di convivenza tra gli esseri umani.

Capitolo 9

"L'accelerazione odierna accresce la nostra fragilità, rendendoci intollerabile la nostra inefficienza"
Michele Leonci

FORMAZIONE DEL MESODERMA RECENTE

Finalità biologica: Crescita e rafforzamento del gruppo
Il conflitto: Non riuscire
Connessione al cervello: Midollo cerebrale

Consolidata la capacità di sopravvivere e la strutturazione di un apparato difensivo degli organi vitali, continua il viaggio evolutivo dell'essere umano, che affronta nuovi ostacoli.
Sono passati miliardi di anni dalla primordiale forma cellulare rotonda.
Il nuovo passaggio è preordinato ad assolvere una nuova finalità: il levarsi in alto e guadagnarsi il diritto di "esserci" nel sistema.
La psiche governa quindi un nuovo processo, che possiamo definire di riconoscimento e di rivalutazione dell'individuo all'interno del gruppo. Siamo di fronte a un passo evolutivo che oltre la semplice esigenza vitale di sopravvivenza e di protezione, implica la nuova finalità di ricerca di un suo spazio e di un suo diritto di esistere.
Il conflitto biologico che ostacola questo nuovo proposito evolutivo è identificabile in queste situazioni: **"non riuscire" "sentirsi biologicamente inadeguati" "non essere in grado di farcela"**.
Hamer, nei suoi testi, definisce in sintesi questo conflitto: **"svalutazione"** ed effettivamente questo termine chiarisce bene lo stato conseguente a quel tipo di situazioni. È' importante però rilevare che questa è una connotazione di tipo **psicologico**, spesso inevitabile, ma successiva al vero conflitto con connotazione di tipo **biologico**: **"non essere adeguati"**.
Vedremo, infatti, che non sempre è connessa la svalutazione, come,

per esempio, nell'osteoporosi degli astronauti; e questo caso ci consentirà una comprensione ulteriore della distinzione tra conflitto psicologico e conflitto biologico.
Dopo la finalità del boccone e della protezione si aggiunge quindi un nuovo proposito evolutivo: la necessità di crescere, mantenere e migliorare il gruppo, il branco e le forme associative sempre più organizzate. Occorrono dunque nuovi organi e tessuti per realizzare lo scopo e contrastare il nuovo conflitto di fondo: "non riuscire".
Forza muscolare e scheletrica, agilità e scatto, strutturazione e regolazione del flusso circolatorio, sono tutte funzioni che necessitano di strumenti di sostegno, mobilità e forza.
Si formano e si perfezionano quindi i nuovi apparati dell'organismo: lo scheletro, le articolazioni cartilaginee in genere, i muscoli, il tessuto connettivo, l'apparato circolatorio e linfatico.
Lo studio biologico ed embrionale di questi organi, unitamente al nuovo processo bifasico sono, a mio avviso, estremamente interessanti, perché oltre a darci le chiavi di conoscenza delle molteplici patologie correlate, ci portano finalmente a sgombrare tutta la fumosità e l'incomprensione che esiste intorno alle cosiddette **malattie autoimmuni**: **veri e propri mostri creati dall'uomo e ingiustamente messi in conto alla Natura**.
Ancor più significativa è la constatazione e la conferma di un altro principio della Natura: **il nostro corpo fa ciò che gli chiediamo, se gli concediamo il tempo.**
Nel nuovo modo di conoscere la Natura, scoperta da Hamer, dove tutto è regolato da programmi biologici sensati, acquista una rilevanza fondamentale la considerazione che, alla base del nuovo programma del mesoderma collegato al midollo cerebrale, troviamo l'individuo con la sua **necessità di essere all'altezza, adeguato** e quindi con un suo ideale di crescita.
Non anticipo nulla, ma scopriremo insieme quanto la conseguente comprensione e applicazione di questi concetti si rifletta in modo straordinariamente efficace sulle patologie degli anziani e, in generale, del male del secolo: "la svalutazione".

L'evoluzione delle forme

Devo affrontare un compito arduo: parlarvi di chimica, quella materia considerata ostica e piena di formule antipatiche; ma vi assicuro che, specie se integrata alla biologia, ha un fascino tutto particolare. Lo studio della chimica applicato alle forme di vita potrebbe anche piacervi, in ogni caso sarò semplice e sintetico.

Conoscere alcuni fondamenti di chimica è utile per accedere agli sviluppi biologici delle prime forme di vita, perché in questi troviamo la chiave delle porte di tutti i processi fisiologici del corpo umano.

Non dobbiamo dimenticare, specialmente affrontando questa trattazione, il fattore "tempo". L'adeguamento ai nuovi habitat e la formazione successiva dei foglietti embrionali sono risultati ottenuti con una crescita lentissima e graduale, attraverso miliardi di anni di evoluzione.

Questo adattamento necessariamente prevedeva il mantenimento delle funzionalità acquisite solo dopo la riuscita biologica, cioè dopo aver raggiunto un equilibrio funzionale.

Inoltre le successive fasi evolutive della formazione dei tessuti, ricollegate ai passaggi embrionali, non sono compartimenti separati e indipendenti. Una volta creato un organo e iniziato il programma correlato, il processo evolutivo non si arresterà mai più, i nuovi organi e i nuovi programmi andranno a integrarsi con i precedenti acquisiti, per formare un tutt'uno: l'essere umano in evoluzione.

Troviamo l'esempio di questa sinergia evolutiva proprio nel passaggio della cellula originaria alla costituzione dei nuovi organi di sostegno e di locomozione.

L'originaria formazione cellulare doveva darsi quindi una struttura, una forma iniziale di corpo.

Una breve sintesi della formazione dei primi tessuti cellulari, sino alla costituzione del tessuto osseo, consentirà una comprensione migliore dei conflitti e delle patologie conseguenti.

Il kit originario degli attrezzi

Rivolgendosi al laboratorio della Natura, la nostra cellula-orga-

nismo cominciò a rovistare nel kit degli attrezzi in dotazione; conosceva e utilizzava già quattro elementi fondamentali: il carbonio, l'idrogeno, l'ossigeno e l'azoto.
Oltre a questi, trovò tutti quegli elementi che oggi conosciamo attraverso la tavola periodica degli elementi elaborata da Mendeleev, in particolare si accorse dell'utilità di elementi come il Calcio, il Fosforo, il Magnesio, il Potassio, il Sodio.
Dal puzzle per i più piccoli si passò a un puzzle più complicato.
Per assolvere alla sua crescita doveva solo scegliere quelli più adatti allo scopo, ma per andare avanti occorreva il fattore principale: l'energia.
La fonte energetica era, e lo sarà sempre, **il Sole.**
Tutti i processi fisici e chimici, osservati sia sotto la prima legge della termodinamica (**conservazione** della quantità energetica), sia sotto il nuovo principio della **trasduzione energetica** (trasformazione da una forma in un'altra) sono riconducibili in biologia alle reazioni di ossido-riduzione, e la fonte originaria di questi processi è sempre il Sole.
Per catturare e quindi utilizzare l'energia solare, come una vera e propria pila, le singole cellule sintetizzarono l'energia solare in un trasportatore energetico, una forma chimica chiamata ATP (adenosina trifosfato). Poi, per migliorare i processi occorreva anche accelerarli, così si avvalsero di aiutanti di campo: gli enzimi, strutture chimiche proteiche.
Le proteine, costituite dai primi quattro elementi: idrogeno, azoto, ossigeno e carbonio, furono appunto i primi mattoni degli organismi.
Tempi troppo lontani e l'impossibilità di accertamenti più precisi, ci impediscono una conoscenza esatta delle successioni evolutive, ma gli scienziati hanno potuto accertare che una delle proteine originarie e, quindi uno dei primi mattoni della vita, fu una proteina che si chiama *actina.*
E' una proteina **contrattile,** quindi con una capacità di movimento e si formò nei primi organismi eucarioti.
Oggi è il principale costituente della muscolatura liscia e, insieme all'altra proteina, la *miosina*, costituitasi in seguito, formano

gli elementi fondamentali della muscolatura striata.
L'*actina* costituisce all'interno della cellula originaria la prima forma di tessuto del citoscheletro. Grazie all'utilizzo dell'energia dell'ATP si polimerizza e forma catene di lunghi filamenti sottili.
Sono i primi fili della tela della vita.
Questa molecola è così dinamica e attiva nel legarsi ad altre molecole che ne regolano la crescita, che solo nel 2001 è stato possibile dagli scienziati isolare il suo stato molecolare originario.
A noi ora interessa rilevare che questa originaria forma di tessuto, costituita prevalentemente da questa proteina, ha formato la muscolatura liscia, cioè la struttura base contrattile del foglietto embrionale dell'endoderma, quindi di tutti i tessuti già visti nella prima parte di questa trattazione: apparato digerente e strutture ghiandolari principali.
Il miglioramento e perfezionamento della contrattilità di questa proteina avvennero nel tempo con la necessità di assolvere sempre di più al fine di muoversi e crescere. Si costituì così la seconda proteina contrattile e più specializzata, la *miosina*.
Possiamo paragonare l'interazione tra queste due proteine a quella di un telescopio, dove c'è un binocolo fisso (l'*actina*) e uno mobile che scorre sopra (la *miosina*). E' la struttura della nostra muscolatura, che consente tutti i nostri movimenti funzionali.
Osserviamo la disposizione perfetta di questo strumento altamente ingegneristico del nostro corpo:

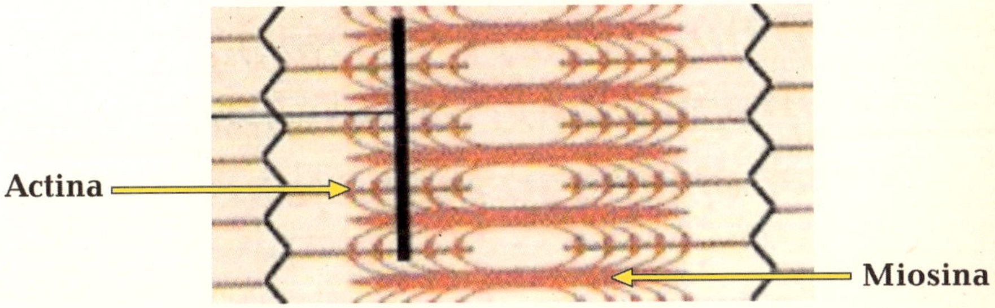

Fig. 21.

In questa sezione longitudinale vediamo le molecole di *miosina* più spesse e allungate, mentre più sottili e a lisca di pesce le mo-

lecole di *actina*.
Come degli stantuffi consentono continuamente contrazioni e stiramenti dei muscoli, consentendoci tutte le capacità funzionali motorie.
Ancora più affascinante è la riproduzione trasversale di questa collaborazione fisiologica:

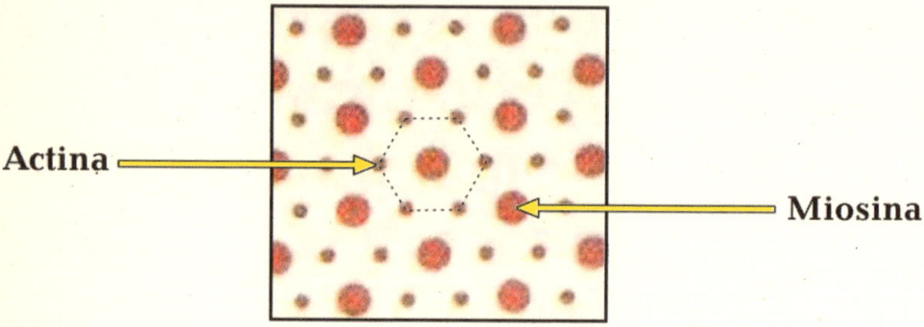

Fig. 22 Sezione trasversale actina e miosina

Osservate i sei filamenti di *actina*, più sottili: avvolgono in una perfetta forma **esagonale** il più grosso e spesso filamento di *miosina*: un'altra conferma di **equilibrio biologico** dato dalla forma a esagono.
Questi filamenti s'intrecciarono in una corsa continua evolutiva verso forme più organizzate e funzionali sino a riuscire a creare i primi abbozzi di articolazioni e di organi di motricità.
L'obiettivo era preciso: uscire dall'acqua, muoversi verso altre mete. possiamo rivedere questi primi organi, costituiti da miosina e actina, nelle figg. 17 - 18 a pag. 166 e 167.
Questa cellula (foto n. 16) in movimento presenta delle increspature, costituite da microfilamenti, che le conferiscono un'attività contrattile e quindi le consentono uno spostamento fisico.
Il batterio (foto n. 18 *spirillum sp.)* mostra chiaramente dei lunghi filamenti, chiamati "flagelli" e costituiti appunto da miosina. Scopo biologico è il movimento in un mezzo liquido.
Sono le forme embrionali delle nostre braccia e di tutto il nostro apparato locomotore.

Ma se questi aggregati proteici erano i mattoni necessari per dare corpo ai movimenti, occorreva anche dotarsi di un altro materiale indispensabile, che funzionasse "da cemento", per dare sostegno.
In natura c'era il Calcio, un sale minerale abbondante e funzionale. Questo elemento divenne il costituente fondamentale della struttura ossea e delle cartilagini.
Il kit degli attrezzi era così al completo; l'energia: l'ATP dal Sole, i mattoni: le proteine; il cemento: il Calcio, e l'ingegnere capo: la cellula-organismo.
Il passaggio successivo fu l'utilizzo sempre più specializzato e funzionale dell'elemento Calcio, che verrà sfruttato, come avviene tuttora, sia nella sua forma attiva ionizzata per attivare dei processi biochimici, sia aggregato alle proteine delle fibre di collagene per costituire le ossa e le cartilagini.
L'assemblaggio di questi materiali iniziò quando la cellula-organismo (il nostro ingegnere-capo) fu pronta a sfruttare l'energia del Sole.
Per questo alle mamme viene detto che il Sole fa bene alle ossa dei loro bambini.
E' un processo biochimico iniziato miliardi di anni fa, ora conosciuto nella sua forma evolutiva più aggiornata.
In seguito all'esposizione della pelle alle radiazioni ultraviolette viene sintetizzata la vitamina D (calciolo); poi vengono chiamati in causa il rene e il fegato, che trasformano questa vitamina in un ormone D (calcitriolo). Questo ormone è come il portinaio di uno stabile che ha le chiavi di tutte le porte, dove le porte sono i canali delle cellule intestinali, attraverso le quali si attua il passaggio del principale costituente delle ossa: il Calcio.
Questo minerale, attraverso l'ingestione di cibi, trova i canali aperti. Così dall'intestino passa al circolo sanguigno, dove resta in forma chimicamente ionizzata, cioè in forma attiva, pronto a raggiungere le sedi più opportune.
Il deposito nelle ossa e strutture similari è regolato e controllato da due controllori, tra loro antagonisti: il paratormone e la calcitonina.
Questi due ormoni si trovano per lo più nelle ghiandole paratiroidi,

cioè al servizio della tiroide, a sua volta regolata dal comandante in capo che si trova nella stanza centrale di comando del cervello: l'ipofisi.
Se dalla regia arriva l'ordine di aumentare il Calcio nel sangue, allora si attiva il paratormone che, a sua volta attiva l'ormone, vitamina D, perché apra le porte delle cellule per il passaggio di ulteriore Calcio. Viceversa se c'è troppo Calcio nel sangue, il comando viene dato alla calcitonina che provvede a toglierlo dal sangue e lo deposita nelle ossa.
Prima deduzione: è vero che il Sole sintetizza l'ormone D e, per così dire, favorisce lo sviluppo delle ossa, ma questo non avviene se non c'è la sinergia dell'azione combinata dei due ormoni, paratormone e calcitonina, a loro volta regolati dagli ordini dell'ipofisi.
L'input iniziale fluisce sempre e comunque dal cervello.
È da lui che parte quindi l'ordine biologico di crescere, muoversi e strutturarsi. Tutto il resto dei processi è solo la conseguenza fisiologica e biologica di un'aggregazione di elementi.
Il risultato: una perfetta macchina che combina insieme resistenza meccanica e leggerezza. Quando occorre effettuare un'attività di movimento, il Calcio, nella sua forma ionica Ca^{++}, unitamente all'energia dell'ATP, permette la contrattilità dei muscoli. Laddove il corpo necessita di una struttura più leggera e di congiunzione, il processo del Calcio si arresta alla formazione della cartilagine. Crea invece una vera e propria struttura ossea nei punti di maggior necessità di sostegno, e arriva alla formazione del callo osseo per la ricalcificazione di parti lesionate.
Ma, alla fine i nostri studi portano sempre al cervello e ci confermano che questi sono processi vitali e continuamente in formazione, ogni volta che vengono richiesti e, quindi, attivati.
Tutta la struttura della muscolatura striata può eseguire la sua funzione contrattile solo grazie a dei bottoncini (placche terminali neuromuscolari) sui quali si riversano delle scosse elettriche (neurotrasmettitori) che provengono sempre dalla stanza di comando cerebrale.
Così, per la parte scheletrica e cartilaginea, la dimostrazione di

questa continua attività voluta dall'intenzione cerebrale ci viene dall'osservazione che il nostro tessuto osseo non è mai consolidato e stabile, ma viene continuamente elaborato e sostituito da un'attività di demolizione e costruzione. Quindi il nostro scheletro dai cinque, ai dieci anni, si rinnova continuamente, rigenerandosi. In definitiva, indipendentemente dall'età anagrafica di una persona, lo scheletro è un organo sempre giovane, che non può avere più di dieci anni.
Ma chi determina ciò, se non l'input originario del cervello di sopperire alle necessità?
Questi brevi cenni sulle dinamiche biochimiche che hanno portato alla costituzione delle strutture funzionali, ma soprattutto l'ultima considerazione sull'ennesimo richiamo al coordinamento del tutto, originato dal cervello, ci consentono di aprire il capitolo dei conflitti su queste parti dell'organismo.

La nuova fisiologia del processo bifasico
Crescere, muoversi, strutturarsi e consolidarsi sono i nuovi obiettivi da raggiungere. Davanti a queste nuove ambizioni biologiche, l'organismo si trovò a confrontarsi con altrettanto evidenti difficoltà sia di tipo ambientale, sia di tipo relazionale, soprattutto verso il gruppo sociale.
Vivere in un ambiente dove la forza di gravità schiacciava il corpo verso la terra, non consentendogli più di galleggiare nell'acqua, imponeva alla struttura ossea una solidità più forte e resistente.
La differenziazione tra il maschio e la femmina portò il primo ad aumentare, come capo branco, forza e agilità, per provvedere alla protezione e al procacciamento dei viveri. Probabilmente è per questo che l'uomo si è sviluppato di più sia in altezza che in forza muscolare, oltre che a rafforzare in dimensioni la struttura ossea.
La fisiologia di queste strutture non poteva quindi che adeguarsi di volta in volta, a seconda dei soggetti e delle situazioni, alle continue richieste di miglioramento funzionale. Per questo l'essere umano continua a crescere in altezza nel corso dei secoli.
La nuova finalità biologica è sintetizzabile quindi nel **rafforzamento dell'individuo e del gruppo.**

Questo nuovo programma va a inserirsi e integrarsi con i due precedenti: la sopravvivenza tramite il boccone vitale e la protezione dagli attacchi.
Mentre però per i primi due programmi in caso di una situazione conflittuale la Natura procede a **un aumento di funzione cellulare,** in questo nuovo programma il processo cambia.
Non è difficile capire come e perché questo accade.
Il lungo processo di crescita delle strutture di sostegno e di mobilità è il risultato di un individuo che si trova a confrontarsi con la nuova realtà del gruppo, quindi a gestire la relazione e i nuovi compiti nell'ambito del gruppo.
Fare e crescere sono attività che non vengono più esercitate unicamente per l'integrità personale dell'individuo, ma per realizzare l'evoluzione sociale delle aggregazioni di molti individui.
Si determinano quindi compiti, funzioni, obblighi e ruoli sociali.
Si parla di affermazione e riuscita del singolo in mezzo al gruppo.
A questo punto non è difficile dedurre il conflitto biologico che va a impedire queste finalità, nel senso che blocca sia la crescita che l'affermazione personale dell'individuo: **"non riuscire a farcela" "sentirsi inadeguati"** con il conseguente stato d'animo della **"svalutazione".**
E' un conflitto che l'uomo primitivo deve aver subito veramente molte volte nella sua vita, mentre al giorno d'oggi possiamo affermare che ce lo costruiamo gratuitamente e quotidianamente, ponendoci mete e ambizioni sempre più irraggiungibili, con la conseguente e inevitabile frustrazione dell'uomo moderno sempre inappagato.
Per questo ho riportato il pensiero del filosofo Leonci in testa al capitolo: *"L' accelerazione odierna accresce la nostra fragilità, rendendoci intollerabile la nostra inefficienza".*
Riprendiamo il paradigma della DHS e del processo bifasico.
Se in un processo di crescita fisiologica si manifesta un conflitto che va a bloccare tale evoluzione, non è difficile comprendere che durante la fase conflittuale, successiva sempre a una DHS, si verificano **un arresto e una riduzione di funzione cellulare.**
Un conflitto inaspettato di "non riuscire" provoca fisiologicamente

un *minus funzionale*, che sul tessuto interessato si tradurrà in una necrosi o in un arresto di crescita.
In modo analogo si deduce che, una volta risolto il conflitto, avverrà il processo inverso: la ricrescita del tessuto.
Assistiamo così a un radicale mutamento della fisiologia dei nuovi tessuti.
Non muta l'andamento della curva del processo bifasico, si invertono i fenomeni di crescita e riduzione: nella fase simpaticotonica del conflitto si ha una **necrosi** del tessuto, nella fase vagotonica di riparazione si ha una **ricrescita** del tessuto.
Resta asintomatica la fase fredda della simpaticotonia, cioè non si avvertono sintomi nella prima fase conflittuale, mentre decisamente sintomatica e soprattutto dolorifica è la seconda fase, quella della riparazione.
Il dolore acquista un significato e una valenza precisa e sensata biologicamente. Se la struttura del tessuto interessata da una precedente necrosi deve poter operare un'azione di riparazione, dovrà necessariamente avere il tempo e la collaborazione dell'individuo per attuare questo programma. Assistiamo quindi a fenomeni di gonfiore, infiammazione e calore, mentre il dolore, per intensità e durata proporzionale all'intensità e durata del conflitto, obbligherà l'individuo a porre attenzione e comunque a ridurre i movimenti in quelle parti, in attesa della fine del programma.
I sintomi citati hanno messo a dura prova, nei secoli, l'indagine riduzionistica della Medicina scientifica. Il risultato non poteva che essere una catalogazione di patologie diverse, con nomi diversi. Ma, non considerando la prima fase conflittuale, non poteva comprendere la sequenza biologica. Perciò **è stato creato il "mostro" imputato alla Natura: la malattia autoimmune**, un assurdo e incomprensibile "attacco del corpo al corpo", con l'archiviazione del caso nel classificatore "scientificamente sfigati".
In questo gruppo del mesoderma rientrano: artrosi, artrite, osteoporosi, osteosarcomi, mielomi, leucemie, linfomi, e altre; ma il termine "malattia autoimmune" ricompare ogni volta (vedi diabete, sclerosi multipla) che non si riesce a capire cosa stia succedendo a questo corpo impazzito.

Ora, finalmente, ricollegando la nuova fisiologia del tessuto al conflitto biologico, si comprendono tutti i processi e, soprattutto, conoscendo l'andamento della curva bifasica se ne può prevedere lo sviluppo.
La prossima narrazione dei casi vissuti ci conferma la realtà del nuovo processo e una migliore comprensione della teoria.
Cominciamo proprio dai casi di osteoporosi, che abbiamo lasciato in sospeso nel primo capitolo, quando abbiamo evidenziato il limite dell'indagine riduzionistica della Medicina.

Caso 15) 16) 17) Osteoporosi: una donna in menopausa, un astronauta e un netturbino di Genova

Quale nascosto filo di Arianna riconduce questi tre personaggi al comune denominatore dell'osteoporosi?
Quando si affronta il tema dell'osteoporosi secondo gli schemi diagnostici e terapeutici della Medicina classica, si cade spesso nel tunnel delle domande senza risposte.
L'incomprensione nasce sempre dall'errore d'impostazione dell'indagine riduzionistica limitata allo studio dell'organo, senza considerare minimamente la psiche dell'individuo.
Così nel caso dell'osteoporosi, armati di microscopio, si analizza il tessuto osseo progressivamente decalcificato, alla ricerca di qualche agente colpevole del fenomeno.
Abbiamo già visto nel primo capitolo un esempio di questa metodologia di indagine che ha individuato la proteina Ciita.
Si deduce da fonti statistiche che l'osteoporosi è una patologia che colpisce per lo più le donne in menopausa, ma non tutte, una donna su tre e maggiormente dopo i 65 anni.
Quando una patologia riguarda in prevalenza uno dei due sessi, la ricerca della causa inevitabilmente ricade sulla questione delle differenze ormonali. Si potrebbe anche convenire su questa impostazione, se non ci si dovesse di nuovo arenare di fronte all'immotivata constatazione che solo una donna su tre soffre di osteoporosi (in altre pubblicazioni si riporta: una su quattro, ma questi sono i balletti delle statistiche). Allora si comincia l'arrampicata sugli specchi: forse gli estrogeni lavorano in maniera di-

versa da donna a donna, forse è il sistema immunitario più o meno forte. Ma perché anche gli uomini, anche se in percentuale inferiore, soffrono di osteoporosi? Non resta che rifugiarsi nell'alveo sicuro, dove ogni patologia trova una sua giustificazione: è una questione genetica!
E comunque, a dar man forte non mancano mai *i gemelli* che viaggiano in coppia: "il fattore ambientale e l'alimentazione sbagliata", il tutto condito con la reiterata e severa ammonizione contro il fumo delle sigarette.
In sintesi un po' di argomentazioni per l'osteoporosi sia per il sesso femminile sia per quello maschile sono state imbastite.
Recentemente però è saltato fuori il terzo incomodo a mettere i bastoni fra le ruote dei ricercatori: perché gli astronauti, dopo un lungo periodo di stazionamento nell'orbita terrestre, tornano sulla Terra e si ritrovano con l'osteoporosi? Tutte le motivazioni precedenti saltano, alimentando una nuova ricerca sul presunto fattore ambientale dell'orbita terrestre.
Così, mentre si continuano le ricerche al microscopio e, in attesa di una prossima giornata domenicale dedicata all'osteoporosi (nella quale potremo comunque aiutare i vivaisti di piante), si ricorre alla farmacologia, assumendo prodotti contenenti Calcio; senza disdegnare il consiglio paterno di tutti i medici a favore del famoso e buonissimo formaggio grana.
A parte la bontà del formaggio grana, anche se dispiaciuti per la sua alta dose calorica, nessun farmaco "calcificante", né tanto meno alcun alimento, ha sinora risolto il problema dell'osteoporosi.
Ancora una volta ritroviamo ordine e logica espositiva nell'argomentazione dell'osteoporosi nelle Leggi Biologiche.
Ora si può comprendere perché alcune donne, ma non tutte, dopo la menopausa (poco importa se una su tre o una su quattro) vivono tale situazione come un momento di "non farcela più come prima", sino a sentirsi improvvisamente in una situazione di inadeguatezza.
Questa sensazione diventa inevitabile per quelle donne che vivono il momento esatto dell'interruzione improvvisa del ciclo mestruale, come se fosse la fine della loro femminilità.

E nel termine femminilità va ricompresa sia la sua accezione sessuale, sia quella della maternità e quindi una sorta di compromissione della stessa individualità. Questo vale specialmente per quelle donne che hanno basato molta parte della loro vita a coltivare un ruolo materno, per cui la menopausa le colloca in uno stato imprevisto di inutilità.
Comprensibile quindi come il fenomeno dell'osteoporosi diventi progressivo e si accentui nel corso degli anni, qualora questa situazione non trovi soluzione in una ripresa della donna.
Se la donna trova il modo di recuperare e riabilitarsi, questo comporta l'inizio della soluzione del conflitto e quindi il successivo passaggio alla fase di riparazione. Laddove il tessuto osseo aveva iniziato o perdurato un processo di necrosi, si torna a riparare, con l'inevitabile dolore diffuso o localizzato. A questo punto si verificano due conseguenze, spesso inevitabili, causate dall'ignoranza delle Leggi Biologiche.
Innanzi tutto la sensazione di dolore, del quale non si conosce la causa, rinforza il conflitto per cui si percepisce che, effettivamente, "non si riesce più a..."; poi, la stangata finale arriva quando la persona si rivolge fiduciosa al proprio medico, nel quale giustamente ripone ogni aspettativa terapeutica. Quest'ultimo, se non conosce la causa e il processo bifasico di queste patologie, non può far a meno di somministrare farmaci antinfiammatori, ma la stangata vera arriva dalla possibile battuta massacrante: "Signora, ormai alla sua età!..." e allora il ritorno a casa è sulla "carrozza" della svalutazione.
Il conflitto biologico si riattiva in una spirale di recidive senza tempo, con l'inevitabile ripresa del processo biologico di necrosi del tessuto osseo e allora si parlerà di patologia cronica.
La comprensione del fenomeno secondo le Leggi Biologiche è determinante per un ribaltamento sia del sistema diagnostico, sia terapeutico. Riprenderemo il discorso nel capitolo delle terapie, ma è chiaro che, in situazioni del genere, non è da escludere l'intervento farmacologico di sostegno: se si attenua il dolore migliora lo stato di benessere e di fiducia del paziente. La consapevolezza della causa vera del processo in atto dovrà portare però

medico e paziente a un nuovo lavoro di collaborazione, per rimuovere il conflitto alla base.
Passiamo alla storia del netturbino di Genova. Cambiano il soggetto e la situazione, ma il conflitto di fondo è lo stesso.
Un signore, poco più che trentenne, dopo essere stato assunto come netturbino, si sentì dire dopo tre mesi di prova: "Guardi, ci dispiace, ma lei non è nemmeno capace a fare lo spazzino, si cerchi un altro lavoro". Passarono altri sei mesi prima di riuscire a trovare un altro impiego, dopo uno stato di prostrazione e avvilimento. Ovvia la conseguenza: sentendosi una nullità, tutta la struttura ossea di questo signore non aveva più la necessità fisiologica e biologica di continuare a strutturarsi.
Solo quando riuscì a trovare un impiego come rappresentante di commercio ritrovò motivazione e gioia di vivere. Passando finalmente alla fase di soluzione della sua svalutazione, il tessuto osseo, secondo il nuovo programma biologico, cominciò a ricostruirsi con conseguenti diffusi dolori in tutto il corpo. Per fortuna, il nostro ex netturbino venne a conoscenza delle scoperte di Hamer e con qualche rimedio di supporto ha potuto comprendere cosa accadeva al suo corpo e ha saputo aspettare la fine della sua soluzione.
Il terzo caso è molto interessante e conferma l'impostazione biologica del conflitto in questione: perché si manifesta l'osteoporosi negli astronauti al loro ritorno sulla Terra?
Gli astronauti quando si trovano nell'orbita terrestre sono costretti a vivere per tutto il tempo in assenza di gravità. Questa situazione, specie quando viene protratta per un lungo periodo, comporta per il corpo umano, in particolare per la struttura ossea, uno stato fisiologico completamente diverso da quello vissuto in presenza della forza di gravitazione.
Il nostro scheletro, in continuo rinnovamento cellulare, trova la propria necessità ricostitutiva se viene sollecitato a funzionare. Venendo meno questa intenzione e funzione, in assenza di gravità, avviene inevitabilmente che il messaggio ricevuto dalle paratiroidi (direttamente coinvolte nell'equilibrio dell'apporto tra calcitonina e paratormone) è quello di non depositare più Calcio nelle ossa.

Cambia la motivazione rispetto al conflitto dei due esempi precedenti, ma resta uguale il comune denominatore: **la mancanza di necessità fisiologica funzionale**. Quindi, mentre per i primi due esempi ciò è dovuto a un sentito biologico legato al conflitto di "non farcela più", per il caso dell'astronauta il conflitto biologico è "non è più necessario funzionare".
Quest'ultimo esempio ci consente una migliore comprensione della puntualizzazione fatta all'inizio del capitolo, sulla connotazione biologica che bisogna dare al conflitto di " non riuscire più a farcela".
È consequenziale lo stato d'animo di svalutazione dell'individuo, ma nel caso dell'astronauta è semplicemente un messaggio biologico ricevuto dall'organismo, che non implica una svalutazione.
E' la conferma del concetto di fondo di tutte le scoperte di Hamer: i conflitti da considerare nella connessione Psiche-Cervello-Organo vanno compresi nella loro accezione biologica, non psicologica.
Al contrario quelle persone, donne e uomini che, indipendentemente dall'età e dal sesso, fanno della propria vita un'occasione di realizzazione e di motivazione continua, non conoscono osteoporosi, artriti e artrosi, come tutti i canonici "acciacchi dell'età".
Vorrei citare solo un noto esempio di longevità e vitalità: Indro Montanelli. Fino all'età di 92 anni continuò a scrivere tutti i giorni il suo articolo per il giornale con la sua Olivetti 33. Poi un giorno, scherzando, chiese l'eutanasia perchè -a suo dire- non si decideva a morire.
Di fatto morì poco tempo dopo aver deciso di fermarsi.
A parte questo caso singolo si può affermare che, grazie a queste nuove conoscenze della connessione tra psiche e organo, si potrebbe veramente essere d'aiuto a molte persone, in particolare anziane, che vivono situazioni conflittuali che minano la loro possibilità di esserci ancora e con diritto.
Le loro patologie diventano risolvibili partendo prima dalla consapevolezza e dalla rimozione della causa vera, poi la posologia di **un farmaco potrà diventare il supporto per alleviare, non più il rimedio per eliminare l'errore della Natura**.

Quindi non si subisce più la brutta e incomprensibile malattia autoimmune, e non si avrà più motivo di ricadere nell'ennesima recidiva di un conflitto di svalutazione.

Una volta compreso il programma degli organi di questo nuovo foglietto embrionale si aprono tutte le porte per la conoscenza delle altre cosiddette malattie che riguardano questi organi.
Tutto resta invariato: conflitto, processo bifasico, necrosi e crescita tissutale; ciò che varia può essere solo l'intensità del conflitto e la sua localizzazione sui tessuti. Questo secondo aspetto della localizzazione conflittuale sul corpo è importante perché consente di osservare il riflesso del conflitto sia sotto il punto di vista della lateralità (destra o sinistra), cioè con quale persona si soffre la svalutazione, sia della parte funzionalmente compromessa dal sentito biologico dell'individuo, cioè in quale parte del corpo si percepisce il conflitto di non farcela.
Vediamo dei casi reali.

Caso 18) L'artrite nelle mani
E' una patologia diffusa, specie tra le persone anziane. Secondo la Medicina classica è un termine generico che definisce la solita malattia autoimmune e che determina un'infiammazione, in questo caso nelle articolazioni delle mani.
Il caso si riferisce a un signore ancora giovane, quarantenne: questo disturbo non è prerogativa delle persone anziane, ma di chi vive lo stesso tipo di conflitto. Questo signore soffriva da tempo di artrite alle mani, con un inizio di deformità delle articolazioni.
In base alle Leggi Biologiche sappiamo che:
a) il tessuto interessato è quello cartilagineo, stesso tessuto di quello osseo;
b) il dolore alle mani è in fase di soluzione;
c) il conflitto è "mi sento inadeguato nel lavoro che faccio con le mani o non riesco a fare bene il lavoro, ho le mani impacciate".
E' stato sufficiente ascoltare la storia per assemblare il puzzle. Era un giovane chirurgo che operava in un reparto di bambini. Ogni volta che l'intervento non riusciva o addirittura il bambino

moriva improvvisamente tra le mani viveva un senso di frustrazione e d'impotenza, sino a farlo sentire inadeguato.
Un caso evidente e di facile anamnesi, che, a parte la ricostruzione secondo il programma biologico, offre l'opportunità per ribadire un aspetto importante del conflitto: il "sentito" personale dell'individuo.
E' evidente che non tutti i chirurghi che operano bambini soffrono di artrite nelle mani, così come non tutte le persone anziane. Questo programma si attiverà solo nei confronti di chi vive effettivamente la situazione conflittuale come descritta. Infatti ritroveremo l'artrite nelle mani in tutte quelle persone, più numerose tra le anziane, che vivono il conflitto di sentirsi inadeguate e non più capaci di lavorare con le mani. Un esempio semplice, ma non così raro, può essere la mamma che, sempre lodata per come faceva la pasta in casa, un giorno si sente dire improvvisamente da uno dei figli: "Non è più come quella che facevi una volta!"
Questo, per intensità, può essere definito un piccolo conflitto, ma senz'altro va ad attivare il processo di arresto funzionale del tessuto cartilagineo. Il tutto si può risolvere e avvertire poco o nulla nella fase di riparazione, ma in questi casi si verifica spesso la recidiva conflittuale e allora, conflitto dopo conflitto, con il passare degli anni, si assiste alla manifestazione evidente di un fenomeno di artrite.
La localizzazione delle mani è precisa per i casi riportati, ma può cambiare e interessare altre parti delle articolazioni a seconda del riflesso conflittuale.
Così si comprendono le svalutazioni sportive, che possono interessare le articolazioni degli arti superiori o inferiori, ma comunque e sempre riferite al non sentirsi abbastanza bravi e svelti nel fare una certa cosa.
Quando invece la svalutazione è conseguente a un conflitto più acuto e ci tocca più profondamente, allora il riflesso può andare a toccare la stessa struttura ossea. Vediamo il seguente caso, diagnosticato come inizio di osteosarcoma per **una presunta metastasi** ossea.

Caso 19) Osteosarcoma da metastasi

Una signora si sottopone a un intervento di quadrantectomia al seno sinistro. Era febbraio. Dopo sei mesi avverte dolore alla spalla destra. Si sottopone a una scintigrafia. Diagnosi: inizio di osteosarcoma alla spalla, dovuto a metastasi.

In base alle Leggi Biologiche la signora in questione doveva aver vissuto semplicemente due conflitti diversi: uno relativo al figlio, perché presentava un nodulo al seno sinistro (per ora tralascio questo approfondimento, perché riguardante l'ultimo foglietto embrionale, l'ectoderma, che vedremo in seguito); il secondo conflitto doveva riguardare necessariamente una svalutazione "di non riuscire ad abbracciare il partner".

Lei era destrimane e quindi la sua parte destra si riferiva al partner. Era certo che si trattasse del marito, perché il papà era già deceduto da tempo.

Dal punto di vista della fisiologia secondo le Leggi Biologiche, il tessuto osseo in riparazione presupponeva un precedente periodo di necrosi, seguito dalla fase di riparazione e quindi di ricostruzione, con dolore.

Quando le fu chiesto se, nel mese di agosto, avesse risolto un conflitto di svalutazione per aver riabbracciato il proprio marito, lei rispose stupita di non aver vissuto alcuna svalutazione di questo tipo; anzi, i rapporti col marito non erano buoni.

Eppure la Nuova Medicina è verificabile al 100%.

La domanda fu cambiata, nel senso che le fu chiesto se ricordava di aver riabbracciato qualcuno dal quale si era provvisoriamente separata, sentendosi inadeguata. Alla fine la signora sputò il rospo.

Per cinque mesi, da febbraio ad agosto, a causa dell'intervento chirurgico al seno, non aveva potuto abbracciare il suo amante, **il suo vero partner biologico**, cosa che avvenne nel mese di agosto. Ora i conti tornavano, come sempre nella Nuova Medicina.

La colonna vertebrale

La struttura ossea maggiormente interessata da questo program-

ma del mesoderma è senza dubbio la colonna vertebrale, una successione continua di vertebre, con la funzione di permetterci di tenere la posizione eretta di tutto il corpo.
Lo sviluppo filogenetico di questo organo è stato quello di consentire un sostegno stabile, ma nello stesso tempo di creare una struttura mobile e flessibile. È sotto gli occhi di tutti la meravigliosa architettura della spina dorsale.
Nel suo sviluppo in altezza, si osserva una suddivisione delle vertebre così come riportata dagli studi di anatomia: vertebre cervicali, dorsali, lombari e sacrali-coccigee.
Questa suddivisione non è solo accademica, ma sottintende una diversa funzione biologica, alla quale, ora, in base alle Leggi Biologiche possiamo aggiungere e ricollegare altrettanti diversi contenuti di conflitti di svalutazione.
È intuitivo il collegamento delle **cervicali** al conflitto di tipo **intellettuale**, per cui, sempre col solito processo fisiologico, si verificherà una parziale riduzione del tessuto delle vertebre cervicali durante una fase di svalutazione, per non sentirsi all'altezza del compito intellettuale da svolgere, seguito, a conflitto risolto, dalla fase di ricostruzione della parte lisa delle vertebre, con conseguente gonfiore e con il classico dolore alla base della nuca.
Sono situazioni ricorrenti nelle persone che devono affrontare esami, prove o settimane pesanti di lavoro in ufficio, e si ritrovano, a conflitto risolto, con il classico dolore alle cervicali; tipico dolore del sabato o di inizio ferie per i lavoratori stressati dal capoufficio, così come succede agli studenti che vivono lo stesso sentito biologico prima di un esame.
Anche per le vertebre **dorsali**, cioè quelle centrali, dobbiamo rifarci alla loro funzionalità biologica: "la groppa per reggere", funzione particolarmente utile e assolta fino a quando eravamo animali quadrupedi. Così il conflitto relativo è quando viviamo la situazione di non riuscire a muoverci, perché qualcuno ci salta sopra e ci blocca. Chiarificatore è il caso seguente.

Caso 20) Una scrittrice americana immobilizzata a letto
E' un caso semplice, ma significativo per la sua durata e per il suo

epilogo.
Una scrittrice americana era riuscita a terminare un suo libro, al quale teneva molto, ma al momento della pubblicazione, il marito le impose di rinviare la stampa, perché a suo dire occorreva aspettare un tempo migliore.
Lei visse male questa imposizione e la sua pazienza fu messa alla prova per sei mesi, finché il diniego del marito divenne motivo di lite e di rottura del matrimonio. Finalmente riuscì a pubblicare il suo libro, ma pochi giorni dopo la pubblicazione si mise a letto dai forti dolori alla parte centrale della spina dorsale. Le sue vertebre dorsali erano finalmente in ricostruzione, dopo un'osteolisi durata sei mesi, ma l'intensità e la durata del conflitto erano tali da provocare una riparazione più dolorosa e più lunga. Per questo passò molto tempo a letto dal dolore.

Con le vertebre **lombari**, tocchiamo una parte e un disturbo tra i più diffusi. Chi può dire di non aver sofferto di dolori alla schiena, nella parte lombare?
Il processo, ripeto, non cambia: prima l'osteolisi delle vertebre interessate, seguito dalla fase di ricostruzione e riparazione, con dolore più o meno intenso.
Significativa la funzionalità di queste vertebre: la mobilità e la flessibilità che un giorno sono state richieste al quadrupede per alzarsi progressivamente in posizione eretta, **per svolgere un ruolo**.
Il conflitto si traduce nel non riuscire, non sentirsi adeguati al ruolo che siamo chiamati a svolgere nel contesto in cui viviamo. Può essere il ruolo di genitore, di capoufficio, di semplice impiegato, di amante, o di Presidente di qualcosa. E' dunque il ruolo funzionale che noi viviamo come proprio.
Vediamo un caso per tutti.

Caso 21) Dolore lombare e al nervo sciatico, parte sinistra.
La mamma di un bambino di due anni soffriva di dolori lombari dalla nascita del piccolo, con coinvolgimento del nervo sciatico sinistro. Nessuna responsabilità era imputabile al bimbo o alla gravidanza in sé, ma la causa era da ricercare nella suocera onnipresente.

Questa mamma era di origine meridionale e viveva a Milano con il marito e la suocera, entrambi del nord. La preoccupazione della suocera era che la donna non fosse all'altezza di accudire il nipotino, per questo non si lasciava scappare occasione per rimarcarle continuamente la sua incapacità di allevare e nutrire il piccolo. Continue svalutazioni, seguite a tentativi di riprendere la situazione, portarono la mamma a rassegnarsi: non era all'altezza del ruolo di mamma.

Il programma biologico dovrebbe essere ormai di facile comprensione. Le continue osteolisi delle vertebre lombari e le successive riparazioni si tradussero in un permanente dolore alla parte; mentre la fase di riparazione del tessuto osseo e quindi il conseguente schiacciamento tra le vertebre andava a comprimere il nervo sciatico che, ovviamente, era dolorante di riflesso.

Ho rimandato all'ultima parte del libro la questione della terapia con le Leggi Biologiche, ma dovrebbe già essere intuitivo dove intervenire per risolvere il problema della mamma.

Ovviamente il lato coinvolto era la parte sinistra, perché la mamma era destrimane e quindi il riflesso conflittuale, nel sentirsi svalutata verso suo figlio, colpisce la parte sinistra; il tutto in un preciso processo biologico sempre verificabile al cento per cento.

Caso 22) La rottura del collo del femore

È un caso generale, perchè gli esempi di rottura del collo del femore sono infiniti e tutti uguali. Causa della rottura è sempre una osteolisi continua e ripetuta nel tempo, a monte della quale troviamo il conflitto più frequente delle persone anziane: "non ce la faccio più ad andare avanti".

Non cerchiamo dunque la causa nel semplice e vago riferimento alla vecchiaia: non tutte le persone anziane subiscono la rottura del femore e allora verifichiamo, in modo scientifico, a chi capita e perché.

Il femore è l'osso più lungo, più voluminoso e più resistente di tutta la struttura ossea, non perché sia il più spesso, ma perché la sua trama è un'alta opera di ingegneria evolutiva. Le estremità del tessuto osseo del femore (le trabecole della spongiosa) si sono

strutturate in maglie a nido d'ape, disponendosi in modo da reggere in modo elastico il flusso di forze della statica e della dinamica esercitato dalla posizione eretta e dalla deambulazione di tutto il corpo umano. Tale struttura consente quindi di sopportare il carico continuo di una vita di movimenti e sollecitazioni fisiche.
Una curiosità: l'ingegno della Natura è stato copiato dall'ing. Eiffel, alla fine dell'800, per consentirgli la costruzione dell'edificio più rappresentativo di Parigi. La struttura leggera e a maglie della base del monumento, preso a modello del femore dall'ingegnere parigino, consentono, infatti, di reggere il carico di una così grande massa di ferro sovrastante, che, diversamente, cederebbe sul suo peso.
Una finalità biologica importante, quella di reggere a lungo dei carichi e delle energie molto pesanti, e si può comprendere perché venga interessato il femore dal conflitto di "non riuscire più ad andare avanti": una finalità esistenziale e fondamentale per "l'animale" che va a minare la struttura più portante dell'individuo.
Chiaramente, dopo un'eventuale rottura del femore, è inevitabile e provvidenziale l'intervento chirurgico che la scienza moderna ha egregiamente elaborato per il trauma fisico.
Qui stiamo parlando di conoscere la causa che, se non di origine traumatica, è sempre e solo dovuta a una precedente e continua osteolisi dell'osso, dovuta al conflitto citato. Quindi in modo preventivo e consapevole si può finalmente intervenire per aiutare l'anziano a risolverlo in tempo.
Non è facile, certo, ma è l'unica vera strada da percorrere, e come sempre, riconducibile all'individuo.

La leucemia

Il percorso fatto finora sugli organi del mesoderma recente, in particolare per quanto riguarda la struttura ossea, ci porta ad affrontare il tema della leucemia, un capitolo delicato e difficile. Non mi dilungherò sui risvolti clinici, ma sono importanti le scoperte fondamentali fatte da Hamer su questa patologia e gli inevitabili con-

trasti con la Medicina ufficiale.
Dall'interpretazione e dalle applicazioni terapeutiche date dalla Medicina classica, risulterà essere uno dei capitoli più tristi della storia della Medicina.
Hamer punta l'indice sulle terapie adottate per la leucemia, perché l'ignoranza del processo biologico, porta all'applicazione di terapie che impediscono il decorso del processo bifasico. Ma soprattutto, con il termine leucemia, si riapre "il buco della paura".
Il processo fisiologico è lo stesso dell'artrite, dell'artrosi o dell'osteoporosi, diverso solo per intensità e dolore, e con l'innalzamento dei globuli bianchi, ma ciò che determina la vera diversità è il "sentito" emozionale della persona che riceve dopo la diagnosi di leucemia.
Si riapre il capitolo dell'onnipotenza del logos e della paura di morire, con tutte le implicazioni psichiche che ne conseguono.
Secondo la Medicina ufficiale la leucemia è un tumore del sangue, con una eccessiva formazione di leucociti (globuli bianchi). La causa è regolarmente sconosciuta, salvo i soliti e generici richiami ai fattori ambientali.
Per gli animali invece la causa è imputabile, incomprensibilmente, ai virus.
Studi più approfonditi, o meglio più riduzionistici, continuano a sfornare eziologie riferite a difetti di funzionamento delle cellule staminali del sangue, per cui si accumulerebbero le cellule leucemiche e si associano di conseguenza tutti gli altri fenomeni concomitanti: anemia e riduzione delle piastrine.
Nella trattazione della patologia segue poi un'infinita classificazione di sottospecie (mieloide, linfoide, monoblastica, linfatica, mieloblastica, aleucemica ecc.) a loro volta suddivise in altre specie, in base ai caratteri morfologici.
Nello specifico terapeutico il trattamento di base per questa patologia mira a distruggere le cellule leucemiche, con radioterapia, chemioterapia o trapianti di midollo.
La ragione di questa pratica errata è di nuovo la visione limitata della patologia solo attraverso la seconda fase vagotonica, quella

nella quale si manifestano i sintomi classici: forte spossatezza e stanchezza, dolori articolari, febbre alta, sanguinamenti e, appunto, esami del sangue dai quali appare l'elevato aumento di globuli bianchi.
Effettivamente la Medicina può vantare molti successi ottenuti con i moderni trattamenti terapeutici, ma la comprensione della guarigione sarà evidente dopo aver capito cosa sia veramente la leucemia.

La leucemia secondo le 5 Leggi Biologiche
Ciò che viene definito leucemia secondo la Medicina classica corrisponde solo alla seconda fase del processo bifasico del mesoderma del neoencefalo, così come già visto per le situazioni precedenti. Cioè una fase di ricostruzione per riportare il corpo all'equilibrio. Febbre, dolore e stanchezza sono sintomi necessari, o meglio biologicamente sensati, per consentire che venga portato a termine il programma di riparazione. Riparazione di cosa?
Di una forte osteolisi che avviene durante la fase conflittuale precedente e mai considerata dalla Medicina classica, perché asintomatica.
L'osteolisi, in questo caso solo più marcata, insieme alla riduzione dei globuli bianchi e dei globuli rossi, corrisponde di fatto al programma visto in precedenza per la fase conflittuale degli organi collegati al mesoderma.
Quale il conflitto e perché così intensa la riparazione?
Il conflitto è sempre legato al sentito di "non essere adeguati", con conseguente svalutazione, ma in questo caso il conflitto viene subito in modo totale, drammatico, molto acuto, con una intensità tale da compromettere l'individuo nella sua totalità.
Esempio: una donna in menopausa, viveva già un inizio di osteoporosi, non sentendosi più apprezzata dal marito e, un giorno, rientrando a casa, trovò il marito che faceva l'amore con una donna più giovane, nel loro letto.
Questo caso è un esempio tipico di una DHS di svalutazione totale, ma sono infinite le situazioni, nelle quali un individuo può vivere la drammaticità di un evento che lo mette in una sorta di prostra-

zione psichica di svalutazione. E proprio in prima battuta s'inseriscono i casi dei bambini, di qualsiasi età, più fragili e più indifesi, che costituiscono un terreno fertile per la svalutazione globale.
Da queste indicazioni, secondo il programma delle Leggi Biologiche, sorgono molte domande, specie sulla terapia da adottare o sui casi di leucemia collettiva, come avvenuto a Chernobyl dopo lo scoppio della centrale nucleare, che sembrerebbero non rispondere a quanto assunto in precedenza.
Sulla terapia rimando nuovamente al capitolo generale nell'ultima parte.
Il caso, come quello delle leucemie di Chernobyl, costituisce invece la prova del processo bifasico.
La radiazione nucleare che ha investito adulti e bambini nelle vicinanze di Chernobyl è paragonabile, nei suoi effetti fisiologici, alla fase conflittuale psichica; cioè, allo stesso modo, ma con effetto lesivo, si è avuta una forte bruciatura del midollo da radiazione. La fase di riparazione biologica resta la stessa, quindi un periodo di forte vagotonia necessario per la riparazione.
Mi fermo a questi concetti generali, che ritengo sufficienti a passare il contenuto essenziale dell'ennesimo processo biologico sensato della Natura.

L'apparato circolatorio e linfatico

Dopo la formazione degli elementi che reggono una struttura, il nostro corpo si è dovuto costituire anche un sistema di trasporto e di diffusione in ogni sua parte delle sostanze di nutrimento, compreso l'ossigeno come sostanza propellente.
Per questo si è formato un complesso di dispositivi basati sul trasporto, che permette un trasferimento rapido delle sostanze su lunghe distanze, il tutto finalizzato a una distribuzione mirata e a un adattamento rapido agli incrementi del fabbisogno.
Il mezzo di conduzione principale è il sangue.
Organi costituenti questo apparato sono dunque tutto il sistema circolatorio, compreso quello linfatico, dalla milza ai linfonodi.
Anche per questi organi il processo conflittuale e di riparazione adotta il programma esposto per gli organi di struttura.

Per semplicità di esposizione, visto che semplicemente mi ripeterei, riporto nel prospetto sintetico, al termine del capitolo, altri esempi con questo processo bifasico. Vengono riportate altre patologie importanti, ma tutte riconducibili alla stessa tipologia conflittuale, dove cambia solo l'intensità e l'organo colpito, ma non il senso biologico sensato di quanto avviene.
Prima di concludere il capitolo voglio citare un altro disturbo molto diffuso e, diciamo, semplice.
Ho continuamente sostenuto che la validità delle teorie di Hamer si dimostra con le patologie più semplici e un esempio di questa straordinaria verifica lo ritroviamo nella cosiddetta "acne giovanile".

Caso 23) L'acne giovanile

Per la Medicina classica è una questione ormonale. Provate però a chiedere perché ad alcuni sì e ad altri no: la risposta è vaga. Invece, ora che conosciamo il meccanismo del processo biologico del tessuto di derivazione del mesoderma, possiamo finalmente spiegare il fatto, verificando che l'acne si forma per lo più effettivamente nei ragazzi nella pubertà, cioè quando si attivano gli ormoni sessuali. Però ciò avviene non perché questi si svegliano, ma perché cominciano le schermaglie tra ragazzi e ragazze, con i primi incroci di sguardi e ammiccamenti. Se per alcuni la cosa può essere oggetto di un piacevole e piccante confronto, per molti, specie per gli introversi, costituisce un vero e proprio scontro di personalità, procurando spesso lievi conflitti di svalutazione di sé e localizzandosi in quelle parti del corpo dove avviene maggiormente la svalutazione, di solito il volto.
Il fenomeno infatti si accentua per coloro che non si sentono belli e quindi subiscono gli sguardi come specchi obbligatori, rifiutandosi e nascondendosi.
Durante la fase conflittuale si produce una necrosi del tessuto, seguita da una fase di ricostruzione, dopo la soluzione del conflitto, che determina la foruncolosi.
La foruncolosi avviene ad opera dell'azione di batteri (generalmente stafilococchi) il cui senso biologico è il rafforzamento del

tessuto connettivo.
Quando termina l'acne giovanile? "Dopo aver fatto l'amore la prima volta". E' una battuta ricorrente, ma in effetti quando si riesce a non vivere più il piccolo-grande dramma della conquista del partner cessa anche il motivo conflittuale a monte del problema.
In conclusione, riferendosi alla nomenclatura di tutte queste malattie come trattate dalla Medicina classica, è ancora una volta la sensazione di uno studio separato di singoli sintomi, in base a differenti morfologie o esami clinici, senza mai una connessione logica e soprattutto per un risultato finale simile a una "zuppa".

1) ALCUNE PATOLOGIE DEL MESODERMA (MIDOLLO): PROGRAMMA BIFASICO E SENSO BIOLOGICO

PATOLOGIE (manifestazioni nell'organo)	**CONFLITTO BIOLOGICO**	**PROCESSO FISIOLOGICO NELLA FASE DEL CONFLITTO**	**PROCESSO FISIOLOGICO NELLA FASE DI RISOLUZIONE**	**SENSO BIOLOGICO** (è alla fine della fase di risoluzione)
Morbo di Hodgking	**Svalutazione lieve di sé.** *Es: svalutazione nella parte relativa del linfonodo in rapporto a qualcuno o a se stessi.*	**Necrosi dei linfonodi. Al microscopio presentano dei buchi.**	**Tumefazione e riempimento delle cavità necrotiche. Rigonfiamento e riparazione per mitosi cellulare.**	Rafforzamento del linfonodo, che diventa più grande.
Arteriosclerosi	**Svalutazione di sé in rapporto a un particolare handicap.** *Es: svalutazione di sé per non essere più in grado di gestire un ruolo a causa della vecchiaia.*	**Necrosi della parete delle arterie** (diverso dall'intima delle arterie: vedi sezione dell'ectoderma).	**Formazione delle placche in corrispondenza delle pareti arteriose.**	Rafforzamento della parete dei vasi arteriosi.
Flebite - vene varicose	**Svalutazione specifica sulle gambe per un conflitto di avere "la palla al piede"** *Es: gravidanza non desiderata, perché il bambino riduce la libertà della madre".*	**Necrosi delle pareti venose.** Si possono avere dei crampi per la contrazione delle vene, ma di solito la fase conflittuale è asintomatica.	**Tumefazione, ingrossamento delle vene ulcerate per la riparazione della parete venosa.** Il fenomeno è più vistoso in caso di concomitanza del conflitto del profugo.	Rafforzamento della parete venosa.

2) ALCUNE PATOLOGIE DEL MESODERMA (MIDOLLO): PROGRAMMA BIFASICO E SENSO BIOLOGICO

PATOLOGIE (manifestazione nell'organo)	CONFLITTO BIOLOGICO	PROCESSO FISIOLOGICO NELLA FASE DEL CONFLITTO	PROCESSO FISIOLOGICO NELLA FASE DI RISOLUZIONE	SENSO BIOLOGICO (è alla fine della fase di risoluzione)
Ciste ovarica (regola della lateralità dell'ovaio destro/sinistro: destrimane/mancino in rapporto a madre, padre, figli, partner)	**a) Conflitto di perdita (morte o abbandono) di qualcuno (anche animale) ritenendosi implicati** *Es: svalutazione per un aborto procurato.* **b) Conflitto semigenitale ripugnante a causa di un uomo.**	**Necrosi delle cellule interstiziali che producono ormoni.** Asintomatico. Riduzione di estrogeni, ciclo irregolare, perdite per mancanza di ovulazione o amenorrea.	**Cisti ovarica per riparare le necrosi precedenti. Indurimento progressivo della ciste con riproduzione di estrogeni.**	Aumento della produzione di estrogeni.
Cisti renale	**Conflitto relativo all'acqua o con liquidi.** *Es.: rischio di annegamento, allagamento.*	**Necrosi del parenchima renale.**	**Ciste renale: prima liquida, poi s'indurisce.**	Aumento della capacità di escrezione urinaria.
Lipoma, cellulite	**Svalutazione lieve con connotazione estetica relativa a una parte del corpo.** *Es.: sono troppo grasso o troppo magro, oppure non mi piaccio in quella parte del corpo.*	**Necrosi del tessuto connettivo e adiposo.**	**Neoplasia, ricostruzione del tessuto con lipoma (tessuto adiposo).** Il fenomeno è più vistoso in caso di concomitanza del conflitto del profugo e formazione di cellulite.	Rafforzamento del tessuto adiposo e connettivo.

Capitolo 10

"La ricerca sulle malattie ha progredito così tanto,
che è quasi impossibile trovare qualcuno
che sia completamente sano"
Aldous Huxley

FORMAZIONE DELL'ECTODERMA

Finalità biologica: relazione nel gruppo e procreazione
Conflitto: separazione – lotta per il territorio
Connessione al cervello: Corteccia cerebrale

Siamo arrivati all'ultimo sviluppo embrionale, quello esterno e sensoriale: l'ectoderma, collegato alla corteccia cerebrale.
Ricordo che la successione espositiva dei foglietti embrionali si ricollega a una successione evolutiva nel tempo, ma non nel senso di compartimenti separati, ma di una continua specializzazione e perfezionamento dei tessuti.
Così non possiamo escludere che possano essere esistite nel primordiale organismo cellulare forme larvate di sensorialità e motricità, ma, certamente, nell'ultima parte evolutiva dell'essere umano, i continui nuovi adattamenti e conflitti risolti hanno portato a uno sviluppo e a una specificazione più marcati di questa funzionalità esterna.
Siamo di fronte all'esigenza di superare nuovi conflitti e nuove forme di vita conseguenti soprattutto al miglioramento e perfezionamento degli aggregati sociali tra gli individui.
In questo più ampio contesto relazionale per l'organismo del singolo individuo si rende necessaria la definizione di aree come quella motoria, sensoriale, visiva e ormonale. Vedremo dopo, nelle malattie oncoequivalenti, quanto concerne la strutturazione e il senso biologico dell'area motoria.
Ora ci occupiamo della specificazione funzionale degli organi del corpo in rapporto alla relazione nel gruppo.

Il senso biologico della fisiologia umana si è definito alla luce del consolidamento dei rapporti di gruppo e della primordiale sottospecie: **la famiglia**; così come è diventata prioritaria la difesa dello spazio vitale dove procreare: **il territorio, il nido.**
Si può parlare di un affinamento funzionale che coinvolge i sensi del corpo, per il loro utilizzo come filtro decisionale in questi nuovi ambiti sociali.
Necessita quindi un ulteriore programma fisiologico mirato a risolvere i conflitti biologici della **separazione** e della **lotta per il territorio**.
Dopo i primordiali scopi biologici della sopravvivenza e della protezione, assistiamo a un salto di qualità evolutiva che incide **sulla sfera emotiva relazionale tra gli individui.**
E' vero che l'epidermide esterna si rende più spessa e rugosa nelle parti soggette ai condizionamenti climatici o alle situazioni d'urto, come, per esempio, l'epidermide esterna delle nostre braccia o la pelle più grassa e protetta della punta del naso, ma è altresì vero che risponde anche alle necessità emotive di un abbraccio o di un bacio, rendendo estremamente morbidi organi come i seni femminili, la parte interna delle braccia e le labbra.
La nuova funzionalità corporale del mesoderma e dell'ectoderma ci chiarisce quindi il nuovo contesto evolutivo: **l'essere umano non è più solo**.
E' un passo miliare nella storia evolutiva: non c'è più spazio per l'individuo che basta a se stesso e occorre cominciare a darsi delle regole di convivenza sempre più articolata.
Sono le regole che oggi noi continuiamo a promulgare e chiamiamo leggi di Diritto.
Torniamo ai nostri antenati e alla necessità di creare un rivestimento esterno per trasportare al cervello le sensazioni.
Il rivestimento è costituito da un epitelio pavimentoso che ricopre tutta la superficie esterna del corpo umano. Lo troviamo sia nell'epidermide, cioè la superficie esterna della pelle, sia nel rivestimento di organi interni al corpo umano, come i dotti biliari del fegato, i dotti pancreatici, i dotti lattiferi dei seni, l'intima delle coronarie, le varie mucose di diversi apparati: faringe, laringe,

archi branchiali, utero, vagina, retto e altri.
Questa distinzione degli epiteli pavimentosi, esterni e interni, dipende esclusivamente dalla distinzione dei due conflitti dichiarati: per l'epidermide dobbiamo far capo al conflitto di separazione, per gli organi interni a quello di territorio o del nido.
Non si tratta di una confusione della Natura, questa è sempre sensata e meno approssimativa della mente umana.
L'epitelio pavimentoso esterno si è invaginato anche all'interno di quegli organi preposti a delle funzionalità che vanno ad assolvere comunque una relazione tra gli individui.
Dopo l'esposizione dei casi dei conflitti sarà più chiaro questo concetto.

Le patologie che riguardano questi nuovi apparati, sono sempre governate dai principi fondamentali delle prime due Leggi Biologiche: una DHS e un processo bifasico.
Fisiologicamente la Natura replica, nella curva bifasica, il programma appena visto per il mesoderma del midollo cerebrale.
Cioè si verifica un'ulcera dei tessuti durante il conflitto attivo, seguita da una fase di rigenerazione cellulare durante la fase di riparazione, con conseguenti gonfiori e arrossamenti, e con eventuali produzioni di cisti.
La ripetizione del processo non è casuale, risponde sempre a una funzionalità collegata al conflitto.
La necrosi del tessuto epiteliale, in fase di conflitto attivo, ha una duplice funzione biologica a seconda dell'organo colpito e della tipologia del conflitto: separazione o territorio.
Vediamo le due situazioni.

a) Il conflitto di separazione
Separarsi da qualcuno, da un animale, da una situazione o comunque da qualcosa per cui ne risente il contatto fisico e si perde il contatto di legame affettivo è un conflitto che si riflette sull'epidermide esterna.
(Tra parentesi, ma vale la pena ripetermi che qualsiasi attivazione sull'organismo avviene solo ed esclusivamente in presenza di

una DHS, cioè di un conflitto inaspettato, acuto e drammatico, vissuto isolatamente).
Le variabili che differenziano le patologie dell'epidermide sono diverse: l'intensità, la qualità e la localizzazione della separazione. Osserveremo le differenti situazioni con l'esposizione dei casi reali.
Perché invece il tessuto epiteliale, durante la fase del conflitto, produce una riduzione o un arresto di funzione?
Se l'individuo soffre improvvisamente la separazione da contatto, attiverà un modo biologico, e sempre sensato, per rendere meno sensibile la pelle, e quindi, per ridurre la sensorialità, produrrà proporzionalmente una riduzione della funzione cellulare, a partire da una prima e più semplice disidratazione sino alla necrosi più accentuata.
Dopo la soluzione del conflitto anche il processo di riparazione sarà consequenziale, cioè riparerà il processo di riduzione con una crescita del tessuto, unitamente ai processi correlati di infiammazione, di gonfiore, eventualmente febbre e, a seconda della gravità, più o meno dolore: tutti quei sintomi identificati dalla Medicina classica con nomi di patologie della pelle.
Vediamone alcuni attraverso dei casi vissuti, partendo dai più semplici.

Caso 24) L'eritema solare

Povero Sole! Quante colpe ti danno.
Che il Sole sia una concausa dei casi di eritema non v'è alcun dubbio, ma che sia la causa, assolutamente no! Siamo di nuovo di fronte "all'effetto cicogna".
Tratto di questo caso in modo generalizzato, perché sono pressoché tutti uguali: l'eritema si manifesta più frequentemente dopo l'esposizione al Sole e si attribuisce subito la colpa ai suoi raggi, ma, di fronte alla domanda: "Perché ad alcune persone, ma non a tutte?", le risposte spaziano tra la sensibilità della pelle, il sistema immunitario, l'allergia e aspettiamoci prima o poi anche la causa genetica.
Innanzi tutto osserviamo su quali parti del corpo si verifica l'eritema; è per lo più localizzato nelle braccia o sul petto. Sono le

parti del contatto, dell'abbraccio e, se proviamo a interrogare la persona, non è difficile trovare il conflitto di separazione da qualcuno o da qualcosa, anche se in maniera leggera. E' quanto accade a molti bambini, per esempio, che vanno in vacanza al mare o in montagna, lasciano a casa papà, nonni o amici, vivendo una separazione leggera. Sulla pelle, dove avviene il contatto biologico, si verifica una superficiale riduzione dello strato di epitelio, seguita poi nella fase di risoluzione, da un'altrettanto leggera fase di riparazione, con un po' di ricostituzione dell'epidermide. E' ovvio che il Sole, dove la pelle sta riparando, va ad accentuare questa fase calda e provoca un maggior arrossamento, ma in tal modo ne è una concausa non la causa.
Il fenomeno è leggero e dopo pochi giorni, con l'aiuto di una crema protettiva, si risolve l'effetto del Sole, accompagnato anche dal completamento del programma biologico, cioè la fine del processo vagotonico.
A comprova del meccanismo del processo bifasico dell'eritema, ma questa volta senza l'imputabilità del Sole, riporto questo secondo caso localizzato sul fianco di una mamma.

Caso 25) L'eritema sul fianco

Una mamma di due bambine, dopo la separazione dal marito, viveva dolcemente la sua maternità, responsabilizzata dalla solitudine della separazione. Una delle figlie si era così attaccata alla mamma, da voler continuamente dormire nel suo letto e si addormentava sempre con la testa appoggiata sul suo fianco sinistro. Il fatto divenne presto un'abitudine, un piacere per la mamma stessa.
Dopo la definizione degli accordi giudiziali per la separazione dal marito, quest'ultimo ottenne la possibilità di tenere qualche giorno le bambine con sé. La mamma concordò ovviamente sulla decisione. Ma quella prima notte che si ritrovò a dormire sola nel letto soffrì improvvisamente della separazione da quella testolina sul suo fianco.
Con la mente razionale (psicologia) non c'era motivo di soffrire per quella breve separazione, ma con il "sentito" di mamma (biologia) fu colta in contropiede dalla separazione di quella testolina.

Al ritorno della figlia, l'abitudine riprese, ma la mamma, soluzionando il suo pur breve e leggero conflitto di separazione, si ritrovò un "bell'eritema" proprio sul punto del fianco sinistro dove la bimba appoggiava la testa.
E' importante questo esempio perché ci consente di comprendere due, se pur minime, approssimazioni (delle quali forse non vi siete accorti) quando ho scritto che l'eritema viene, **"maggiormente"**, dopo l'esposizione al Sole e, **"per lo più"**, sulle braccia e sul petto.
Con le Leggi Biologiche non esiste mai una verifica approssimativa, altrimenti non sarebbero Leggi Biologiche universali.
Quindi il Sole può essere un fattore che può aumentare un sintomo di riparazione, ma l'eritema, un processo di riparazione di crescita del tessuto,avviene solo dove la persona ha vissuto il conflitto di separazione.

Caso 26) La dermatite nelle orecchie

Una giovane sposa era pronta a partire per il suo viaggio di nozze. Pochi giorni prima della partenza, la mamma, dopo un esame di routine di mammografia, aveva ricevuto una diagnosi di sospetto carcinoma duttale.
La figlia, molto legata affettivamente alla madre, si preoccupò al punto da non voler più partire per il viaggio di nozze. Dopo una riunione di famiglia venne convinta a effettuare il viaggio, anche perché l'esito della mammografia non era ancora certo.
La figlia partì, ma con molta ansia per la situazione della mamma. In una delle quotidiane telefonate che fece dall'estero ricevette la notizia ferale: la mamma doveva sottoporsi urgentemente a un intervento di mastectomia. Inevitabile la DHS per la figlia: patì immediatamente un grosso conflitto di separazione. Anticipò il rientro in Italia e trovò la mamma ancora in ospedale, senza sapersi perdonare di essere partita.
Risolto il conflitto di separazione e riabbracciata la mamma, le orecchie cominciarono ad arrossarsi e a screpolarsi.
Perché questa localizzazione sulle orecchie?
Solo lei poteva percepire con questa modalità, perché dal raccon-

to della donna emerse che, sin da quando era piccola, la madre si era, per così dire, innamorata delle orecchie della figlia e non finiva mai di decantarle come le orecchie più belle del mondo. In questo modo le orecchie di questa donna erano diventate una sorta di cordone ombelicale che la legava alla mamma.
La separazione per il viaggio e la sofferenza per l'intervento chirurgico, al quale non aveva potuto assistere, non potevano che riflettersi su quel cordone ombelicale.

Caso 27) La crosta lattea
Un caso inverso a quello precedente: la separazione in un bambino dalla madre.
Quando si affrontano i casi di bambini molto piccoli, come i neonati, e si ha modo di rilevare l'ennesima conferma delle Leggi Biologiche, si vive la gioia della verifica.
Anche un sintomo di così lieve importanza, come può essere la crosta lattea di un neonato, ci fornisce la prova che nulla accade al nostro corpo se non a fronte di una causa molto precisa e ricollegabile a un evento biologico.
La verifica sui neonati esclude una volta di più ogni possibile connessione alla psicologia; stare attaccato al seno della madre, ricevere nutrimento e amore sono gli unici bisogni di un neonato.
Se osserviamo il parto dal punto di vista biologico è facile coglierne la sua prima connotazione relazionale: è una separazione biologica, necessaria ai fini del completamento della riproduzione, ma rappresenta in definitiva il primo conflitto biologico di separazione per un neonato.
Quando questo avviene secondo i tempi e i modi acquisiti da milioni di anni di evoluzione, cioè quando una donna ha un parto, per così dire, normale, per il neonato non ci saranno grossi problemi, salvo cominciare a gestire l'equilibrio conflittuale della vita di tutti i giorni.
Quando il parto viene, per qualche motivo, anticipato o posticipato rispetto al tempo di gestazione biologico, o quando sorgono difficoltà prima o durante il parto stesso, possiamo affermare che per il piccolo iniziano solo un po' prima le DHS; per cui, a secon-

da del tipo di conflitto subito, i foglietti embrionali iniziano a fare il loro lavoro biologico e, proporzionalmente al limite conflittuale consentito, attueranno i programmi bifasici conosciuti. Se il conflitto di separazione biologico viene dunque esasperato da possibili decisioni di prolungare il distacco del bambino dalla madre (es. incubatrici), inevitabilmente la prima DHS interesserà l'epidermide del piccolo, producendo, per tutta la durata del conflitto di separazione, una riduzione di funzione sull'epitelio della testa, concomitante a un processo ulcerativo dell'epidermide, riscontrabile in una più o meno accentuata secchezza della pelle.
Ovviamente la localizzazione sulla testa è funzionale al primo contatto biologico e il senso biologico è quello di diminuire temporaneamente la sensibilità e la sofferenza del distacco.
Quando, finalmente, si arriva alla riconsegna, quanto mai biologica, del bambino alla madre, il programma dell'epidermide va in soluzione e la ricrescita della cute produrrà quel sintomo chiamato crosta lattea, dove il termine "lattea" è del tutto improprio. E' solo un nuovo "effetto cicogna": appaiono le crosticine di riparazione sulla testa dopo che inizia l'allattamento, e si pensa che sia colpa del latte.
Non conoscendo le Leggi Biologiche, come ci si comporta? Si dice alla mamma che il suo latte non va bene, si stacca il piccolo dal seno e gli si dà il latte artificiale.
La citazione è d'obbligo: "Perdona loro, perché non sanno quello che fanno".

Caso 28) La separazione dal figlio
Riprendiamo il caso 13), trattato nel capitolo 8, in merito al riflesso delle patologie sulla lateralità del corpo, in relazione alla persona con la quale viene vissuto il conflitto.
E' il caso di quel signore, scoperto mancino, con il corpo ricoperto da una neurodermite diffusa e di cui alle foto pubblicate a pag. 200.
Ora possiamo raccontare la sua storia.
Si era rivolto alla Nuova Medicina dopo tre anni di sofferenza di questa patologia. Tutti i medici incontrati avevano provato a prescrivere farmaci diversi, ma, essendo per lo più tutti a base

cortisonica, agivano sul momento e poi la situazione tornava quella di sempre.
Si cercò invano una causa in una possibile reazione allergica a qualche prodotto sul lavoro (era un tecnico di impianti termoidraulici), poi ci si rassegnò alla sentenza psicosomatica dello "stress".
Veniamo all'esame di questo caso secondo la Nuova Medicina.
Bastò un'ora di colloquio per inquadrare il caso. Si era di fronte a un processo chiaramente dell'ectoderma e quindi un conflitto di separazione da qualcuno, con una connotazione molto forte, prolungata e comunque recidivante, dati i tempi e l'intensità del sintomo.
La localizzazione della neurodermite, prevalente sulla parte destra, sia nella parte interna del braccio che nella gamba, rivela un conflitto di relazione, che, come abbiamo visto nella prima parte del caso, nel capitolo 8, riguardava una separazione dal figlio, essendo lui mancino. Questo dato limitava e facilitava subito il campo d'indagine.
Secondo gli schemi della lateralità il conflitto avrebbe potuto anche riguardare una separazione dalla madre, ma questa era morta da tempo. Ecco la storia.
Quest'uomo lavorava come tecnico specializzato in un settore di impiantistica idraulica, aveva l'esclusiva di questo lavoro, e ne era particolarmente orgoglioso. Felicemente sposato, con un figlio che adorava e che lavorava con lui, aveva creato un piccola, ma fiorente attività artigianale.
Viveva in un piccolo paese, dove si era costruito un graziosa villetta indipendente, realizzando anche un appartamento al piano di sopra, per il figlio, dove sarebbe dovuto andare ad abitare, una volta sposato.
Per di più il padre cominciò a dirgli che era ora di pensare di cercarsi una compagna.
Un giorno finalmente il figlio si presenta con una ragazza, dichiarandosi pronto a sposarla. Il nostro uomo rimase di sasso. Quella donna no! Era considerata "una poco di buono" e mal vista da tutti in paese.
La reazione del padre fu drammatica, rifiutando di accettarla

come nuora. Il figlio però era determinato. Di fronte al rifiuto del padre se ne andò di casa, lasciando lavoro e famiglia. Il padre da allora visse per molti mesi una grossa sofferenza per la perdita del figlio, subendo anche una perdita economica sul lavoro. Ad acuire la sofferenza arrivò la notizia che il figlio si era anche sposato con quella donna. Gli era caduto il mondo addosso.
Un giorno però il figlio si ripresentò a casa, ammettendo di aver commesso un grosso errore. Finalmente il padre lo poté riabbracciare.
E' questo il momento della soluzione conflittuale e nel suo corpo esplose una neurodermite devastante,come si può vedere dalle foto.
Il problema continuò però ancora per tre anni, perché per il figlio la separazione affettiva e legale con quella donna, di fatto, non si concludeva mai e capitava che periodicamente tornasse da lei.
Quest'ultimo fatto determina l'altra particolarità del conflitto: oltre all'intensità e alla lateralità, possiamo constatare la "recidiva", cioè il ripresentarsi del fenomeno.
Anche per questo caso, come per i precedenti, il discorso della terapia verrà affrontato al termine, nel contesto della nuova impalcatura sistemica della Nuova Medicina, ma è evidente, che, fintantoché la situazione conflittuale di separazione dal figlio di questo signore veniva mantenuta, la neurodermite sulla pelle continuava a manifestarsi.
Pertanto, senza escludere l'intervento lenitivo di qualche farmaco che possa aiutare a contenere la fase dolorosa di riparazione, è determinante affrontare il problema alla radice, **come sempre, nell'individuo.**
Quando, però, a questo signore venne raccontata la nuova diagnosi e quindi comprese il perché della neurodermite, immediatamente si rese conto che non era affetto da alcun "male strano", abbandonando ogni residuo di paura immotivata e così, come sostiene Hamer, era cominciata la vera guarigione.

Caso 29) La vitiligine all'interno delle braccia e delle cosce
Medicina classica: la vitiligine è un disturbo caratterizzato dalla parziale o totale perdita di melanociti, produttori di pigmento.

La causa: la maggioranza degli studi è a favore della malattia autoimmune.
La descrizione fisiologica data dalla Medicina ufficiale è perfetta, e la comparsa di macchie bianche sulla pelle è solo causata dalla esposizione al Sole, che denota appunto la carenza di melanina nelle parti colpite.
Quando si passa però alla ricerca delle cause si annaspa nelle ipotesi.
Esaminiamo la vitiligine, secondo le Leggi Biologiche, attraverso un caso reale.
E' ancora un conflitto di separazione, ma con un'intensità diversa. Hamer la definisce una separazione ingiusta, brutale, ripugnante da un essere amato e adorato. Durante la fase conflittuale si ha un'ulcera più profonda, nella parte basale dell'epidermide.
Il caso: una signora si presentò con tre macchie di vitiligine su entrambe le parti interne delle braccia, e tre macchie su entrambe le parti interne delle cosce.
Non è difficile ricollegare a un abbraccio la funzionalità della parte interna delle braccia, mentre, per la parte interna delle gambe, all'amplesso sessuale.
Secondo lo schema della Nuova Medicina non potevano esserci dubbi: la donna in questione viveva un conflitto di separazione ingiusta o brutale dal suo partner. Ma, stranamente, la solita anamnesi di ricerca sembrava non corrispondere. La signora negava ogni ipotesi di separazione dal marito, col quale diceva di essere felicemente sposata e con due bambini adorabili.
Sembrava di essere di fronte a un caso senza alcuna connessione psichica, tale da ritenere che forse Hamer non ha sempre ragione. Ma la biologia scoperta da Hamer è come la matematica: non è un'opinione.
Infatti non durò molto la resistenza della donna che, dopo un minimo di insistenza sulla domanda: "Da chi ha vissuto una separazione ingiusta?" con l'allusione a un rapporto extraconiugale, dovette cedere e, meravigliata, chiese da cosa si intuiva che avesse un amante. Nessuno lo sapeva, lo dicevano la biologia e la sofferenza del suo corpo.

L' anno precedente aveva conosciuto un uomo che viveva in un'altra città e, dopo un periodo di innamoramento, vivevano entrambi la sofferenza della lontananza, ma la signora, in particolare, viveva in modo ingiusto la decisione dell'uomo di non andare mai a trovarla, mentre invece continuavano a scriversi sms col telefonino, alimentando in lei questo continuo conflitto di separazione.
Paragonando un altro caso simile a questo, ma molto più intenso e doloroso, posso citare la storia di una donna che aveva talmente sofferto la separazione dal marito, da avere tutto il corpo colpito da vitiligine, al punto da essere impossibilitata di esporsi al Sole, e risultare quindi senza macchie bianche, ma solo perché tutto il corpo era una macchia unica e non c'era più alcuna parte con un po' di melanina.
La storia è stata più intensa, perché l'amore per il marito era sempre stato fortissimo e reciproco, ma dopo la nascita dei bambini, nonostante il loro amore, l'uomo non era stato capace di liberarsi dalla dipendenza dalla droga. Nonostante i mille propositi e tentativi di porre rimedio, fu costretta a separarsi per il bene dei figli, sentendosi tanto impotente a gestire la situazione, quanto obbligata a vivere l'ingiustizia del fatto.
Cambiano le intensità, le localizzazioni della vitiligine, ma il conflitto alla base è sempre lo stesso.
Si può guarire dalla vitiligine? Certamente, se il processo viene risolto in tempo da non far cicatrizzare le necrosi della riduzione epidermica. Ma ovviamente la ricerca è sempre nell'individuo, non nella caccia agli anticorpi di una presunta malattia autoimmune, che non esiste.

La psoriasi
Un'altra patologia dell'epidermide. Dalla Medicina viene definita dermatosi infiammatoria cronica, con desquamazione.
Dopo un tentativo di ricondurre la causa a qualche disfunzione genetica, la conclusione rimane quella di sempre: "*Come per molte malattie autoimmuni, l'antigene che scatena la risposta immune resta oscuro*".
Ad onor del vero in molti trattati di Medicina si trova il richia-

mo al fattore psicosomatico, ma il punto di arrivo anche per questa diagnosi è il solito generico "stress".
Siamo sempre di fronte a una separazione della persona, ma con una nuova particolarità nella successione temporale del conflitto.
La tipica dermatosi a squame si manifesta quando i conflitti di separazione sono due, subiti nei confronti di due persone diverse: uno in conflitto attivo (fase di necrosi) e uno nei confronti di un'altra in fase di riparazione (fase di rigenerazione epiteliale).
A questi due conflitti può aggiungersene un terzo conseguente, che determina un aggravamento della situazione: il conflitto di "insudiciamento" vissuto dall'individuo perchè soffre della visione estetica della desquamazione dell'epidermide.
Inoltre, in quanto derivanti dal conflitto comune di separazione, ma con connotazioni un po' diverse, troviamo spesso concomitanti alla psoriasi i sintomi della vitiligine e dell'eritema diffuso.
La localizzazione sulle parti del corpo ci consente ancora di comprendere in che modo è stato vissuto il conflitto.
Una delle forme più frequenti di psoriasi è quella che appare sui gomiti. In questo caso la separazione vissuta è da intendersi come "voler essere separati" da qualcuno o qualcosa che ci fa soffrire.
Se invece riguarda la parte interna delle braccia o di altro organo avvolgente è da intendersi come "soffrire fortemente la separazione da qualcuno".
Conoscendo la funzionalità relazionale di un organo, non è difficile poi comprendere perché la ricorrente psoriasi nella cute della testa è legata alla separazione da qualcuno che ci accarezzava.
Intensità e durata dipendono sempre dall'intensità e recidiva del conflitto.

Caso 30) La psoriasi sul polpaccio sinistro

Una signora soffriva periodicamente di psoriasi solo sul polpaccio della gamba sinistra. Alla prova del battito delle mani risultò essere mancina. Questa la sua storia.
Dopo essere stata lasciata dal marito, incontrò un uomo del quale si innamorò perdutamente. Vissero per un po' di tempo un rapporto intenso, soprattutto sessualmente, anche se vivevano in

due città lontane. Anche questo rapporto però si rivelò fallimentare e gli incontri tra di loro si alternavano a continue separazioni. La donna si trovò così a vivere due conflitti di separazione, uno dal marito e uno da quest'uomo.
Un giorno cominciarono a formarsi delle desquamazioni psoriasiche sul polpaccio sinistro.
Perché in questo punto e perché sul sinistro?
La donna raccontò che, quando faceva l'amore, era solita stringere il partner sempre con i polpacci. Sappiamo che la donna è mancina, e quindi il riflesso conflittuale del partner avviene per lei sulla parte sinistra.
Ecco chiuso il cerchio della Nuova Medicina.

Caso 31) L'artrite psoriasica: "due al prezzo di una"
L' artrite psoriasica: una terminologia inventata dalla Medicina per tentare di classificare due diversi sintomi concomitanti a fronte di due situazioni diverse, con due derivazioni embrionali distinte e due conflittualità che non hanno nulla a che fare tra di loro: l'artrite e la psoriasi.
Poiché la ricerca delle cause per entrambe le patologie è ancora quella del richiamo all'autoimmunità, ci si ritrova "doppiamente scientificamente sfigati". Solo la sincronicità dei sintomi e l'ignoranza del collegamento della psiche agli organi ha potuto creare questo inevitabile errore della ricerca medica.
Ora che abbiamo visto la conflittualità a monte del programma biologico dell'artrite e della psoriasi possiamo fare chiarezza di cosa accade a una persona che si vede attribuire la diagnosi di "artrite psoriasica".
Il caso successivo è eloquente.
Una signora, rassegnata ad assumere antinfiammatori per i dolori di artrite e pomate per la psoriasi, raccontò la seguente storia a un terapeuta della Nuova Medicina.
Originaria del sud Italia, nacque in una famiglia modello; lei, primogenita, adorata dai suoi genitori, assistette alla nascita di due fratelli all'età di nove anni. Poco prima del primo ciclo mestruale, all'età di quasi dodici anni, improvvisamente muore il padre e la

madre entra in una totale depressione, incapace di reagire, con due bambini piccoli e la primogenita, appena sviluppata. La situazione obbliga la figlia maggiore ad assistere i suoi fratellini e, in parte, la madre, assumendosi di fatto il controllo di tutti.
Un ragazzo molto più grande di lei, quasi 15 anni di più e amico di famiglia, si presta ad aiutarla, mosso anche da un sentimento di amore. Lei acconsente volentieri sino a diventare di fatto ufficialmente la sua fidanzata, ma per lei, toccata dalla separazione del padre e dalla necessità di assistenza della famiglia, la figura di quell'uomo si rivelò semplicemente la possibilità di sostituire la figura paterna.
Passarono gli anni e nulla cambiò in questo equilibrio tra le parti, finché avendo raggiunto la maggiore età, si sentì formulare dal suo fidanzato-padre la proposta di matrimonio. Fu come un fulmine a ciel sereno per lei. Improvvisamente si rese conto di non aver mai amato quell'uomo e, anche se non si rendeva bene conto del perché, si trovò nella necessità di voler uscire da questa storia. Dopo anni di questa sorta di fidanzamento non sapeva però come agire. Il tempo passava e lui stringeva i tempi per le cose da programmare per il matrimonio.
Una sera lei prese coraggio e, mentre si trovava in macchina con lui, che continuava a fare progetti sul matrimonio, si fece forza e dichiarò la sua intenzione di lasciarlo, balbettando e a voce bassa. Lasciando quell'uomo però, lasciava anche una parte della sua infanzia e un rapporto con un padre figurato, ma non poteva farne a meno.
Mentre, facendosi coraggio, manifestava la sua intenzione di lasciarlo, improvvisamente sentì un forte prurito su tutta la parte destra della testa.
Era cominciata la soluzione al conflitto di volersi separare da quell'uomo. Sintomatica la localizzazione sulla testa dove si riflette chiaramente un sentito, non di natura sessuale di relazione di coppia, ma un bisogno di carezze da qualcuno che ci protegge, quale appunto la figura di un padre in questo caso.
Quell'uomo non sapeva darsi pace e continuò a insistere nelle sue richieste, tanto che la donna decise di trasferirsi a Roma per

trovare lavoro, e cercare di continuare ad aiutare la sua famiglia. A Roma, finalmente, la donna conobbe un altro uomo del quale si innamorò perdutamente. Il rapporto durò un po' di mesi, ma presto cominciarono ad avere dei problemi di relazione e lui iniziò un balletto di molla-riprendi, facendo vivere alla donna momenti d'amore e di abbandono, che si tradussero per lei in una continua altalena di svalutazione e rivalutazione.
Cominciò ad avvertire dolori alle articolazioni, mentre la sua psoriasi sulla cute della testa andava e veniva, perché i due conflitti di separazione dal primo e dal secondo uomo si alternavano in fase attiva e di soluzione. A questi due conflitti si aggiungeva quello di svalutazione, provocatole dal secondo uomo: necrosi e ricostruzione del tessuto cartilagineo/osseo.
Fu necessario rivolgersi a un medico e la diagnosi fu inevitabile: due al prezzo di una, artrite psoriasica.

Caso 32) Una separazione dal figlio e dalla madre
Il caso: una signora sessantenne si scoprì, un giorno, dietro la nuca l'inizio di un processo di psoriasi, in seguito allargatasi dietro l'orecchio sinistro.
Due anni prima, nel mese di febbraio, il figlio, ultimo di tre, appassionato di armi, aveva dimenticato di rinnovare il porto d'armi per una pistola, e per un caso fortuito venne arrestato. Questo evento costituì per lei il primo conflitto di separazione, causato dall'incarcerazione improvvisa (DHS) del figlio.
Dopo circa un anno, nel mese di gennaio, la donna in questione andò dalla parrucchiera e le fu detto che aveva una piccola macchia rossa sulla cute dietro la testa. Il disturbo andò aggravandosi sempre di più sino a formare delle grosse desquamazioni, con la diagnosi di psoriasi.
Se questa patologia si era manifestata circa un anno dopo la prima separazione del figlio, ciò voleva dire che doveva aver subito una seconda separazione da un'altra persona. E questa separazione doveva essere avvenuta poco prima del mese di febbraio.
Questa la seconda parte del racconto della donna: lei aveva ancora la mamma anziana che viveva poco lontano. Il rapporto tra

di loro si protraeva da anni sulla base di un reciproco rispetto, ma la figlia si portava nel cuore un vecchio rancore.
Quando aveva dodici anni venne improvvisamente a mancare il papà. La situazione divenne difficile per tutti in famiglia e la risposta comportamentale da parte della mamma fu quella di aumentare il pugno di ferro verso i figli. Secondo il racconto della donna, furono anni di veri pestaggi e botte su di loro, sino all'inverosimile.
La donna, appena le fu possibile, scappò di casa e per anni portò dentro di sé il rancore verso la madre per i maltrattamenti subiti.
Passarono gli anni, le situazioni individuali in famiglia si stabilizzarono, ma quei maltrattamenti rimasero per lei un conto aperto.
L' anno successivo all'incarcerazione del figlio, durante le feste di Natale, la donna si trovò nelle condizioni emotive di voler definire con la madre quel rancore in sospeso e, facendosi un po' di coraggio, riuscì a chiederle perché l'avesse sempre picchiata quando era piccola. La reazione della madre, nonostante la veneranda età, fu veemente, quasi a voler riprendere quel ruolo assunto di madre severa e la risposta fu: "Ti picchiavo, perché te le meritavi!".
La donna raccontò di aver sentito improvvisamente salire un calore da dentro (DHS), e di aver odiato la madre, come se non fosse mai passato tutto quel tempo dall'infanzia. Ma quella "bomba" non era scoppiata per niente. Nei giorni seguenti, dopo che quello sfogo aveva riattivato nelle due donne una vecchia situazione in sospeso, si ebbe una graduale, ma autentica riappacificazione della figlia con la madre, con alterni chiarimenti da parte delle due. In sostanza quel chiarimento riaprì la ferita della sua separazione dalla madre, ma nel contempo portò a riabbracciarsi madre e figlia.
Il racconto si arricchì anche del dettaglio della psoriasi dietro l'orecchio sinistro. Comparve il lunedì successivo quando, terminata la visita alla madre, sentì il bisogno di tornare indietro e fare quello che non aveva mai potuto in tutta la sua vita: abbracciarla forte.
Provate a indovinare quale fu la migliore terapia per la sua psoriasi sulla testa? Ogni volta che andava dalla madre si faceva mettere le sue mani sulla testa, dicendo di sentire così un forte

calore di benessere, ma, il cui principio attivo terapeutico era semplicemente il legame ricostituito tra una madre e una figlia.
Se avete cominciato a cogliere la bellezza della Nuova Medicina, è giusto che ne cogliate anche la difficoltà dell'indagine necessaria, ma che diventa più semplice se si resta nella precisione biologica degli eventi.

La struttura ectodermica dell'occhio: la separazione visiva
Altri esempi di conflitto di separazione che riguardano altri organi sono riportati nel prospetto finale dell'ectoderma.
In questo testo, con finalità solo divulgativa, ho toccato solo parzialmente il discorso dell'occhio. Ci vorrebbe un trattato intero per quest'organo straordinario. Ma, per una verifica del sistema dell'ectoderma, esporrò alcuni esempi del conflitto funzionale di quest'organo e quindi connessi alla conflittualità di separazione visiva.
Riconosciamo l'epitelio pavimentoso di origine ectodermica nella struttura esterna delle palpebre e della congiuntiva, nella cornea e nel cristallino dell'occhio e nei dotti lacrimali.
Anche qui si può verificare il riflesso su di una di queste parti a seconda del sentito conflittuale della separazione nelle sue diverse connotazioni.
Una separazione visiva da qualcuno, vissuta in modo temporaneo e non troppo forte, tocca le palpebre e la congiuntiva. Questi i casi chiamati dalla Medicina classica di blefarite o congiuntivite. Il fenomeno, ovviamente, viene diagnosticato nella fase di soluzione del problema, quando cioè il conflitto è risolto e osserviamo la fase infiammatoria.
Questi sono i casi molto frequenti che capitano, per esempio, ai bambini che perdono di vista per un po' di tempo uno dei due genitori e poi lo rivedono.
Se la separazione visiva è un po' più forte può toccare la cornea e, dopo la fase conflittuale ulcerativa, avremo la fase di soluzione con quella che viene chiamata cheratite, cioè una fase di offuscamento temporaneo con edema della cornea.
Quando la separazione è vissuta molto intensamente, con forte

sofferenza, l'ulcera va a ridurre il cristallino dell'occhio.
Il senso biologico della riduzione della convessità del cristallino è quello di poter veder più da lontano la persona che si sta allontanando. In fase di soluzione del conflitto si ha l'offuscamento del cristallino ed è quello che viene chiamato cataratta.
Assistiamo invece all'ulcera dei dotti lacrimali quando la persona soffre di un conflitto visivo, per cui vuole o non vuole essere visto.
Vediamo un caso vissuto in cui sono toccate alcune di queste parti dell'occhio.

Caso 33) Blefarite e continua lacrimazione degli occhi, con prevalenza della parte sinistra
Questo è un caso un po' più articolato, perchè troviamo implicati non solo due organi distinti dell'ectoderma: l'epitelio pavimentoso delle palpebre e dei dotti escretori delle ghiandole lacrimali, ma anche le ghiandole lacrimali connesse all'endoderma.
Chiaramente i tre organi distinti sono coinvolti a seguito di tre conflitti diversi.
È un caso vissuto da una giovane donna, single e con i genitori anziani.
Un anno, dopo le vacanze estive, tornando al lavoro, cominciò a soffrire di arrossamento alle palpebre e gli occhi, specialmente quello sinistro, cominciarono a lacrimare con sempre maggior intensità e frequenza, procurandole un notevole fastidio, specie sul lavoro. Questo fastidio si protrasse per diversi mesi.
La sua storia è singolare e particolare (ma così sto solo ripetendo la meraviglia e la singolarità di tutte le storie; cominciamo a capire che **non esistono più i protocolli, ogni caso ha uno sviluppo a sé).**
La vita di questa persona era allietata da un'amicizia molto intensa, coltivata e alimentata affettivamente, con un'altra donna, più anziana di lei. Quest'amica era rimasta vedova e in seguito aveva perso anche la sua "tata", che, per anni l'aveva accudita sino a tarda età. I due lutti la portarono a stringere maggiormente la sua amicizia con la donna più giovane.
Il rapporto era sincero e completava la personalità delle due donne. L'amica, in particolare, si nutriva della compagnia della

nostra giovane donna, sino a soffrire per quelle volte che, necessariamente, non poteva farle compagnia per lavoro o motivi famigliari. Ma anche i genitori di quest'ultima reclamavano sempre più attenzione da parte della figlia.
Dopo diversi anni la giovane cominciò a rendersi conto che l'avanzare dell'età, sia dei propri genitori, sia della sua amica, le rendeva sempre più difficile contemperare le esigenze di entrambi, procurandole un sentimento di impotenza e quasi di rammarico, quando avvertiva di non riuscire ad accontentare tutti come avrebbe sinceramente voluto, oltre al timore sempre più forte che qualcuno di loro si potesse ammalare.
La distanza, poi, di quasi 30 km tra le abitazioni dell'amica e dei suoi genitori la obbligava nei weekend ad alternare le sue visite. Ciò comportava per lei un conflitto recidivo di soffrire le lamentele dei suoi genitori, quando si recava dall'amica, e il silenzio un po' rammaricato dell'amica, quando lei si fermava dai genitori. Spesso però, il silenzio apparentemente comprensivo, era rotto da frasi come "Però torni presto, vero?...Ma non ti fai più vedere!...domenica, però vieni da me".
Tutti insomma avevano bisogno della sua dolcezza e compagnia, così come lei avrebbe voluto avere il dono dell'ubiquità per soddisfare tutti.
Poiché la biologia evolutiva non ci concede ancora il dono dell'ubiquità, lei non poteva che soffrire il conflitto di separazione visiva, che in primo luogo le procurò una blefarite alle palpebre, a seguito del conflitto semplice di separazione visiva. Poi attivò continuamente un duplice conflitto:
a) voler vedere l'amica, quando era dai genitori e, viceversa, voler vedere i genitori quando era dall'amica;
b) non voler essere vista da entrambi, per la difficoltà di gestire la situazione.
Per questi conflitti cominciò a ulcerare i dotti lacrimali. Nello stesso tempo però le richieste da parte dell'amica più anziana cominciarono a essere sempre più insistenti e difficili da esaudire, sino al punto da portarla spesso a cercare di liberarsi da quell'obbligo di vederla. Quest'ultimo conflitto attivò la funzio-

ne secretoria delle ghiandole lacrimali, con un continuo processo di lacrimazione che, assommato ai precedenti conflitti di separazione visiva, con successive attivazioni e riparazioni, le causavano continue lacrimazioni e tumefazioni, con stasi e rigonfiamento delle ghiandole lacrimali.
È importante rilevare la precisione e la distinzione da usare per questo caso. La ghiandola lacrimale coinvolta era per lo più quella sinistra, perché per gli organi dell'endoderma la parte sinistra è preposta a buttar fuori "il boccone" (in questo caso liberarsi di qualcosa che non si vuole più vedere).
Nel contempo i processi fisiologici derivanti dall'ectoderma erano più acuiti sulla parte sinistra, perché, per lei destrimane, la preoccupazione maggiore era rivolta verso la madre, ma viveva in modo madre-figlia anche il rapporto d'amicizia verso l'altra.
Questa continua altalena di incontri e di pseudo abbandoni non si può comprendere se non si fa ancora una volta l'anamnesi giusta della persona in questione: una ragazza con un forte radicato senso del dovere e della responsabilità, quindi facile al senso di colpa; ligia al dovere famigliare e lavorativo, con la continua ansia di non avere il tempo di ottemperare a tutti gli obblighi.
I medici interpellati vagarono attraverso le solite diverse ipotesi: allergia, contatto, fattori ambientali. Le terapie: le solite gocce cortisoniche o antibiotiche.
Secondo la Nuova Medicina fu invece fatto un lavoro minuzioso, prima, sull'individuazione del conflitto, non così facile da scoprire, poi sulla possibilità di farle riuscire a vivere il rapporto con entrambe le situazioni in modo non conflittuale. C'è voluto un po' di tempo, ma il disturbo, salvo qualche recidiva, migliorò molto.

Il carcinoma duttale

Se non fosse perché circondato dal grande alone dell'incubo della parola tumore si potrebbe trattare di questa patologia al pari di tutte quelle dell'ectoderma e comprenderne semplicemente il programma fisiologico.
Siamo di fronte a una delle patologie più temute dalle donne, oltre che una delle più frequenti. Nello stesso tempo è innegabi-

le che le statistiche di guarigione secondo la Medicina ufficiale siano sempre più favorevoli. Il prezzo da pagare però è alto: l'asportazione totale del seno o un intervento di quadrantectomia. A questo riguardo possiamo aprire una parentesi in generale sugli interventi chirurgici di asportazione di un organo.

Allo stato attuale delle cose, cioè in un regime di paura totale del "male maligno", del "cancro infiltrante", a tutti noi parrebbe logico e provvidenziale asportare del tutto il "male", preferendo questo tipo di soluzione a ogni altro intervento curativo.

Effettivamente, anche lo stesso Hamer concorda sull'utilità a volte di un intervento chirurgico in quelle parti del corpo dove sia necessario, ma soprattutto quando si può in questo modo interrompere un'eccessiva fase vagotonica di riparazione, la cui manifestazione sintomatica può diventare essa stessa motivo di conflittualità per il paziente e quindi di possibili nuove recidive.

Prima delle conclusioni, però, vediamo il processo fisiologico del carcinoma duttale.

I cosiddetti tumori al seno, secondo i foglietti embrionali della Nuova Medicina, sono di tre tipi: l'adenocarcinoma alle ghiandole mammarie, il carcinoma duttale e, anche se meno frequente, ma scambiato per un tumore, la ricrescita del tessuto connettivo del seno in fase di soluzione del programma del midollo cerebrale.

Ho riportato nel prospetto finale relativo al programma del cervelletto il processo dell'adenocarcinoma alle ghiandole mammarie, come risultato di un conflitto di attacco "al nido", cioè quando la donna sente improvvisamente un pericolo o una disputa nel nido per il partner o i figli.

Per il carcinoma duttale, invece, occorre spendere qualche parola in più, data la sua frequenza.

Dal punto di vista evolutivo i dotti lattiferi dei seni costituiscono un'invaginazione, attraverso i capezzoli, dell'epidermide esterna. La loro funzionalità biologica è appunto quella di consentire il deflusso del latte materno dalle ghiandole al capezzolo.

L'attivazione del processo di allattamento è conseguente al programma ormonale della gravidanza, ma la funzione femminile della maternità è sempre latente in una donna dopo il primo

ciclo mestruale.
Il conflitto biologico e la correlata DHS che incidono sui dotti lattiferi è **il conflitto di separazione, nel senso di "mi è stato strappato dal seno**".
Se applichiamo questo conflitto alle regole della lateralità, rileviamo che una donna destrimane vivrà questo conflitto sul seno sinistro in rapporto a un figlio o alla madre; sul seno destro in rapporto al partner o al padre.
Opposta risulterà la lateralità per la donna mancina.
E' dunque ancora un conflitto di separazione, ma la connotazione, questa volta, interessa il sentito tipicamente femminile e materno della donna e, di conseguenza, la separazione non è un semplice distacco, come per l'esempio dell'eritema sul fianco del caso 25, ma coinvolge la donna in modo molto più forte, sino a interessare la fisiologia della tipica funzione femminile di nutrimento; questo avviene con frequenza maggiore nei confronti dei figli e del partner.
I casi che coinvolgono ed esprimono questo "sentito" femminile sono veramente tanti. Riporto solo alcuni esempi che possono tradursi in un'attivazione del programma dei dotti lattiferi.
Verso i figli: un figlio all'improvviso scappa di casa, una donna col suo bambino viene sbattuta fuori di casa dal marito, un figlio viene rapito dal marito separato.
Verso il partner: il marito se ne va con un'altra oppure la donna soffre particolarmente di una separazione legale dal partner.
Situazioni analoghe si configurano spesso anche nei confronti della madre, interessando il seno sinistro delle figlie destrimani o quello destro delle figlie mancine.
Attenzione: ancora una volta occorre precisare che gli esempi citati non sono da considerare nella loro oggettività, ma è sempre e solo al "sentito" vissuto della donna, in seguito a una DHS, a cui bisogna far riferimento.
Quindi, una per tutte, se un figlio scappa di casa, si attiva il programma dell'ectoderma dei dotti lattiferi, solo se la mamma vive questo fatto come uno strappo dal suo seno.
Il processo bifasico del carcinoma duttale è semplicemente quel-

lo già visto in generale per l'ectoderma.
Con la DHS si produce immediatamente una riduzione del tessuto epidermico che avvolge la parte interna dei dotti. Tale riduzione è in sostanza un allargamento ulceroso. Il senso biologico è facilmente comprensibile: far defluire il latte prodotto.
E' un senso biologico che noi uomini facciamo fatica a comprendere, ma il discorso è prevalentemente connesso al genere femminile, al quale non è difficile capire di cosa stiamo parlando.
Dal punto di vista fisico è lo stesso processo meccanico che ci viene propinato per consumare più dentifricio: basta allargare la sezione del tubo del dentifricio.
Questa fase ulcerativa è ovviamente sconosciuta alla Medicina classica, perché con le mammografie si va solo alla ricerca dei noduli, che finalmente vediamo nella seconda fase del processo bifasico: quella di riparazione.
Infatti, come abbiamo già visto in tutti i processi precedenti, dopo la fase ulcerativa si forma una tumefazione dell'epitelio che riveste i dotti. Questa riparazione, per così dire infiammatoria, va in un primo tempo a ostruire i dotti, con conseguenti rigonfiamento, arrossamento e un po' di dolore al seno. Se poi il fenomeno è più accentuato e va a toccare gran parte dei dotti lattiferi, allora si dice che ormai il cancro si è già infiltrato in tutto il seno.
Nell'ultimo testo di Hamer questa fisiologia è ampiamente documentata con il riferimento ulteriore allo stesso processo che accade in natura anche agli animali: la fotografia della mammella di Mecky, la capra di Hamer, gonfia di liquido. Si tratta della fase di riparazione (un nuovo capretto) da parte della capra dopo che antecedentemente le era stato ucciso il suo piccolo.
Ignorando tutto questo semplice processo fisiologico e ignorando la conflittualità psichica sottostante, è chiaro che la Medicina può continuare a pretendere di vantare successi semplicemente continuando ad amputare seni e a...ricostruirli.
Lo abbiamo già detto: anche questo è un modo di risolvere il problema, così come sarebbe possibile amputare tutto ciò che è amputabile per esser sicuri che in quella parte non saremo più toccati dal tumore.

Al riguardo si sente spesso dire di amputazioni preventive, cioè di donne che si tolgono i seni, solo perché hanno paura di un possibile tumore, o magari perchè la mamma ha avuto un tumore al seno. Ma, poiché l'interesse primario resta la salute del paziente, si può senz'altro convenire che la soluzione di "togliere" rimarrà ancora per molto quella ideale, anche al prezzo di un seno in meno.
Nel frattempo sono sempre di più i casi di donne che, consapevoli del processo biologico, possono dire di aver superato serenamente il loro conflitto e aver portato a termine il programma bifasico.
Riporto di seguito un caso vissuto.

Caso 34) Il figlio unico decide di andarsene

Una signora, mancina, felicemente sposata e con un figlio unico, vive il calore della sua famiglia. Il figlio cresce bene ed è uno dei migliori a scuola.
Ma i tempi belli passano in fretta.
Il ragazzo si trova presto all'università e, al secondo anno di corso, un giorno, comunica alla madre la sua intenzione di prendersi un piccolo appartamento in affitto e di uscire di casa. Non c'era alcun motivo di disaccordo, era solo una sua intenzione di godersi la libertà.
Per la donna fu "un fulmine a ciel sereno", mai più avrebbe pensato di veder uscire così presto il suo bambino, perchè per lei era ancora il suo bambino. Cercò invano di accampare alcuni pretesti per far rimandare la decisione, ma, alla fine, si rese conto che la sua sofferenza era solo motivata dal fatto di non sapersi rassegnare di perdere quel figlio adorato.
La decisione venne attuata. Si cercò un appartamento comunque vicino alla famiglia. Passarono alcuni mesi e un giorno la donna, mentre faceva la doccia sentì un nodulo nel seno destro (era mancina, quindi la lateralità coinvolta per il figlio è sulla sua destra). Lei conosceva molto bene la Nuova Medicina e, dopo alcuni collegamenti ai fatti, le fu chiaro tutto il processo.
La diagnosi era certa: carcinoma duttale infiltrante. Però, nonostante l'allarme dei famigliari e le raccomandazioni dei medici e del marito, tranquillizzò tutti e semplicemente aspettò la fine di un

programma di guarigione già in atto. Ovviamente ora lei sta bene, si gode la gioia di un figlio, ormai adulto e prossimo alle nozze.

L'effettiva, e apparentemente troppa, semplicità del caso enunciato non può certo esaurire e farci superficialmente chiudere la trattazione dell'argomento.
Anzi, ho riportato volutamente questo semplice caso, perché mi consente di aprire un capitolo molto importante per la comprensione esatta delle 5 Leggi Biologiche e la loro applicazione nella realtà.
Il processo bifasico, nella sua comprensione didattica è indubbiamente semplice, e lo scopo di questo testo è iniziare il primo passo verso la comprensione dei programmi biologici.
Ma la realtà biologica, nelle sue molteplici manifestazioni, può risultare più complessa, soprattutto se si considerano le ipotesi sempre ricorrenti dove l'intensità e la durata del conflitto producono proporzionalmente dei processi, e quindi dei sintomi, più forti e accentuati.
Dopo la prima comprensione delle Leggi Biologiche, ridurre tutto a un semplicistico programma della Natura **e sostenere che basta non far niente, perché tutto passa, è l'errore più frequente degli apprendisti terapeuti di Nuova Medicina**.
Il caso sopra riportato dimostra che la soluzione biologica ed essere riusciti a portare a termine il programma bifasico è potuto accadere per due motivi principali che hanno reso semplice tutto il processo; primo, perché la donna in questione aveva subito un conflitto di separazione dal figlio, con una DHS intensa, ma breve nel tempo; secondo, perché la persona era al corrente di cosa sarebbe accaduto e, avendo conosciuto io personalmente lo svolgimento dei fatti, posso confermare che non si era nemmeno rivolta a un terapeuta della Nuova Medicina.
Per valutare la rilevanza di un processo biologico occorre quindi saper valutare prima l'intensità del processo in atto, poi, in secondo luogo e soprattutto, la possibile recidiva conflittuale in sospeso.
In altre parole, e più semplicemente, se su una ferita dell'epidermide si continua a ripetere la situazione conflittuale della

necrosi è chiaro che, grossa o piccola che sia la ferita, il processo sintomatico può arrivare a degli eccessi di riparazione, sino al paradossale superamento del limite conflittuale oltre il quale la soluzione biologica è la morte.
Questi concetti ci riportano ai primi assunti riportati nell'esposizione della tipologia conflittuale, per cui alla base delle Leggi Biologiche resta sempre e comunque valido il principio che la vita ci chiede di risolvere i conflitti in tempo utile, altrimenti la morte diventa l'inevitabile soluzione biologica.
Quando non si riesce a risolvere i conflitti in tempo utile? Sostanzialmente in due casi: quando il conflitto è troppo grosso e quindi il programma biologico è troppo espansivo, oppure quando lo stesso conflitto viene reiterato così tante volte nel tempo da ledere i tessuti fisiologici.
I programmi biologici del nostro corpo sono come i programmi di un'autovettura, sono previsti per consentire un viaggio in sicurezza, ma nei limiti e nel tempo consentiti. Se sgarriamo da questi limiti uscendo di strada, i paraurti o le fiancate della macchina ci salveranno, ma se andiamo a 200 all'ora contro un muro, superiamo il limite meccanico della vettura. Così se continuiamo ad aver bisogno di tenere schiacciato il piede sui freni, alla fine si usureranno e, se non li ripariamo, il successivo ostacolo diventerà deleterio per la nostra macchina.
L'approfondimento della rilevanza dell'entità e della durata conflittuale ci consente di comprendere i due seguenti e opposti casi che si possono rilevare nel conflitto di separazione del seno.
Il primo riguarda le innumerevoli piccole e brevi separazioni vissute dalle donne, nelle relazioni famigliari, molto più semplici del caso esposto all'inizio.
Sono situazioni che si ripetono sempre nella vita di una donna e che si traducono in altrettanto piccoli processi bifasici, non rilevati clinicamente data la loro piccola intensità, ma che dopo un po' di tempo e di recidive conflittuali, fanno dire all'esame mammografico che nel seno ci sono un po' di microcalcificazioni; le quali altro non sono che soluzioni di altrettante piccole separazioni.

Diverso e molto più importante, è comprendere il caso più grave, che può anche portare al decesso, dove, assolutamente, non ci si deve fermare alla banale e riduttiva considerazione di non fare nulla perché si dice che il processo di vagotonia è una guarigione e quindi il corpo guarisce da solo.
Questa è l'errata e micidiale diagnosi degli **apprendisti hameriani**.
Mi riallaccio al caso di una signora in Germania, morta tra atroci sofferenze per un tumore al seno e portato ad esempio dai denigratori delle scoperte di Hamer.
Il caso riguarda appunto una donna che decise di non fare nulla per il suo seno, perché le era stato detto che il processo di vagotonia sarebbe andato a termine da solo.
Ora in primo luogo non sappiamo quale fosse il suo conflitto originario ma, soprattutto, se questo fosse effettivamente risolto. L'aggravante che determinò invece un processo necrotico senza fine furono gli esami della biopsia o dell'agoaspirato. Questo tipo di esami determina spesso il deflusso del processo fisiologico in atto, causando formazioni pustolose, che inevitabilmente portano all'ulteriore conflitto di deturpamento e di schifo, che producono un ispessimento protettivo del derma. A questo seguono i processi di caseificazione del mesoderma e quindi il seno emana un odore di formaggio marcio. Il tutto innesca un processo di continui conflitti che, oltre un certo limite, diventa inarrestabile.
Con l'andar del tempo, l'azione biologica della paura, aggravata dal sentirsi soli ad affrontare una battaglia personale contro tutti i famigliari e la Medicina accademica, prende il sopravvento, non senza procurare da ultimo il conflitto biologico del profugo, con l'inevitabile ritenzione di liquidi e aggravamento dei sintomi.
Un intervento certamente migliore per la salute della donna citata si sarebbe potuto attuare, anche prevedendo l'eventuale amputazione del seno quale ultima soluzione non biologica, ma che l'avrebbe tenuta in vita.
In definitiva si comincia a delineare la difficoltà di applicare correttamente i principi delle Leggi Biologiche.
Ci vuole ancora tempo per passare dalla parte della non paura e dell'accettazione dell'equilibrio conflittuale che ci tiene in vita.

Per ora è già molto realizzare che la brevettata sequenza di nucleotidi BRCAA non c'entra nulla nella causalità del tumore al seno, ma è sempre l'individuo, in questo caso la donna, a subire un conflitto di separazione e che il BRCAA si può anche modificare, in presenza di un conflitto, così come si modificano tutti i relativi processi fisiologici connessi all'organo.

b) Il conflitto di territorio

Siamo arrivati al secondo conflitto biologico da trattare per l'ectoderma.

La necessità biologica di conquistare e mantenere un territorio fu certamente conseguente all'importanza vitale di procurarsi uno spazio sia per cacciare, sia per risiedere con il gruppo o procreare e far crescere i piccoli.

Oggi usiamo termini nuovi, ma non sono altro che sinonimi moderni dell'antichissimo e biologico termine "il territorio". Non diciamo nulla di diverso riferendoci alla proprietà privata, allo spazio o zona di lavoro, e in tutte le loro sottospecie dal più semplice "questo è il mio armadio" al più complesso "mega-ufficio".

Consideriamo la proprietà privata come una conquista concettuale del mondo civilizzato, ma non è altro che un diritto codificato di una necessità biologica nata agli albori dei primi raggruppamenti sociali, oggi solo un po' meglio articolata e garantita da leggi punitive, in caso di violazione.

Con questa visione delle cose è più comprensibile il fallimento degli ideali del comunismo politico in merito alla proprietà privata, solo ideologicamente e teoricamente più equi sulla carta, ma, almeno per ora, impossibili da attuare nella pratica, finché gli esseri umani avranno bisogno di assolvere con il possesso-proprietà del territorio le loro primordiali e antiche necessità di sopravvivenza.

Il territorio, inteso come spazio di caccia e di procreazione, va prima conquistato, poi delimitato e quindi protetto; questi obiettivi sono stati da sempre prerogativa della parte maschile. Solo di recente, nella storia dell'uomo, la rivendicazione di pari diritti, da parte del genere femminile, ha visto estendere questi obiet-

tivi anche alle donne.
Non intendo aprire l'ennesima disquisizione su maschilismo e femminismo, ma non si comprende perché le pari opportunità (assunte anche a dicastero dello Stato) non prevedano che l'uomo debba ambire a fare lavori domestici o restare a casa ad accudire i figli. Dobbiamo riconoscere in tutto questo un civile progresso di emancipazione della donna? Certamente si! Ma molto a scapito della donna stessa che, purtroppo, si ritrova a fare da mamma, casalinga, e ad assumersi il ruolo maschile di conquista e mantenimento del territorio, con estremo dispendio di energie e a discapito di un antico equilibrio biologico della famiglia.
D'altra parte, c'è da chiedersi se la realtà odierna, che vede il genere femminile sempre più coinvolto in mansioni lavorative, non sia così tanto a favore di un'emancipazione della donna, quanto invece il frutto di una necessità inderogabile causata da una società di consumi, che obbliga tutti ad andare a lavorare.
Ribadisco che al nostro studio non interessa il merito delle problematiche sociali nella ripartizione dei ruoli tra l'uomo e la donna, ma l'evoluzione di questi rapporti ci consente di comprendere come molti conflitti biologici, tipicamente strutturati e connaturati alla fisiologia degli ormoni maschili, si stanno gradatamente adattando come sentito biologico anche alle donne. Così accade che molte delle cosiddette patologie maschili, dall'infarto cardiaco all'aumento del tasso di colesterolo, stanno riguardando sempre più anche il genere femminile.
Originariamente diverso era il ruolo della donna in rapporto alla sua disposizione nel territorio. Non dovendo cacciare, ma solo provvedere all'accudimento e al nutrimento della prole, rimaneva chiusa nel suo antro o caverna, per non dire semplicemente "in casa" fino a pochi decenni fa. Per questo non necessitava lo sviluppo della forza, dei peli sul corpo e l'aumento dell'altezza. Se con l'urina si segnava, e si segna ancora tra gli animali, lo spazio territoriale di competenza, non è difficile comprendere perché ancora oggi vediamo l'originaria posizione, assunta dalla donna per urinare su uno spazio circoscritto e limitato intorno a sè. Non c'era bisogno di correre a segnare in dimensio-

ne i confini di uno spazio conquistato; alla donna era, ed è ancora, sufficiente urinare sul posto per far "sentire" al suo compagno dove si trova.
L'organo del corpo al quale si ricollega la funzionalità di **conquista del territorio**, di competenza tipicamente maschile, è l'intima delle arterie coronariche, necessarie per conquistare e difendere il territorio con una maggiore irrorazione al cuore.
Gli organi invece ricollegati alla funzionalità di controllo e di **delimitazione dei confini territoriali** sono il bacinetto renale, l'epitelio pavimentoso degli ureteri, della vescica e dell'uretra.
Quando conquistare il territorio, inteso in senso lato come spazio del nostro operare, diventa un problema e coinvolge emozioni come il rancore o la paura, vengono coinvolte altre parti di epitelio pavimentoso.
Si suddividono per **il rancore nel territorio**: la mucosa della piccola curvatura dello stomaco e del duodeno, i dotti epatici e quelli pancreatici.
Il controllo del territorio presuppone inoltre il superamento di un possibile conflitto di **minaccia territoriale**, e allora attiveremo gli organi che ci consentono di avere più energia fisica, che tradotto in termini fisiologici vuol dire immagazzinare più ossigeno, da qui l'interessamento della mucosa della laringe, degli archi branchiali e di tutti i bronchi.
Per la donna esiste un'ulteriore connessione particolare che interessa l'epitelio pavimentoso del collo dell'utero ed è relativa al **conflitto di frustrazione sessuale**, nel senso di non essere posseduta dall'uomo.
Un altro epitelio esterno è quello della mucosa del retto, preposto al **conflitto di identità**, nel senso di non sapere più dove collocarsi o quale decisione prendere.
Non entro nel merito, ma per chi approfondirà l'argomento sarà possibile rilevare come questo conflitto si rifletta in modo diverso tra i destrimani e i mancini.
Questi in sintesi i principali collegamenti funzionali degli organi legati al conflitto territoriale.
Passando alla trattazione dei casi sarà più chiaro il processo e il

senso biologico connesso.
Il processo fisiologico che avviene in tutti questi tessuti è quello già visto per il conflitto di separazione, cioè una necrosi o un'ulcera dei tessuti durante la prima fase del conflitto attivo, seguite da una fase di riparazione dei tessuti con conseguenti gonfiori e arrossamenti.
Diverso però è il senso biologico di questo processo per il conflitto di territorio. Mentre per il conflitto di separazione lo scopo è quello di una diminuzione sensoriale per non soffrire della mancanza di contatto fisico, conseguente alla separazione, per gli organi preposti al controllo del territorio il senso biologico della riduzione di funzione, in conflitto attivo, è quello di aumentare la funzionalità dell'organo interessato, consentendo, tramite una riduzione del tessuto, e quindi un allargamento, un maggior deflusso di sostanze preposte allo scopo: sangue, urina, ormoni.
La seconda fase di vagotonia, dopo la soluzione del conflitto, sarà conseguentemente di ricostruzione e rigenerazione per il ritorno all'equilibrio originario, con l'innalzamento dei valori enzimatici.

Il raffreddore
Inizio la trattazione dei casi con il raffreddore. Più che una patologia, un disturbo tanto diffuso quanto fastidioso, considerato per questo e da sempre come "il semplice raffreddore", ma per il quale, oltre a sembrare non esserci soluzione per eliminarlo, poco si riesce a fare per "guarire", limitandosi la farmacologia a degli interventi terapeutici solo lenitivi.
Non posso nascondere un certo entusiasmo nella trattazione del raffreddore secondo le Leggi Biologiche, perché quando ho realizzato il programma e il senso biologico di questo disturbo, mi è risultato subito molto più chiaro l'agire della Natura con i suoi processi biologici.
E' per me un'altra occasione per ribadire l'utilità dell'approccio conoscitivo delle scoperte di Hamer tramite i casi più semplici, specie per chi si accosta per la prima volta.
Anzi, se ad Hamer dobbiamo riconoscere il diritto e l'entusiasmo di intitolare l'ultimo suo libro: "Il Cancro e le altre malat-

tie", per noi, che dobbiamo appena cominciare a destrutturare il tutto, sarebbe didatticamente più utile poter leggere un testo: "Il raffreddore e le altre malattie".
D'altra parte questo è il proponimento del libro, già annunciato nella prefazione.
Nell'ambito della Medicina classica si è assistito recentemente a una parziale ammissione che questa patologia, nonostante il termine, non avrebbe nulla a che fare con il freddo, inteso come causa scatenante.
Infatti, se proviamo a essere semplicemente logici, se il freddo o, se volete, gli sbalzi di caldo e freddo, fossero la causa del raffreddore, dovremmo riscontrare, diciamo dalla Svizzera in su, una percentuale molto più alta di casi e tanto più in aumento, quanto più intenso è il freddo. All'opposto nei paesi caldi, tipo l'Africa, il raffreddore dovrebbe essere pressoché sconosciuto. E questo non accade.
Peraltro, anche se dalla Medicina ufficiale raccogliamo questa nuova ammissione, ritengo che passerà molto tempo prima che venga sradicata la premurosa attitudine delle mamme a "imbacuccare" i propri bambini, per il timore del raffreddore.
Comunque per non scombinare troppo le vecchie credenze si continua a concedere al freddo la valenza di concausa, mentre si attribuisce, soddisfatti, la causa vera del raffreddore alla scoperta di una molteplicità di virus (adenovirus, rinovirus ecc.) quale presunti e reali responsabili di questo male. E perché la Medicina, dopo tanti successi e progressi, non riuscirebbe a sconfiggere questo disturbo? Perché i virus responsabili sarebbero troppo furbi e la loro replicabilità indiscriminata e incontrollabile renderebbe addirittura vano ogni tipo di vaccino.
Ogni anno assistiamo quindi alla preparazione di nuovi e miracolosi rimedi, ma tutti palliativi.
Siamo ancora una volta di fronte a un errore diagnostico, originato dal solito e ormai consolidato sistema d'indagine riduzionistica, limitata all'osservazione e analisi dei sintomi.
La ricerca della causa è la stessa del nostro extraterrestre che si limita a osservare la presenza dei pompieri, così la scoperta dei virus viene diagnosticata come la causa del raffreddore.

Il rimedio: uccidiamo i virus, come dire "eliminiamo i pompieri". Per fortuna, mentre ci si accanisce con i rimedi più diversi, le Leggi Biologiche fanno silenziosamente il loro lavoro e, dopo qualche giorno, i virus (i pompieri) comunque finiscono il loro compito biologico.

Nessuno però ci dice da dove arrivino questi virus o come passino da un naso all'altro, così come sia possibile che in una famiglia o in una comunità alcuni nasi siano colpiti e altri no. Le risposte spaziano, dalle diverse difese immunitarie alle probabilità statistiche di schivarli.

Bene! Ora lasciamo queste vaghe risposte della Medicina e passiamo invece a vedere il meccanismo biologico che si instaura nei nostri nasi.

Nella curva della bifasicità ciò che noi chiamiamo raffreddore costituisce la seconda fase, quella vagotonica e fase calda, con la presenza di muco e qualche volta con un po' di febbre; una fase, ripetiamolo, da considerarsi di riparazione a un precedente conflitto soluzionato.

Quale dunque il conflitto biologico imputabile alla prima fase, quella simpaticotonica, fase fredda e asintomatica?

Abbiamo già iniziato il discorso, nel capitolo dell'endoderma, a proposito della funzione olfattiva. Nel rilevare la funzione biologica demandata all'olfatto, abbiamo chiarito l'importanza di discernere gli odori, al fine di consentire l'accesso di un boccone attraverso la bocca.

Non è sufficiente però la conoscenza del boccone che abbiamo davanti per consentire l'ingresso in bocca. Basta una minima percezione che il cibo sia avariato per bloccare l'alimentazione. La funzione tipica del controllo dell'olfatto è ancora più evidente quando ciò che ci proponiamo di assumere è a noi sconosciuto e nessuno degli altri sensi, vista e tatto, ci forniscono notizie utili sulla sua bontà. Allora, istintivamente (cioè biologicamente) portiamo il potenziale boccone al naso.

Abbiamo già visto che la finalità non è quella di riconoscere la gradevolezza di un odore, ma quella di riconoscere se quell'alimento sia biodegradabile o no. Sono funzioni arcaiche, non c'è

bisogno di conoscere la scienza dell'alimentazione, né tanto meno di avere nozioni di chimica organica.
Queste reazioni avvengono solo e grazie alla chemiocezione olfattiva che ci fornisce la più alta possibilità di discriminazione su cui fare affidamento.
Merita, per inciso, ricordare che l'uomo, tra gli esseri viventi, non è tra i più dotati dal punto di vista di efficienza della capacità olfattiva. Per questo motivo viene definito "microsmatico", cioè meno dotato nella discriminazione degli odori, rispetto ai "macrosmatici", come ad esempio i cani e i gatti, nei quali troviamo un numero cento volte maggiore di cellule recettoriali nella mucosa nasale.
La differenza è importante, perché ci consente di capire il diverso stratagemma difensivo adottato dall'essere umano, in ragione delle diverse condizioni conflittuali in cui si è venuto a trovare.
Infatti i nostri antenati primati hanno conquistato velocemente l'ambiente arboricolo, svolgendo le loro attività in piena luce, per cui, raggiungendo la posizione eretta, la selezione naturale ha premiato l'affinamento dell'organo della vista.
A conferma di questo scenario evolutivo è sufficiente considerare che la maggior parte dei mammiferi risulta fisiologicamente daltonica, essendo impegnati in un'attività di rilascio e di raccolta di tracce olfattive.
Il risultato opposto lo vediamo nei ciechi, che, per converso, sviluppano ampiamente le percezioni olfattive.
Posso confermare la mia esperienza personale di molti anni passati con una compagna che, praticamente cieca da un occhio, aveva sviluppato un olfatto incredibile ed era sempre la prima a percepire gli odori.
A sottolineare l'importanza vitale del senso dell'olfatto basti ricordare che le cellule nervose preposte allo scopo, subito dopo la fase embrionale, mantengono la capacità di moltiplicarsi continuamente per mitosi e sono sottoposte quindi a un incessante e peculiare processo di ricambio.
Il loro ciclo vitale dura circa 60 giorni e il loro rimpiazzo è garantito dalle cellule basali.
Ancora più straordinaria è la modalità con la quale queste cellule

vengono chiamate in causa: restano a riposo durante la normale fase di respirazione, mentre, durante la "fiutata", vengono attivate con un trasporto vorticoso verso le zone dorsali delle vie aeree nasali.
La conseguenza, oserei dire "sorprendente", di quest'azione di percezione e di controllo, la riscontriamo in un fenomeno unico del senso dell'olfatto.
La percezione degli stimoli olfattivi, come segnali piacevoli o sgradevoli, si adatta continuamente nel processo dell'evoluzione della specie umana, sino al punto di assoggettarsi alle influenze socio-culturali. Così si comprende perché alcune spezie, come l'assafetida (una gomma resinosa dall'odore acuto, ricavata dalla pianta officinale delle ombrellifere: *Ferula asafoetida*), siano gradevoli per la popolazione dell'India, mentre risultino disgustose per noi occidentali, e usiamo l'aggettivo "fetido" quale sinonimo di repellente.
Ma, senza andare a scomodare gli amici dell'India, è sufficiente osservare come ogni persona che vive per un lungo periodo in posti di lavoro in presenza di odori particolari, dal pasticciere al profumiere, arriva al punto di non avvertire più gli odori di quel posto.
In questo caso siamo di fronte a un semplice adattamento del sistema olfattivo che ha consolidato, col tempo, l'assuefazione a quell'odore particolare, consentendo alle cellule olfattive di restare "tranquillamente" a riposo, non essendo necessario vagliare la pericolosità o meno di quell'odore.
Queste premesse sulle finalità fisiologiche dell'olfatto ci consentono di affrontare il merito del conflitto attivo del raffreddore.
Innanzi tutto occorre ribadire che per il nostro organismo non v'è differenza, dal punto di vista dell'indagine olfattiva, tra ciò che è pericoloso, in quanto alimento, rispetto al pericolo figurato.
Fondamentale però per la comprensione della natura del conflitto che attiva le funzioni olfattive è la peculiare caratteristica del boccone da assumere: è **un boccone incognito**.
Forse un tempo, certamente molto lontano, anche l'essere umano non doveva essere molto dissimile dagli altri mammiferi quando, non avendo ancora sviluppato altri accorgimenti di difesa, usava molto più spesso l'olfatto per conoscere ogni novità.

Oggi lo sviluppo della consapevolezza umana, accompagnata dal progresso della conoscenza, ha ridotto questa funzionalità dell'olfatto, ma è rimasta la sua funzione fondamentale rispetto al cibo e, in generale, viene attivata ogni volta che si "fiuta una paura dietro l'angolo".
In sostanza avviene che, in presenza di un conflitto inaspettato per una situazione che, all'improvviso (DHS), ci impedisce di conoscere cosa ci sia "dietro l'angolo", si attiva la mucosa nasale. Il processo fisiologico è una riduzione dell'epitelio, e il **senso biologico** è evidente: allargare per "annusare" meglio e riconoscere se c'è un pericolo.
Quando il pericolo è stato riconosciuto e quindi si è risolto il problema, avviene il successivo passaggio: semplicemente la produzione di muco per riparare la necrosi della mucosa nasale.
Così si comprende perché il raffreddore, non potrà mai guarirlo nessuno, perché esso stesso è una riparazione della Natura, quindi un processo necessario, inevitabile e sensato.
Come dice Hamer: **non si può guarire la guarigione**.
Sono concetti nuovi, mi rendo conto, paradossalmente semplici e, in quanto sconosciuti, possono lasciare un po' perplessi.
Non c'è modo di facilitare la comprensione se non attraverso due modi: il primo, rivedere la dinamica del gioco degli alberi a pag. 31, cioè riuscire a concedersi una destrutturazione mentale, il secondo e più facile, verificare sul campo. Gli esempi di seguito sono quindi d'obbligo e chiarificatori.
Osserviamo i raffreddori più abituali: quelli dei bambini che vanno per la prima volta all'asilo. Ormai siamo abituati alla citazione ricorrente delle mamme: "...gli hanno attaccato il raffreddore".
Analizziamo il sentito di un bambino che si trova per la prima volta in un territorio nuovo, senza la protezione dell'ambiente famigliare, al pari di un cucciolo in perlustrazione. Molto di ciò che lo circonda, dai compagni alle maestre, costituiscono per lui situazioni di novità e soprattutto vive la paura dei primi pericoli che non conosce, ma che, **biologicamente**, deve poter "fiutare".
Poi, ogni volta che ritorna a casa e ritrova il calore biologico della protezione famigliare, risolve il conflitto, e la mucosa na-

sale va in riparazione.
Cominciamo così a capire che gli asili nido non sono depositi di virus, ma le prime vere scuole di vita, dove l'individuo impara a risolvere sempre di più l'incognita delle situazioni. Possiamo altresì darci una spiegazione del fatto che, crescendo, assistiamo a una riduzione nei bambini della frequenza del raffreddore. Questo perchè aumenta il controllo e la consapevolezza delle situazioni da parte dell'individuo.
Gli esempi, rivisti in questa nuova prospettiva, diventano innumerevoli e convalidanti.
Basti ricordare gli studenti che devono affrontare qualche esame importante, vissuto con l'angoscia di non sapere "cosa c'è dietro l'angolo", il processo si ripete e, dopo aver superato l'esame, si ripresenterà il raffreddore.
Spesso mi è capitato di osservare raffreddoroni scoppiati in persone che per la prima volta dovevano prendere un aereo o semplicemente andavano in vacanza in un posto sconosciuto, per non parlare poi di quelli che attivano un bel raffreddore dopo il ritiro di un referto medico sospirato.

Caso 35) Un raffreddore di tre mesi
Un esempio di recidiva: una signora con un raffreddore che non l'abbandonava da oltre tre mesi.
Eravamo ai primi di marzo e dalla fine dell'anno precedente non c'era antibiotico, o farmaco, che fosse riuscito a eliminarle il fastidio.
Ecco la sua storia: durante la festa di capodanno con i colleghi di lavoro, il suo capoufficio, pensando di farle cosa gradita, comunicò a tutti che dal primo dell'anno questa signora, assolutamente ignara (DHS), avrebbe assunto il compito dirigenziale di gestire un reparto. La notizia fu certamente piacevole per lei, ma insieme le procurò una paura costante di non essere all'altezza del compito.
Così ogni giorno di lavoro diventò per lei un continuo dove "annusare" il territorio, con conseguente e persistente ulcera dell'epitelio nasale e con altrettanta ovvia e biologica riparazione, il raffreddore. Solo dopo aver assunto il controllo della situazione il raffreddore sparì.

Molti di voi avranno già sbofonchiato chiedendosi il perché, allora, di molti raffreddori presi dopo colpi improvvisi di freddo, e comunque perché sono più frequenti d'inverno.
La risposta: è un conflitto confezionato e regalatoci dalla tradizione. Non ci hanno forse abituato le nostre mamme per decenni a metterci la maglietta di lana...perchè altrimenti ci saremmo presi il raffreddore?
La paura di prendere il raffreddore diventa essa stessa motivo di paura incognita. E allora è sufficiente iniziare una giornata coprendosi sino alle orecchie per paura di prendere freddo e, al primo colpo d'aria subito inaspettatamente, ricadiamo nel binario conflittuale.
Ovviamente questo non vuol dire che bisogna subire il freddo, è chiaro che si sta bene al caldo. Ma vi posso assicurare che, negli ultimi anni, avendo io cessato ogni paura di buscarmi un raffreddore per cause legate al freddo o alla trasmissione di virus vaganti, non ho mai più avuto un raffreddore.
Anzi no, sarei falso, una volta ebbi un grosso raffreddore. Dopo aver salutato mia figlia che partiva per Londra, tornai a casa. Dopo poche ore sentii la notizia al telegiornale che erano scoppiate delle bombe nella metropolitana londinese con molti morti. Chiamai al telefono mia figlia, ma il telefono era staccato. Solo una sua telefonata alla sera mi tolse la paura di non sapere "cosa c'era dietro l'angolo" e così, la mattina dopo, ebbi...il mio raffreddore.
Una volta scoperta la causa biologica e le fasi del programma bifasico di questo disturbo, resta la constatazione dei fastidiosi sintomi del raffreddore e allora nulla ci vieta di aiutarci con qualche rimedio di sollievo, ma la consapevolezza di stare vivendo un programma di riparazione e non patologico ci farà sopportare meglio i sintomi.
Sarà poi sufficiente la verifica di ogni raffreddore vissuto, sia in inverno che d'estate, per ritrovare la corrispondenza a un momento conflittuale di paura incognita antecedente.
Se provate ad accantonare le vostre perplessità e a riesaminare i vostri raffreddori, magari i prossimi venturi, vi sarà più facile la verifica, per credere.

Dal naso ai confini del territorio

Lo sviluppo dell'olfatto, con la sua funzione di controllo e discernimento biochimico del boccone, deve essere stato uno dei primi e fondamentali strumenti di approccio verso l'esterno dell'individuo. E, quando si parla di esterno, si deve pensare a un primo spazio di territorio circostante, dove l'essere umano ha cominciato a muovere i primi passi della conoscenza e quindi a imparare le prime modalità di controllo.

C'è da credere che i primi individui sulla Terra debbano avere sofferto di moltissimi raffreddori, visto che, inizialmente, le situazioni di paura incognita dovevano essere molte e diverse.

L'affinamento dell'olfatto, una volta consolidato (dopo milioni di anni), deve essere stato utilizzato e sfruttato per ampliare e migliorare lo spazio-territorio. E' quindi intuibile che l'individuo abbia pensato di usare la propria urina come uno strumento odoroso e del tutto personale per cominciare a "segnare" i propri confini.

Ancora oggi è evidente questa funzione negli animali, ma anche negli esseri umani permane un codice arcaico che tende ad attivare questa pratica.

In particolare segnare con l'urina non vuol dire conquistare un territorio, ma **delimitarlo con un odore**, cioè individuare dei confini, come mettere dei paletti di recinzione.

Il conflitto conseguente sarà dunque quello **di non riuscire a controllare i propri confini territoriali**.

Gli organi del corpo funzionali a questo scopo sono quelli dell'apparato urinario: il bacinetto renale, gli ureteri, la vescica e l'uretra. Il tessuto interessato è quello ectodermico dell'epitelio pavimentoso che riveste gli organi dall'interno.

Durante la prima fase del programma ectodermico, per una DHS connessa alla mancanza di delimitazione di confini, si verifica una riduzione dell'epitelio. Il senso biologico di questo è semplicemente quello di far defluire più urina, necessaria a controllare meglio i confini persi.

Risolto il conflitto si passa alla consueta fase di riparazione del tessuto, con gonfiore e bruciore, e possibili sanguinamenti, per cui, a seconda dell'organo dove si verifica, avremo le patologie

che la Medicina classica chiama: stasi con **coliche renali e possibili calcoli,** se riguarda il bacinetto e i calici renali; ulcera della mucosa e **papilloma**, se riguarda la vescica; **cistite** se riguarda la vescica e l'uretra.
Hamer, entrando nello specifico, ritiene che vengano coinvolti bacinetto, calice renale, ureteri e uretra, quando l'individuo non riesce a marcare il proprio territorio dall'interno, mentre è coinvolta la vescica quando il controllo è sui confini esterni. Il primo è un "sentito" tipicamente femminile, il secondo più di tipo maschile.
Vediamo alcuni casi di papilloma e cistite.

Caso 36) Un papilloma alla vescica
Nessuno meglio di me può essere fedele testimone di questo caso, perché mi ha riguardato personalmente.
E', a dir poco, entusiasmante quando si verifica su se stessi la veridicità delle scoperte di Hamer.
Una mattina mi svegliai e andai in bagno per fare la mia solita pipì mattutina.
Da mezzo assonnato qual'ero, mi svegliai del tutto con un soprassalto, accorgendomi che stavo urinando sangue puro e al termine della minzione ebbi uno spasmo doloroso all'interno della vescica.
Dopo un primo momento di smarrimento raccolsi tutta la mia parte razionale mentale e cominciai a ragionare secondo le mie conoscenze in Nuova Medicina. Non ci volle molto per mettere insieme il puzzle.
Realizzai che ero nella fase vagotonica per una soluzione territoriale che aveva, appunto, coinvolto la mia vescica. Doveva essere un papilloma a termine e probabilmente avrei urinato sangue ancora per qualche giorno, a seconda dell'intensità del problema. Effettivamente sangue e dolore si ripresentarono nelle due mattine seguenti. Ma restai tranquillo, il processo era in definizione, anche perché avevo anche individuato il mio conflitto. Molto semplice: una donna, della quale mi ritenevo prossimo alla conquista, ed ero sul più bello della storia, mi aveva manifestato all'improvviso, davanti al lume di una candela, la sua decisione di interrompere tutto, e soprattutto senza darmi

una motivazione.
Ero molto coinvolto in questa storia e ricordo che rimasi del tutto impotente (DHS), non capendo la giustificazione della sua decisione.
Non con la mia mente, ma senz'altro biologicamente, non riuscivo più a vedere la mia posizione, i limiti dei confini entro cui muovermi.
Dopo pochi giorni però la cosa volse al meglio e potei riprendere la mia storia. Nel frattempo la mia vescica aveva fatto il suo programma completo, biologico e sensato.
Se non avessi conosciuto le Leggi Biologiche, paura a parte, mi sarei precipitato in ospedale, mi avrebbero operato e trovato uno o più papillomi alla vescica. Nulla di tutto questo, nessuna paura, nessun intervento e ora sono qua a parlare di me e di Hamer.
Certamente anche un intervento chirurgico sarebbe stato risolutivo, visto che togliere dei papillomi non presenta grossi rischi, ma quanta differenza tra le due strade!
Rinnovo una precisazione per chiarire quanto è avvenuto. Non vuol dire che ogni storia d'amore finita produce un papilloma nella vescica. Occorre invece puntualizzare le circostanze e le caratteristiche di quanto corrisponde a una DHS, cioè, come in questo caso, essendomi ritrovato improvvisamente e inaspettatamente a perdere il controllo dei confini di quel territorio.
Quando, lo ribadisco, pur coinvolti sentimentalmente, si vivono anche forti drammi d'amore, mediati e controllati dalla mente, non si attiva alcun programma fisiologico.

Caso 37) La cistite

E' un'infiammazione che riguarda l'epitelio della vescica e dell'uretra ed è più frequente nelle donne.
La diagnosi della Medicina è la solita definizione di un'infiammazione causata da batteri (i pompieri).
Secondo la Nuova Medicina è invece la fase vagotonica costituita da una riparazione con tumefazione di una precedente fase ulcerativa dell'epitelio pavimentoso di vescica e/o uretra.
La conflittualità biologica che determina questi processi è an-

cora chiaramente legata alla delimitazione dei confini territoriali, con una particolare connotazione del conflitto: "non poter riconoscere i propri confini per un evento esterno".
Il senso biologico è quello già indicato di un allargamento ulceroso durante la fase attiva per avere una maggior possibilità di marcare il territorio con più urina.
Potrei raccontare un'infinità di casi, perché la cistite è un fenomeno molto frequente; i sintomi, spesso anche molto fastidiosi, spariscono dopo qualche giorno, e come sempre, si attribuisce il merito alla cura di antibiotici.
Non intendo negare il principio attivo e l'utilità degli antibiotici ma, alla luce della conoscenza del processo bifasico della cistite, come di tutte le altre situazioni infiammatorie, non si può più riconoscere all'antibiotico la funzione di **terapia** che annulla la malattia, ma solo di **supporto** per limitare sintomi troppo fastidiosi.
La cistite è un fenomeno prevalentemente femminile e questo non, come si sostiene in Medicina, perché la donna ha un'uretra più corta, ma perché è tipicamente femminile il sentito biologico di **segnare** il territorio, come una dichiarazione di difesa.
Vedremo che per l'uomo la difesa del territorio comporta un'azione più forte e attiva, che coinvolge invece le arterie coronariche.
Quando però si parla di territorio femminile occorre precisare l'ambito biologico nel quale si esplica. In particolare, a seconda dell'età della donna, si deve tener conto sia del risvolto della sessualità e della maternità, e quindi strettamente connesso al maschio, sia del territorio inteso come spazio entro il quale la donna persegue le finalità indicate.
Queste connotazioni definiscono l'ambito territoriale di competenza della donna. Ogni possibile improvvisa invasione di questi ambiti determina l'attivazione del programma dell'apparato urinario.
Vediamo alcuni casi semplici.
Una situazione frequente di cistite si verifica quando la donna perde il controllo del maschio o perché avverte che si sta allontanando, o perché sente l'invasione di un'altra donna.
Il primo caso si ripete spesso dopo un rapporto sessuale vissuto

in modo insoddisfacente o fastidioso per lei; il secondo caso è tipico della donna, magari un po' più possessiva, che vive come un'invasione del territorio ogni donna che si avvicina troppo al suo uomo.

Più generale nella manifestazione è l'invasione del territorio di un terzo inerente la sfera sessuale o quella prettamente territoriale intesa come spazio.

Riguardo alla prima situazione sono frequenti i casi nei quali una donna si sente invasa nella sua intimità da un gesto o una provocazione maschile.

Una donna mi raccontò, un giorno, di aver avuto i sintomi della cistite per un giorno intero, perché il giorno prima, un collega in ufficio, a lei antipatico, aveva allungato la mano, ma il suo intento non era quello di irretire la donna, ma semplicemente di accompagnarla a vedere un documento sul computer.

Lei interpretò, e quindi avvertì, in modo diverso il gesto del collega ed ebbe la sua DHS di invasione sessuale. Chiarito l'equivoco si risolse la conflittualità della donna, pur breve, ma a suo dire intensa. Il programma biologico fece comunque il suo corso secondo lo schema conosciuto.

Un altro caso ci conferma le diverse possibilità di interpretare il territorio.

Una ragazza dodicenne, con una sorella più piccola e dispettosa, viveva le sue prime civetterie e aveva cominciato a curare meglio il suo guardaroba, conservandolo gelosamente. La sorella più piccola, però, non perdeva occasione di andare a frugare nell'armadio della sorella maggiore, procurandole molto fastidio e scatenando liti furiose ogni volta che veniva scoperta. Questa storia può sembrare di poco conto, ma dobbiamo valutare il sentito di questa giovane donna. Per lei ogni intrusione della sorella era una vera e propria invasione di territorio e ogni volta si risolveva in continue cistiti.

La conquista del territorio del maschio e la frustrazione sessuale della femmina.

E' uno dei capitoli fondamentali della storia evolutiva dell'individuo.

Se prima abbiamo visto la necessità biologica di conoscere e individuare i confini di un territorio, ora siamo di fronte ai temi esistenziali della crescita di un essere umano: il territorio e la sessualità, complementari e imprescindibili per il mantenimento e il miglioramento delle specie.
In fondo tutti i conflitti sinora visti sono corollari e finalizzati all'assolvimento di queste colonne portanti della vita. Non c'è scampo, e la morte è l'unica soluzione biologica, per l'individuo che dovesse subire contemporaneamente e non essere in grado di risolvere i due conflitti.
Si potrebbe scrivere, e spero avvenga al più presto, un libro intero sull'argomento. Al riguardo Hamer ha scoperto l'affascinante e diversa modalità di gestione dei due conflitti in questione a seconda che si parli di un destrimane o di un mancino, con l'ulteriore ripartizione e differenza tra uomo e donna.
In particolare la bilancia ormonale, in un'alternanza tra **maniacalità e depressione**, regola la diversa gestione dei due conflitti da parte del destrimane e del mancino. Abbiamo anche visto che questo diverso approccio corrisponde a un'azione della Natura per un'esigenza di maggior stabilità ed equilibrio della specie umana.
I due conflitti si riflettono in una ripartizione cerebrale, interessando la zona perinsulare destra la conflittualità del territorio, mentre la zona perinsulare sinistra riguarda la sessualità.
Di primo acchito si sarebbe portati a dire una zona maschile e una zona femminile. Questo è vero nel senso biologico dei termini, ma occorre precisare che non è riferibile a una ripartizione sessuale fisiologica, per cui uno riguarda gli uomini e l'altro le donne, mentre è da intendere quale sentito biologico. Può quindi accadere che un uomo possa vivere un conflitto come maschio, sulla destra, o come femmina, sulla sinistra. Ancora diverso è il sentito di un destrimane rispetto a un mancino.
Per semplificare, per le persone destrimani: sull'emisfero perinsulare destro si riflette il sentito biologico della **conquista territoriale**; sull'emisfero sinistro quello della **frustrazione sessuale.**
La donna mancina invece non subisce il conflitto di territorio,

ma vive su entrambi gli emisferi il conflitto di frustrazione sessuale. L'uomo mancino non vive il conflitto di frustrazione sessuale, ma vive su entrambi gli emisferi il conflitto di territorio.
Ma a chi verrà il desiderio di approfondire questa tematica e verificare nella realtà queste diverse strategie della Natura, risulterà evidente una prima e chiara conseguenza: tutte le teorie della psicosomatica vengono spazzate via. Infatti per uno stesso conflitto sono diversi i riflessi sugli organi tra destrimani e mancini, eludendo così ogni tentativo di ricondurre tutti alla stessa matrice del conflitto psicologico.
L'organo interessato dal conflitto di territorio per i destrimani è **l'intima delle arterie coronarie.**
L'organo interessato dal conflitto di frustrazione sessuale per le destrimani è **l'intima delle vene coronarie e il collo dell'utero.**
I mancini e le mancine alternano l'interessamento dei due emisferi e quindi degli organi relativi a seconda della successione conflittuale.
A parte queste, pur fondamentali nozioni teoriche, per lo scopo di questo testo è sufficiente comprendere, da queste ripartizioni, il programma bifasico delle arterie e delle vene coronarie, nonché del collo dell'utero, con i relativi sensi biologici conseguenti ai conflitti.
Mi atterrò quindi all'esemplificazione dei casi più ricorrenti per le persone destrimani.
Subire un conflitto di territorio significa in sostanza perdere tutto il proprio territorio o il suo contenuto. Vuol dire in sostanza perdere la posizione di capo branco di quel settore, qualunque esso sia, e diventare quindi "lupi di secondo rango", con l'inevitabile stato depressivo.
Il processo fisiologico è sempre quello dell'ectoderma, cioè durante la fase conflittuale si ha l'ulcera delle arterie coronarie, il cui senso biologico è quello di allargare il lume e consentire una maggiore irrorazione sanguigna, conferendo una maggiore resistenza per riconquistare il territorio.
Dopo, a conflitto risolto, avviene il processo di riparazione con tumefazione dell'intima nelle zone dell'ulcera e stenosi delle

coronarie.
Durante la fase vagotonica avviene uno dei sintomi più eclatanti e spesso causa di morte: l'infarto cardiaco.
Riprenderemo ancora il discorso sull'infarto nel capitolo più generale dedicato alla crisi epilettoide.
La crisi epilettoide è un ritorno della curva bifasica alla parte simpaticotonica ed è in sostanza un tentativo biologico di ritorno alla normotonia, tanto più accentuato, sino all'estremo del decesso, quanto più forte è stato il conflitto territoriale.
Al riguardo una conferma ulteriore della sensatezza e precisione della Natura nelle sue manifestazioni è il riscontro fatto da Hamer che, quando il conflitto di territorio viene risolto dall'uomo oltre nove mesi, l'infarto cardiaco è comunque e sempre letale. Questo a dimostrazione che la Natura non può consentire la sopravvivenza a chi non è in grado di proteggere e mantenere il territorio di una donna gravida.
Correlato al discorso del territorio è tutto il processo di produzione e di sedimentazione del colesterolo con la formazione delle placche. Nulla ha a che fare con l'alimentazione, ma denota solo una situazione di continue recidive conflittuali di territorio, a fronte delle quali abbiamo continue ulcere e riparazioni dei vasi sanguigni, con relativo e conseguente ispessimento e sclerotizzazione dei vasi.
L' ictus non è altro che la conseguenza di una lacerazione derivante dall'ennesimo conflitto subito sul tessuto logoro e indurito dei vasi.
Lo stesso processo, ma riguardante le vene coronarie, avviene per il conflitto di frustrazione sessuale.
La frustrazione sessuale di natura femminile è l'altro e fondamentale conflitto, dopo quello di territorio. E' il conflitto biologico di una donna di non essere posseduta. Si verifica spesso quando una donna, dopo aver creduto di aver conquistato e ottenuto il suo uomo, per un evento improvviso non viene biologicamente gratificata, cioè posseduta.
Durante la fase conflittuale si può avere l'ulcera delle vene coronarie, con dei casi di lieve angina pectoris, in concomitanza, l'ulcera del collo o dell'orifizio dell'utero.
Dopo la soluzione del conflitto la crisi epilettoide si manifesta

con l'embolia polmonare, mentre nella fase vagotonica della riparazione del collo dell'utero si hanno dei sanguinamenti.
La presenza di sangue allarma la donna, che, sottoponendosi a visita medica, si ritrova puntuale il responso di **carcinoma al collo dell'utero**, con l'inevitabile presenza del **papilloma virus**: utile al processo di riparazione, ma ora perseguitato come il colpevole e messo al bando con le future vaccinazioni a larga scala.
Lo abbiamo già riferito all'inizio del libro: occorrerà aspettare del tempo per avere la conferma che questo processo è solo biologicamente sensato per attuare la riparazione del conflitto di frustrazione sessuale. E finché ci sarà un uomo vicino alla donna, ci sarà sempre un potenziale conflitto di frustrazione.

Caso 38) Una tipica frustrazione sessuale
Una donna, separata dopo un fallimento matrimoniale, passò alcuni anni da sola. Un giorno incontrò un altro uomo e pensò che fosse quello giusto. Dopo un breve periodo di conoscenza erano pronti a convivere e a mettere su casa. Ma, a pochi giorni dall'attuazione del proposito, l'uomo sparì all'improvviso senza una ragione plausibile.
La donna patì una forte DHS di abbandono e di frustrazione sessuale. Passarono sei mesi e apparve un altro uomo, la storia ebbe un seguito e la donna finalmente risolse il suo stato di frustrazione. Poco tempo dopo cominciò ad avere perdite di sangue. Si sottopose a una visita medica e il responso fu carcinoma al collo dell'utero. Fu programmato con il suo chirurgo un intervento immediato per la conizzazione o per un'eventuale asportazione totale dell'utero.
Conosceva appena i principi della Nuova Medicina e decise di cogliere l'occasione per saperne di più. Non era contraria all'intervento, ma era affezionata al suo utero e si rivolse a un medico che conosceva le scoperte di Hamer.
L'approccio con questa persona non fu soddisfacente per lei, per una mancata empatia tra i soggetti, ma fu abbastanza chiaro per farle capire cosa stesse succedendo al suo utero. Soprattutto scattò in lei il desiderio di approfondire tutta la dinamica fisiologica

del processo in corso. Forte della sua professione di ostetrica decise quindi di leggere da sola i testi di Hamer. Rinviò consapevolmente l'intervento chirurgico. Dopo un po' di tempo passò la sua crisi epilettoide con una lieve embolia.
Ora sono passati quasi sette anni, vive serena con il suo utero e quando la incontro mi racconta la sua esperienza come un ricordo passato.
A definizione del caso possiamo dire che è avvenuto quanto auspicato da Hamer: con la Nuova Medicina ciascuno può diventare capo del suo programma di guarigione.
Con tutta la buona volontà, però, non siamo ancora a questi livelli di consapevolezza e, a mio avviso, questo rimane un caso limite e ci vorrà ancora tempo perché diventi un caso normale.

Il conflitto di minaccia del territorio
Dopo aver annusato, delimitato i confini e conquistato il territorio, all'individuo non rimane che difenderlo e premunirsi contro eventuali pericoli che possano minacciare il suo spazio.
Si configura quindi la nuova tipologia conflittuale che riguarda tutte le situazioni in cui un evento inaspettato possa costituire una minaccia o un pericolo. Per comprendere biologicamente e compiutamente tale paura bisogna riferirsi a qualcosa che dall'esterno incombe sul territorio.
Per questo l'organismo si è dotato della **mucosa bronchiale** quale strumento per aumentare la capacità di fiuto e poter riconoscere il nemico.
Il processo fisiologico rimane sempre quello più volte visto dei tessuti dell'ectoderma.
Quindi durante la fase conflittuale il senso biologico di poter allargare la mucosa respiratoria determina una riduzione e un allargamento del lume bronchiale, mediante ulcera della mucosa.
Ricordo che è un processo del tutto asintomatico, come del resto tutti questi fenomeni di riduzione tissutale.
Risolto il conflitto si passa al programma di riparazione: la mucosa intrabronchiale gonfia sulla parte ulcerata, determinando quella che viene definita **atelectasia bronchiale**, con una conseguente

riduzione della capacità respiratoria e molti colpi di tosse.
E' dunque una fase di riparazione e dovrebbe preludere al ritorno alla fase di riequilibrio respiratorio.
Purtroppo, però, a questo punto e troppo spesso, interviene l'ignoranza del sistema e di fronte a una lastra dei polmoni ci si sente dire: "Carcinoma bronchiale". E il percorso diventa a ostacoli verso un tunnel pericoloso governato dalla paura.
Vediamo un caso tipico.

Caso 39) Un idraulico pronto alla pensione
Un idraulico, padre di famiglia con una lunga vita serena alle spalle, lavora alle dipendenze in una piccola ditta artigiana. Lui e il suo capo sono ormai diventati degli amiconi e nulla sembra adombrare il loro rapporto.
Un giorno il titolare decide di associarsi con una nuova persona.
Il nuovo socio però non riesce a legare con il dipendente, amico del titolare.
I rapporti si guastano al punto che ogni giorno di lavoro rischia di venire licenziato. A nulla serve l'amicizia con il vecchio titolare, in parte esonerato dagli incarichi.
Per il nostro inizia un periodo di paura e, avendo ancora due figlie da crescere, teme di essere licenziato. Sa però di avere ancora due anni di lavoro per andare in pensione e resiste a ogni angheria del nuovo titolare.
Col tempo, ormai prossimo alla pensione, comincia a risolvere la minaccia di quell'uomo. Un giorno comincia a tossire e si pensa a una normale bronchite. Ma la tosse non passa. Viene fatto un esame radiografico e il responso è carcinoma bronchiale.
Uscito dalla minaccia di territorio subisce con questo una nuova DHS: la paura di morire. Non vado oltre nel racconto; l'uomo, dopo tutte le cure possibili del caso, è morto perché, come si suol dire, presto ebbe i polmoni pieni.
Di certo la soluzione bronchiale di un conflitto così lungo nel tempo, la successiva paura di morire che deve avergli procurato anche il programma dell'adenocarcinoma alveolare e l'inevitabile difficoltà di respirare sono stati un cocktail letale.

Questa persona non venne a conoscenza della Nuova Medicina, se non verso gli ultimi giorni della malattia, ma si era di fronte a uno dei classici casi dove è troppo tardi e i conflitti troppo grossi. La Natura non concede né condoni, né sospensioni, né attenuanti. E, in ogni caso, le situazioni di atelectasia sono tra le più difficili da risolvere, perché l'insufficienza respiratoria diventa oltremodo pericolosa a livello psichico biologico per l'individuo, che annaspa nei suoi polmoni. Soprattutto se a questo si associa la paura della morte, aggravata dall'ignoranza di un sistema di riparazione in atto.
Immaginate però quanto diversa potrebbe essere stata questa storia in un mondo dove le Leggi Biologiche vengono insegnate ai primi anni di scuola.
Il nostro idraulico poteva anche subire la minaccia inaspettata di perdere il lavoro, ma la diagnosi radiologica, a risoluzione avvenuta, sarebbe stata: "Ci siamo, caro signore, è iniziata la fase di riparazione, ora si riposi". Certamente sarebbe stato seguito dal suo medico per controllare e lenire eventuali eccessi di riparazione, anche con qualche farmaco di supporto o al limite con un intervento chirurgico per facilitare la respirazione.
Ma quanta paura in meno!

Il conflitto di rancore nel territorio
E' la quarta e ultima connotazione del conflitto di territorio.
Riguarda tutte quelle situazioni nelle quali la conquista o il mantenimento del territorio diventa oggetto di una disputa, con un inevitabile atteggiamento di rancore e di rabbia.
Probabilmente, di questi tempi, è il conflitto attivato con più frequenza: dalla lite per un posteggio rubato alla disputa famigliare per un'eredità; dalla guerra fredda nei posti di lavoro alla vertenza legale per il condomino rumoroso. Nessuno può dire di essersi risparmiato un processo biologico di questo conflitto. Ce n'è per tutti i gusti e per tutti i ...fegati!
Ed è proprio il fegato, nei suoi dotti epatici, l'organo coinvolto ad assolvere il programma fisiologico conseguente.
Quando il conflitto di rancore si scatena per qualcosa a noi mol-

to caro, sino a poterlo considerare "il sogno mancato" possono attivarsi anche i dotti pancreatici.
Siamo sempre nel processo dell'ectoderma: ulcera dei dotti biliari o pancreatici in fase attiva e tumefazione della mucosa dei dotti, con relativa occlusione, nella fase di riparazione.
Le conseguenze di questo processo possono essere le più varie, in ragione dell'intensità, della durata e della recidiva conflittuale.
Una breve e lieve disputa nel territorio potrà causarci una semplice fase di gonfiore intestinale, con qualche scarica diarroica.
Questa è la conseguenza della breve stenosi delle vie biliari, che non consentendo il rilascio di bile, attivano indirettamente il processo di fermentazione.
Va considerato che un conflitto di rancore nel territorio è spesso accompagnato da un conflitto relativo all'endoderma, cioè un boccone mal digerito o non assorbito, per cui l'aumento di funzione assorbente produce più aria intestinale, se non addirittura fenomeni più eclatanti, dalle coliche al tumore intestinale.
Un conflitto di rancore vissuto in modo drammatico può avere poi conseguenze e sintomi più evidenti e pesanti, con coliche biliari, ulcera del duodeno o della piccola curvatura dello stomaco. Queste ultime, infatti, sono anch'esse tappezzate da epitelio pavimentoso ectodermico.
L' ulcera di questo tessuto è la classica ulcera gastrica o duodenale, la cui degenerazione per gravità può venire successivamente diagnosticata come carcinoma epatico.
La Medicina accademica si è premurata di conferire nel 2005 un Nobel in Medicina ai ricercatori australiani Marshall e Warren, per la loro scoperta, fatta 23 anni prima, del batterio "Helicobacter pylori", ritenuto la causa dell'ulcera gastrica e duodenale, escludendo così, una volta per tutte, le dicerie di un coinvolgimento dello stress.
Molta enfasi è stata data, con il conferimento del premio, al fatto che finalmente veniva a cadere l'ultima e forse unica connessione tra psiche e organo. Infatti per molto tempo fu ritenuto, data l'evidenza dei fatti, che l'ulcera gastrica fosse connessa allo stress, quindi con un possibile coinvolgimento dell'aspetto psichico.

Ora, evidentemente, ci si è premurati di trovare il modo di screditare anche questa ipotesi.
Siamo di fronte all'abbattimento dell'unico tentativo di riconoscimento dell'individuo.
Poi si ammette, come del resto si è abituati ad ammettere, che sono ancora sconosciute le modalità con cui si propaga questo batterio. Si dice che forse il contagio avviene per via orale o oro-fecale; e fin qui, procedere per ipotesi è una legittima posizione della ricerca.
Invece sorgono maggiori perplessità se andiamo a vedere i risultati dei ricercatori australiani, dai quali risulta che il famigerato batterio sarebbe stato rilevato in solo poco più della maggioranza (58 per cento) dei pazienti affetti da gastrite.
Ora, se potessimo argomentare sulle regole del nostro corpo come quelle di una democrazia parlamentare, potremmo dire che la maggioranza ha il diritto di legiferare e quindi di decidere, ma in Natura non esiste la maggioranza, nemmeno il 99 per cento. Hamer ha detto: "Non sarà mai possibile trovare 99 bambini con un papà e uno senza". Una verifica biologica non può che essere valida al 100 per cento.
Con l'attribuzione della gastrite all'"Helicobacter pylori" siamo di nuovo all'effetto combinato della storia dei pompieri e "dell'effetto cicogna", con la particolarità che in questo caso si attribuisce il diritto di valore causale al 58 per cento dei casi.
Non azzarderei troppo le mie perplessità su questi risultati se non conoscessi la vera causa del processo della gastrite e del perché troviamo solo il 58 per cento di casi con "l'Helicobacter pylori".
Ancora una volta, anche la verifica sui casi di gastrite, secondo le Leggi Biologiche, è del 100 per cento.
Innanzi tutto un'anticipazione su quanto vedremo tra poco, con la 4° Legge Biologica. Funghi, micobatteri, batteri e virus sono tutti microbi che intervengono in modo attivo nei processi bifasici solo nella fase vagotonica, quindi di riparazione.
Il processo di riparazione relativo al tessuto ectodermico, e quindi anche dell'ulcera gastrica, prevede solo ed esclusivamente l'attivazione di virus e non di batteri. Infatti troviamo sempre la pre-

senza di virus in tutte le riparazioni dei tessuti ectodermici, mentre non ci sono mai batteri, né tanto meno funghi o micobatteri. I batteri, compreso l'Helicobacter Pilori, compaiono invece solo nella fase di riparazione dei tessuti del midollo, connessi al conflitto biologico di "non riuscire a...".
Collegando tra loro queste osservazioni possiamo dedurre:

1) L'ulcera gastrica è una riparazione del tessuto epiteliale della piccola curva dello stomaco, dopo la soluzione di un conflitto di rancore nel territorio, senza alcun batterio;
2) La presenza eventuale (e possiamo accettare anche il 58 per cento delle ulcere gastriche) del batterio, "Helicobacter pylori", denota solo la possibile e concomitante fase di soluzione di un secondo conflitto, in questo caso di svalutazione per l'evento subito, e che è andato a coinvolgere il tessuto connettivo sottostante l'epitelio pavimentoso della piccola curva dello stomaco.

A questo punto si armi chi vuol verificare questi assunti e non gli sarà difficile riscontrare questi due conflitti, Helicobacter compreso, nelle persone che, oltre a subire il conflitto di rancore nel territorio, hanno subito anche una concomitante forte svalutazione, molto frequente e dando così per buono il dato del 58 per cento.

Caso 40) Una sottrazione di soldi

Il caso seguente è un altro esempio dal quale rileviamo l'importanza della recidiva e della durata conflittuale, ma soprattutto del sentito della persona.
Un signore, da tempo in pensione, non aveva mai dato molto peso a qualche disturbo al fegato e la raccomandazione periodica era di guardarsi il suo fegato un po' ingrossato.
Un giorno decide di andare in vacanza con la moglie alle terme. Dai soliti esami di routine emerge che i valori epatici sono completamente sballati. Scatta l'allarme e dopo il rientro in città gli esami approfonditi portano alla diagnosi definitiva: carcinoma epatico ai dotti biliari, con presenza di cirrosi.
Da quanto sappiamo possiamo subito dedurre che era iniziata la

fase di riparazione di un grosso conflitto di rancore, ma la presenza di cirrosi ci evidenzia che il processo si era reiterato molte volte in precedenza.
Questa la storia: il nostro era un ex-carabiniere in pensione, figlio di un padrone di poderi di campagna, padre di due figli, dei quali una figlia con un alto grado in polizia. La vita di quest'uomo è dunque costellata da situazioni dove il dovere e la rettitudine sono il pane quotidiano e ogni ingiustizia viene vissuta in modo oltremodo riprovevole.
Questo vissuto ci chiarisce il cosiddetto fegato ingrossato, evidente risultato di una continua serie di recidive di conflitti di rancore.
Un giorno cade la goccia che fa traboccare il vaso. All'improvviso viene a sapere che la sorella ha sottratto molti soldi dall'eredità della madre. Non c'è spazio per un dialogo, ma solo per un grosso conflitto di rancore vissuto dal nostro pensionato. Rompe i ponti con la sorella, ma non riesce a darsi pace dell'accaduto.
Non ho potuto conoscere il fatto che ha consentito dopo due anni dall'accaduto di risolvere la questione. Anche perché questa storia è stata raccontata da lui pochi giorni prima del decesso. Il nostro infatti è morto per coma epatico.
Effettivamente il coma epatico (un travaso di ammoniaca nel sangue che si traduce poi in un coma cerebrale) è paventato da Hamer come una possibile causa di morte per un'eccessiva fase vagotonica. E' inutile ora recriminare, mentre è possibile ragionare su cosa sarebbe stato possibile fare per salvare la persona.
Di certo occorre saper riconoscere e rispettare il vissuto intero di un uomo, dove il dovere veniva conquistato al prezzo di molti rancori. Il fatto increscioso accaduto con la sorella è quindi solo la goccia, anche se pesante, di un vaso pieno. Sappiamo poi che ha vissuto gli ultimi mesi di vita in uno stato di prostrazione e timore di morire. Lui, da sempre capo branco e guida della famiglia, aveva addirittura cambiato il suo timbro di voce austero in una flebile vocina da malato. Temeva di continuo che la famiglia gli nascondesse qualcosa di molto grave. Questo stato di paura ha certamente aggravato il concomitante conflitto del pro-

fugo, aumentando i sintomi e la fase vagotonica: epatomegalia (forte tumefazione del fegato) con dolori per la tensione della capsula epatica.
Tutti i valori ematici in eccesso (fosfatasi alcalina, Gamma GT, bilirubina ecc.) evidenziavano, solo per chi conosce le Leggi Biologiche, una fase di riparazione. Una somministrazione di glucosio insieme a un'accurata prescrizione di cortisone sarebbe potuta essere, secondo le indicazioni di Hamer, una possibile terapia di contenimento. Ma quello che mancava veramente era la tranquillità di una gestione del caso determinata dalla consapevolezza del processo.
A corollario di questa storia vale la pena aggiungere cosa sia accaduto alla figlia che viveva con i genitori.
Legatissima al padre aveva seguito da vicino con sofferenza e apprensione tutto il decorso della malattia. Dopo un anno dal decesso del padre si accorse di avere un nodulo nella ghiandola mammaria: ovviamente sul seno destro (rapporto figlia/padre per lei destrimane).
I conti in biologia tornano sempre.

La sindrome dei tubuli collettori: il conflitto del profugo
Abbiamo visto molti processi legati al tessuto ectodermico e rimando alla lettura del prospetto sintetico per le altre patologie di questo foglietto embrionale.
Prima di ultimare però questa trattazione occorre ribadire e verificare ancora una volta la gravità conseguente alla possibile concomitanza del conflitto del profugo nelle fasi di riparazione degli ultimi due foglietti embrionali: il mesoderma e l'ectoderma.
Negli ultimi corsi ai quali ho potuto partecipare, Hamer non faceva che rimarcare l'importanza, da parte del terapeuta, di aiutare la persona a uscire dall'eventuale stato di profugo. Tutti i sintomi delle riparazioni si attenuano e soprattutto si riducono eventuali dolori.
Ad un medico che chiese ad Hamer come fare in caso di dolori molto forti, lui rispose: "Non si hanno dolori molto forti se non in presenza del conflitto del profugo e allora chiedetevi perché il

paziente si trova in quello stato e provvedete di conseguenza". Con finalità biologiche diverse, ma con la stessa tipologia di riparazione che prevede una fase di ricrescita e di ricostruzione del tessuto, tutte le fasi vagotoniche relative a questi ultimi due tessuti possono rendere molto più difficile un intervento di sostegno, se la persona attiva i tubuli collettori perché si ritrova nello stato di smarrimento del profugo.
Nel capitolo dell'endoderma si è visto che questo conflitto determina immediatamente un aumento di funzione e cioè un assorbimento repentino dei liquidi, con il risultato di un gonfiore accentuato sulla parte in riparazione oltre che in generale in tutto il corpo.
Queste considerazioni sull'importanza del fenomeno della ritenzione idrica possono essere verificate dagli stessi medici, e soprattutto quelli che lavorano quotidianamente negli ospedali, che ora possono comprendere tutte quelle situazioni in cui si ritrovano pazienti che, una volta ospedalizzati, iniziano a gonfiarsi di liquidi.
Vediamo un esempio di come la sindrome dei tubuli collettori abbia determinato in Medicina un'impropria nuova malattia: la gotta.
Non disponendo di altri rilievi, se non quelli clinici, la Medicina ha sempre considerato la gotta come una malattia causata dall'innalzamento dell'acido urico nel sangue, in concomitanza con fenomeni di artropatie (artriti, artrosi, decalcificazioni in genere) e di nefropatie (insufficienza renale). Messe insieme le due cose è nata la gotta.
Lo stesso arrampicamento sugli specchi l'abbiamo visto per l'artrite psoriasica.
Nulla si sa e si dice sul perché a volte si verifichi solo un aumento di acido urico o solo le artropatie, e a volte tutti e due insieme. Dalle statistiche risulta che nel mondo occidentale il 10 per cento delle persone soffrono di iperuricemia, ma meno dello 0,5 per cento sviluppa la gotta.
La diagnosi, così riduzionistica, porta a una altrettanta terapia limitata ai sintomi: si trova più acido urico = l'acido urico è il prodotto finale del metabolismo delle purine = bisogna alimentarsi con cibi poveri di purine.
Un tempo questa associazione "effetto cicogna" aveva portato

alla credenza che fosse la malattia dei ricchi, perché mangiavano più carne.
Infine, non trovando cause specifiche per giustificare la concomitanza dei due sintomi, si conclude ricorrendo ai soliti fattori predisponenti: la causa genetica (questa c'è sempre), l'obesità (ma non si capisce perché la gotta capita anche ai magri), stress psicofisico (zuppa).
Torniamo alle Leggi Biologiche e vediamo di portare un po' di chiarezza.
Due sintomi per due conflitti diversi. Entrambi indipendenti uno dall'altro e a volte concomitanti. Nessuna malattia configurabile come gotta, ma semplicemente insieme:
a) una fase vagotonica di un programma del mesoderma = la riparazione di un'articolazione;
b)una fase simpaticotonica dell'endoderma = conflitto attivo del profugo.
La concomitanza del profugo è causa inevitabile di maggior dolore della fase di riparazione di un osso o di un'articolazione.
Anche l'aumento di acido urico ha un suo senso biologico preciso e funzionale e sempre presente in caso di ritenzione idrica causata dal conflitto del profugo. L'aumento proteico è solo funzionale alla necessità di trattenere sostanze energetiche, quali riserve, insieme all'acqua, per nutrire l'organismo di un individuo che si trova improvvisamente incapace di ritrovare il suo equilibrio di vita.
Nel frattempo il programma di risoluzione delle articolazioni fa il suo decorso e di solito, nel giro di poco tempo, massimo qualche settimana, va a termine.
Così si comprendono anche le perplessità enunciate nei testi di Medicina che si stanno ancora chiedendo[17] come sia possibile che *"caratteristicamente, dopo giorni o settimane, l'artrite recede anche in assenza di trattamento"*. Sarebbe solo sufficiente capire una volta per tutte che è una fase di soluzione sensata della Natura.
Alla stessa maniera troviamo la risposta al perché il 20 per cento dei pazienti affetti da gotta cronica muore per insufficienza renale: **sono coloro che non riescono a risolvere il conflitto del**

profugo.
La Natura non ha alternative alla morte, come soluzione biologica, quando un individuo per troppo tempo non riesce a uscire dalla situazione di smarrimento e di completa perdita di ogni punto di riferimento.
Rivedremo questa deduzione, ma possiamo cominciare a comprendere il vero significato della morte: **la soluzione estrema, biologicamente sensata, per aver superato il limite conflittuale.**
Dopo questo ulteriore e necessario richiamo alla rilevanza del conflitto del profugo, possiamo concludere la parte relativa alle connessioni tra i conflitti biologici e gli organi del corpo.
Tutta questa trattazione ci chiarisce il contenuto della terza Legge Biologica, la cui lettura ora dovrebbe risultare più chiara.

III° Legge
Gli organi del corpo umano sono ripartiti funzionalmente secondo l'appartenenza ai tre foglietti embrionali: endoderma, mesoderma ed ectoderma, correlati rispettivamente nel cervello al tronco cerebrale, al cervelletto/midollo, e alla corteccia cerebrale.
Nella fase di conflitto attivo, gli organi collegati al tronco cerebrale e al cervelletto producono un aumento di funzione e quindi una proliferazione cellulare, mentre gli organi collegati al midollo e alla corteccia cerebrale, producono una riduzione di funzione e quindi una necrosi o un'ulcera.
Nella fase di soluzione, gli organi collegati al tronco cerebrale e al cervelletto producono una riduzione di funzione, mentre gli organi collegati al midollo e alla corteccia cerebrale, producono una rigenerazione di funzione.

1) ALCUNE PATOLOGIE DELl' ECTODERMA: PROGRAMMA BIFASICO E SENSO BIOLOGICO

PATOLOGIE (manifestazione nell'organo)	CONFLITTO BIOLOGICO	PROCESSO FISIOLOGICO NELLA FASE DEL CONFLITTO	SENSO BIOLOGICO (è nella fase di conflitto attivo)	PROCESSO FISIOLOGICO NELLA FASE DI RISOLUZIONE
Tumore bronchiale	**Minaccia per il territorio** *Es: mi sento minacciato sul lavoro o per la mia famiglia. (Per le mancine: spavento improvviso)*	**Ulcera dell'epitelio pavimentoso della mucosa bronchiale.** (asintomatico)	Allargamento del lume bronchiale, ulcerando la mucosa per facilitare con il fiuto il riconoscimento del pericolo.	**Riparazione dell'ulcera bronchiale con tumefazione della mucosa. Atelectasia=insufficiente respirazione.**
Polipi alla laringe, afonia, laringiti	**Conflitto di spavento improvviso per un pericolo inatteso - conflitto di restare ammutoliti** (Per i mancini: minaccia nel territorio)	**Ulcera dell'area della laringe e/o delle corde vocali.**	Allargamento del lume della laringe per assumere aria più velocemente.	**Tumefazione della mucosa laringea, con afonia o alterazione della voce. Polipi alle corde vocali.**
Carcinoma rettale (a volte interpretato come emorroidi)	**Conflitto d'identità (Per i mancini: rancore nel territorio)** *Es: non sapere più dove collocarsi in rapporto a un posto o al partner.*	**Ulcera della mucosa rettale (raramente sangue) con qualche spasmo o dolore attribuiti a emorroidi.**	Allargamento ulceroso del retto per facilitare la defecazione e determinare la propria posizione e identità.	**Forte tumefazione della mucosa e sanguinamento. Sangue chiaro interpretato a volte come emorroidi, a volte come carcinoma rettale.**

2) ALCUNE PATOLOGIE DELl' ECTODERMA: PROGRAMMA BIFASICO E SENSO BIOLOGICO

PATOLOGIE (manifestazione nell'organo)	CONFLITTO BIOLOGICO	PROCESSO FISIOLOGICO NELLA FASE DEL CONFLITTO	SENSO BIOLOGICO (è nella fase di conflitto attivo)	PROCESSO FISIOLOGICO NELLA FASE DI RISOLUZIONE
Calcoli renali	**Conflitto di non riuscire a marcare il territorio dall'interno.** *Es: non sapere quale posizione prendere.*	**Ulcera dell'epitelio pavimentoso della bacinetto o dei calici renali. Nel caso del calice renale con stasi si formano i calcoli.**	Allargamento del bacinetto renale per migliorare il deflusso dell'urina.	**Riparazione dell'ulcera dell'epitelio. Possibili coliche renali nella crisi epilettoide.** I calcoli renali vengono spinti attraverso il calice, il bacinetto e gli ureteri.
Orecchioni	**Conflitto di non riuscire a insalivare "un boccone": non averne diritto o non volerlo fare.**	**Ulcera dei dotti escretori della parotide.**	Allargamento ulceroso dei dotti escretori della parotide per insalivare meglio.	**Tumefazione e otturazione dei dotti della parotide, con conseguente accumulo e rigonfiamento.**
Gozzo tiroideo	**Conflitto d'impotenza, sensazione di avere le mani legate e non poter far nulla in tempo, e nessuno riesce a far nulla.** (Per i mancini: paura frontale)	**Ulcera dell'epitelio pavimentoso della tiroide (un tempo costituito dai dotti tiroidei).**	Allargamento ulceroso degli originari dotti per consentire un maggior flusso di tirossina nel sangue.	**Formazione delle cisti tiroidee, con struma tiroideo o gozzo benigno.**

Capitolo 11

"Dite a qualcuno che ci sono 300 miliardi di stelle
nell'universo e vi crederà.
Ditegli che il piatto che gli tendete è bollente
e vorrà toccarlo per crederci"
Mick Jagger – cantante rock

LA 4° LEGGE BIOLOGICA: I MICROBI

Quando ci accorgiamo che qualcuno sta attaccando le nostre convinzioni cerchiamo subito i possibili errori del nostro interlocutore, e ci prepariamo a fare domande dettate non dal desiderio di conoscere meglio, ma dalla speranza di demolire le teorie che ci disturbano.
Durante i corsi introduttivi di Nuova Medicina, mi trovo spesso di fronte a questo tipo di domande e il loro contenuto più frequente riguarda il perché delle malattie causate da funghi, virus e batteri.
L'interrogativo ha un senso: come si giustificano le malattie la cui origine viene scientificamente ricollegata alla presenza di agenti esterni?
Hamer fornisce un'ampia e verificabile risposta. Addirittura ne fa oggetto di una Legge Biologica a sé stante.
Questa quarta Legge viene da lui definita come una conseguenza empirica che "doveva per forza cadermi nelle mani come un frutto maturo".
Se le prime Leggi erano vere e, in quanto biologiche, universalmente verificabili, la presenza dei microbi doveva essere un altro pezzo del puzzle e soprattutto avere il suo senso biologico.
Innanzi tutto i microbi si devono distinguere tra simbionti all'organismo (cioè presenti nel corpo umano e utili ai processi fisiologici) ed esterni all'organismo, parti integranti di altre forme organiche di vita.
Per il primo gruppo, il problema da superare era come collocare

le differenti tipologie di microbi nei diversi tessuti embrionali.
Per uno scienziato come Hamer non dovette essere molto difficile arrivare alla soluzione, soprattutto perché aveva scoperto le chiavi di lettura: la filogenesi e l'embriologia.
Per questo, supportato dalla verifica empirica dei casi trattati, fu sufficiente ricollegare i diversi microbi all'età delle fasi embrionali per stabilire la seguente ripartizione:
a) organi diretti dal paleoencefalo (endoderma) e dal cervelletto (mesoderma antico) = **funghi e micobatteri**;
b) organi diretti dal midollo (mesoderma recente) = **batteri**;
c) organi diretti dalla corteccia (ectoderma) = **virus**.
Alcuni batteri sono riscontrabili anche in organi diretti dall'ectoderma.

La successiva scoperta riguardò l'individuazione della loro azione sui tessuti, nel corso del processo bifasico dei programmi biologici.
Non so se anche lui abbia esclamato "l'eureka" di Archimede, ma ritengo che dovette essere veramente grande la sua meraviglia, unita alla gioia tipica del ricercatore che scopre ciò che cerca, quando si accorse di aver trovato il programma di attivazione di tutti i microbi.
Il meccanismo scoperto è questo: i micobatteri dell'antico cervello (endoderma) proliferano subito durante la fase del conflitto attivo, ma questa azione è solo preparatoria; poi, questi e tutti gli altri microbi **si attivano sempre** ed esplicano un'azione di supporto all'organismo esclusivamente **nella fase vagotonica**, dopo la risoluzione del conflitto.
Questa loro azione è così suddivisa nelle fasi vagotoniche:
a) la caseificazione da parte dei funghi e dei micobatteri (TBC) per demolire la crescita cellulare avvenuta nella fase attiva;
b) la ricostruzione dei tessuti da parte dei batteri e dei virus del mesoderma recente e dell'ectoderma, dopo la necrosi della fase attiva.
Un meraviglioso programma dunque della Natura che ha previsto la sua "operazione chirurgica demolitrice" per gli adenocarcinomi con i funghi e micobatteri, e la sua "operazione

chirurgica di sutura" per i batteri e i virus.
Manfred Eigen, premio Nobel per la chimica nel 1967, ha recentemente dichiarato che la scienza non è ancora in grado di spiegare come mai alcuni batteri restano inattivi nel corpo per lungo tempo e poi all'improvviso si attivano. Ammette che questa sia la domanda chiave per capire meglio le malattie. Poi, purtroppo, mantiene la solita impostazione, presunta terapeutica: dobbiamo trovare il modo di rendere inattivi questi batteri.
Siamo agli antipodi delle scoperte di Hamer.
Oltre a riconoscere le fasi inattive e attive dei microbi, ora possiamo renderci conto del loro senso biologico, senza dover imputare la Natura di errori assurdi, che esistono solo nell'osservazione limitata dell'essere umano.
I virus, dopo essere stati attivati la prima volta, lasciano i cosiddetti "anticorpi", che sono solo "corpi con la memoria del virus" e la loro presenza non ci dice che esista il virus, ma semplicemente che una volta che si dovesse riattivare sarebbe subito riconosciuto dall'organismo e salutato, come dice Hamer, come un "vecchio conoscente".
Non ho dubbi che si "drizzino i capelli" a chi sinora aveva pensato che la tubercolosi, con la presenza dei batteri della TBC, fosse una terribile malattia da debellare uccidendo i batteri. Ma se proviamo a concederci una minima possibilità di mettere in discussione dei dogmi radicati (al pari che è la Terra a girare intorno al Sole e non viceversa) potremo concederci anche la possibilità di effettuare una verifica sul campo. E allora, se useremo degli antibiotici sarà solo per supportare e lenire un'eventuale fase vagotonica eccessiva, non per debellare un programma biologico sensato di guarigione.
Alla stessa maniera i cosiddetti virus delle varie epatiti (A,B,C,D...) devono considerarsi dei veri e propri costruttori delle ulcere dei dotti epatici e pancreatici. Se si comprendono questi processi fisiologici si riuscirà anche a saper aspettare il tempo necessario, senza far entrare il paziente nel panico, affinché il programma abbia il suo corso.

La fase di riparazione dell'epitelio pavimentoso dei bronchi o dei dotti biliari può infatti durare dei mesi, con alcune complicazioni dovute al rigonfiamento dei tessuti. Per i bronchi assisteremo alla parziale riduzione della capacità respiratoria per atelettasia (dichiarata carcinoma bronchiale dalla Medicina classica) e allora si potrà intervenire con qualche rimedio per lenire o aiutare la respirazione, ma con il paziente tranquillo e consapevole del processo in corso.

Per i dotti biliari potrà verificarsi la loro occlusione con stasi biliare e manifestazione di ittero, per cui il paziente diventa giallo.

Stesso discorso, già citato all'inizio del libro, sul papilloma virus per il carcinoma al collo dell'utero. Un virus che interviene nella fase di risoluzione di un conflitto di frustrazione sessuale (vedi caso 38), purtroppo, col metodo di sempre, viene ritenuto il responsabile del tumore.

Una parziale ammissione di questo processo è arrivata da un team di ricercatori americani nel 2005. Il professor Craig Meyers e il suo team della Penn State University a Hershey hanno rilevato la presenza di virus, chiamati Aav2 (Virus adeno-associato di tipo 2) che nei tessuti epiteliali "ucciderebbero" le cellule tumorali, definendo (**finalmente**) questa azione **una versione naturale della terapia genica**.

Peccato solo che non si sappia più nulla di questa scoperta.

Invece l'imputazione di ogni causa alla presenza dei virus, che stanno facendo il loro lavoro, porta a somministrare medicamenti finalizzati a ostacolare l'azione della Natura.

Le programmate simbiosi della Natura tra microbi e corpo, sono un'altra prova dell'anello mancante dell'evoluzionismo di Darwin.

Di questo riparleremo nel prossimo capitolo.

L'esposizione di un caso ci aiuta, come sempre, a comprendere meglio.

Caso 41) La Candida

La Candida è un tipo di fungo. Disponiamo nel corpo di diversi funghi della specie Candida, specie nella normale flora microbica della bocca, del tratto gastro-intestinale e urogenitale.

La presenza di questo fungo viene riconosciuta a volte come endogena e utile al metabolismo del corpo, a volte patogena per la formazione di micosi su alcune mucose.
In Medicina accademica le micosi più frequenti vengono attribuite al tipo "Candida albicans" nella cavità orale o vaginale. La sua presenza è caratterizzata dalla copertura delle mucose con croste bianche coagulate o con membrane lanuginose distaccabili, con una sottostante superficie arrossata e irritata.
Sempre secondo la Medicina, dovrebbe essere compito della flora batterica presente sulle mucose produrre un effetto inibitore sulla crescita del fungo.
L'insuccesso di quest'azione di difesa sarebbe dovuto al sistema immunitario deficitario.
Secondo la Nuova Medicina, e da quanto abbiamo esposto sulla quarta Legge, il processo della Candida va interamente riletto. Come tutti gli altri microbi, interviene per ottimizzare una fase vagotonica di riparazione, quella del programma dei tessuti dell'endoderma e del mesoderma antico, quindi diretti dal tronco cerebrale o dal cervelletto.
Per questo programma, abbiamo già visto, la proliferazione dei microbi in questione avviene già durante la fase attiva e conflittuale, ma è solo una fase preparatoria, mentre la loro attivazione per demolire la crescita cellulare avviene solo successivamente, nella fase di riparazione, dopo la soluzione del conflitto.
La loro azione, come quella della Candida, considerata **patogena** dalla Medicina, è da rileggere ora come "**di pulizia**", per ritornare poi a essere non patogena, ma pronta a riattivarsi all'occorrenza.
Le mucose interessate sono quelle di derivazione endodermica: la submucosa orale, la submucosa urogenitale, la submucosa del tratto gastrointestinale e dell'intero intestino.
Una delle manifestazioni più comuni è la Candida vaginale, quella che interessa cioè la submucosa vaginale. Si può presentare sotto forma asintomatica, acuta, cronica e recidivante.
Innanzitutto il conflitto attivo: "**ripugnanza semisessuale**". Si verifica ogni volta che la donna ha un rapporto sessuale o comunque vive una situazione intima con un partner che le procura un

forte disgusto o rifiuto del rapporto.
Durante la fase attiva non ha alcun sintomo.La Candida si manifesta in fase di soluzione, generalmente il giorno dopo.
Nella forma sintomatica si presentano perdite giallognole e maleodoranti, ma queste sono solo il risultato del processo di caseificazione operata dal fungo che riduce l'ispessimento della mucosa endodermica avvenuto in fase attiva.
Tutti gli interventi operati dalla Medicina per ridurre questa fase sono solo palliativi e inutili: si può alleviare il fastidio, ma ancora una volta "**il medico cura e la Natura guarisce**".
Successivamente, quando affronterò le allergie, vedremo nel caso n. 46 un chiaro esempio di una recidiva di candidosi vaginale a seguito di una continua riattivazione del conflitto di ripugnanza sessuale.
Affrontare i sintomi legati alla candidosi permette di approfondire e chiarire una diversa sintomatica della vagina, purtroppo confusa con la precedente: le perdite biancastre, non maleodoranti e spesso accompagnate da prurito.
Questi sintomi apparentemente simili a quelli della Candida riguardano un tessuto completamente diverso dal precedente. Non è più un tessuto endodermico, ma ectodermico, cioè l'epitelio pavimentoso che riveste la submucosa (la pelle della vagina) e derivato dalla corteccia cerebrale.
Il conflitto relativo riguarderà, come per tutti i tessuti ectodermici, "una separazione, una rottura di contatto".
I sintomi, che appaiono solo nella fase di vagotonia e quindi a conflitto risolto, ci dicono che la paziente in questione ha evidentemente rifatto con piacere l'amore con la persona amata o ha terminato comunque la sua sofferenza di separazione sessuale.
Il processo fisiologico è inverso: nella fase attiva si ha un'ulcera dell'epitelio e in fase di risoluzione la ricostruzione, con i sintomi di prurito, perdite biancastre, ma non maleodoranti, caratteristica quest'ultima tipica solo dell'azione di caseificazione dei micobatteri dell'endoderma.
Dall'esposizione delle due sintomatologie si deduce la possibilità di un'esatta e precisa diagnosi medica che non lascia spazio a interpretazioni o supposizioni, sia per la ricerca della causa, sia

per la comprensione dei processi sintomatici.
Alla base, il governo dell'elemento imprescindibile di sempre: il "sentito" biologico vissuto dall'individuo, unico in quanto unico l'individuo.

Le epidemie

Non posso chiudere l'argomento dei microbi senza rispondere alle tre domande che vi state portando dietro per tutta la lettura del capitolo:

1) Come si spiegano le epidemie di massa?
2) In particolare, come si spiega il fatto che una persona si ammali per un microbo contagiato da un altro?
3) L'AIDS?

La conoscenza delle Leggi Biologiche ci supporta nella risposta alle prime due domande, mentre il discorso è diverso per l'AIDS.
Innanzitutto osserviamo le condizioni in cui avvengono le patologie che riguardano gruppi o comunità intere di persone. Si verificano sempre in situazioni dove quel gruppo o quella comunità vivono le stesse condizioni angoscianti: dalle città assediate e blindate ai ricoveri dei lazzaretti. Anche lo stato d'animo degli eventuali assedianti non è da meno, se vivono l'impossibilità di riuscita.
Senza andare a scomodare storie antiche, basta osservare i casi di malattie virali polmonari che si stanno diffondendo tra i militari americani in Iraq, considerate alla stregua di un'epidemia.
Provate a immaginare di essere al posto di un soldato americano in Iraq: vivere continuamente l'incubo di attacchi terroristici, sapere che sino a oggi la guerra non ha avuto limiti di tempo; il nemico da combattere non si vede; si è lontani da casa; c'è un numero: 3.800 circa, che aumenta ogni giorno e corrisponde ai compagni morti, tra i quali forse è compreso, fino alla sera prima, anche il compagno di branda.
Questo esempio può aiutare a capire quanto ancora più pesante e terrificante doveva essere lo stato emozionale di persone che, nel periodo medioevale, vivevano collettivamente l'incubo di situazioni forzate di disperazione e di fame, aggravate anche dalla

psicosi delle malattie come castigo divino.
Una seconda risposta alle domande è la considerazione, forse più scientificamente argomentabile, per cui, effettivamente, certe forme di microbi possono diventare letali per il nostro organismo, ma questo evento è direttamente proporzionale al fatto che non sono compatibili biologicamente con il nostro metabolismo. Mi spiego: se prendiamo un aereo, andiamo in India e ci immergiamo nelle acque del Gange, dove migliaia di indiani fanno il bagno tutti i giorni, avremo molte probabilità di contrarre qualche infezione intestinale.
L' evento è ricollegabile alla situazione non biologica per il nostro corpo: l'aereo. La tecnologia moderna ci ha regalato questo mezzo di trasporto veloce, ma la nostra flora intestinale non è ancora predisposta a riconoscere immediatamente la compatibilità con microbi endogeni di un altro Paese. Se poi ci fermiamo a vivere stabilmente in India, potremo consentire il solito e "meraviglioso" processo di adattamento anche a quella situazione.
Una terza considerazione risponde alla domanda sulla trasmissione di microbi da individuo a individuo. Può avvenire la trasmissione, ma non necessariamente la loro attivazione. Come tutte le forme organiche e viventi, così anche i microbi si possono spostare da un posto a un altro, da una persona a un'altra, ma continueranno e manterranno la loro attività solo e unicamente se troveranno nella nuova persona lo stesso tipo di processo in atto, confacente alla loro attività. Qui calza bene il richiamo all'esempio dei pompieri: è come se questi si accorgessero che c'è un altro incendio da un'altra parte, dove prontamente accorrere.
Un esempio classico: i **pidocchi**. Piccolo e grande dramma di molti asili o scuole elementari. Al solito, non ci sono motivazioni che spieghino perché alcuni bambini ne soffrano e altri no.
Sono organismi parassiti che si presentano spesso sulla testa dei bambini nell'età scolare; meno frequente sugli adulti sulle parti del corpo e sulle aree genitali.
La diagnosi classica si affida alla constatazione di ciò che si vede sulla testa: i pidocchi e la dermatite. La mancanza di igiene e condizioni di promiscuità sono altre situazioni ricorrenti , ma

non in assoluto.
Applicando "l'effetto cicogna" la causa è confezionata: i bambini non si lavano e si passano tra di loro i pidocchi, ma inspiegabilmente non si attaccano a tutti.
La vera causa è da ricercare nella presenza della dermatite sulla testa. Come sappiamo è un tessuto ectodermico connesso alla conflittualità della separazione, in particolare la dermatite sulla testa è la soluzione di un conflitto di non sentirsi accarezzato da qualcuno, di solito mamma o papà.
I pidocchi che si trovano dappertutto in natura, soprattutto sui vestiti, trovano pane per i loro denti su di un tessuto ectodermico del corpo in riparazione e per questo attecchiscono facilmente sulla cute dei capelli.
Così possiamo comprendere che il passaggio da un bambino a un altro avverrà solo se i due vivono un conflitto di separazione in soluzione.
Ricordo il caso di una colonia estiva di bambini dove c'era stata una forte diffusione di pidocchi, dopo che le mamme erano andate a trovare i loro piccoli. Uno solo di loro continuò ad avere i pidocchi per tre mesi di seguito. Questo bambino soffriva la separazione dal padre, che era in prigione, e ogni tanto andava a trovarlo insieme alla mamma.
Adoperiamoci quindi per trovare tutti i rimedi possibili per rimuovere gli sgraditi ospiti, ma ora conosciamo perché avviene il fenomeno e soprattutto fughiamo ogni paura di contagio.

L'AIDS

Un argomento scottante e di attualità, ancora tutto da scrivere e da definire. L' AIDS non corrisponde a una patologia specifica, perché chi muore di AIDS, muore di una patologia qualsiasi, per un presunto deficit del sistema immunitario.
È sufficiente verificare caso per caso ogni patologia secondo le Leggi Biologiche e, se è vero che dietro quel processo fisiologico c'è ancora una corrispondenza con il conflitto scoperto da Hamer, allora dovremo rimettere in discussione tutto il paradigma AIDS. Prendiamo ad esempio il sarcoma di Kaposi, un tumore che re-

centemente viene associato ai malati di AIDS. È una patologia scoperta nel 1872 che ha sempre colpito più frequentemente bambini e persone anziane; ora si ritrova connessa all'AIDS. In particolare colpisce gli uomini omosessuali. Ma come si spiega allora la connessione tra bambini, anziani e malati di AIDS? Non c'è risposta.
La concomitanza tra loro risulta invece chiara se vista alla luce delle Leggi Biologiche. Il sarcoma di Kaposi è una lesione neoplastica del tessuto dermico e sottocutaneo che coinvolge anche i vasi con marcate emorragie. Il conflitto è connesso al tessuto ectodermico e quindi è chiaro il suo contenuto e il "sentito" biologico: "Non mi sento più accarezzato, nessuno mi tocca più". Lascio a voi intuire il legame che unisce il "sentito" di bambini, anziani e omosessuali, reietti dalla società.
Per i riscontri clinici non c'è bisogno di scomodare Hamer, basta leggere le conclusioni di ricercatori, scienziati virologi, come Peter Duesberg, Stephen Lanka, Kramer e, non ultimo, il premio Nobel Kary Mullis, insieme a molti altri che hanno messo in discussione tutta l'architettura del sistema HIV e AIDS.
Cito solo l'osservazione di Mullis, il quale ha rilevato che la presenza di un'elevato numero di sieropositivi in Africa sarebbe imputabile solo alla diffusione dell'antigene della malaria, presente in gran parte della popolazione africana. Le divergenze tra gli scienziati continuano e si combattono su un fronte dove la legge è purtroppo legata a molti interessi in gioco.
C'è un budget di 50 miliardi di dollari da suddividere, che le grandi potenze avrebbero così ripartuto: 28 miliardi per l'AIDS,e i restanti 22 per le problematiche ambientali.
Se i soldi fossero destinati a finanziare la ricerca scientifica tesa al benessere dell'umanità, potremmo convenire che sono ancora pochi, ma c'è da chiedersi quanto sia vera l'altra considerazione che ritiene l'AIDS "una grande favola con tanti lupi".
Il capitolo sui microbi in generale resta comunque ancora aperto e lo stesso Hamer ha più volte sostenuto che molte parti sono ancora da completare, perché la battaglia si conduce ancora e solo a colpi di microscopio elettronico.

Capitolo 12

UN ANELLO MANCANTE NELL'EVOLUZIONISMO DI DARWIN

"Ciò che c'è di bello nella scienza è la stessa cosa che c'è in Beethoven. C'è una nebbia di eventi e improvvisamente vedi una connessione. Esprime un complesso di preoccupazioni umane che connettono cose sempre state dentro di te e che non erano mai state messe insieme prima"
Victor Weisskopf

La 5° Legge Biologica: la Quintessenza

Poche righe, che racchiudono non solo la summa di tutte le scoperte di Hamer, ma soprattutto il dono più grande che questo genio ha consegnato al genere umano:
"**Ogni cosiddetta malattia è da riconsiderarsi, secondo il punto di vista della filogenesi, come una parte di un Programma, Biologico e Sensato della Natura**".
La sorte sembra aver fatto coincidere, non a caso, la numerologia del cinque, riferita alla legge scoperta da Hamer, con il termine quintessenza, intesa come aspetto fondamentale di una realtà.
Quintessenza è un termine coniato nella filosofia aristotelica e nel Medio Evo per indicare l'etere come quinto elemento costitutivo dell'universo, dopo i quattro (terra, aria, acqua, fuoco) della fisica di Empedocle.
Non appare subito evidente, ma se Hamer non ci avesse consegnato questa quinta legge e si fosse limitato alle prime quattro, sarebbe stata una catastrofe per il genere umano.
Provate a immaginare cosa sarebbe successo se ci fossimo limitati a verificare scientificamente, come sarebbe stato facile, solo le prime quattro leggi. Saremmo passati dal considerare il cancro e le altre malattie da eventi geneticamente casuali a eventi connessi perfettamente con le conflittualità biologiche.
In questo modo avremmo mantenuto le connotazioni di maligno, infiltrante, mortale, riferite all'evento malattia, questa volta cau-

sata da uno shock subito. E allora sarebbe successo che, a ogni conflitto con le caratteristiche della DHS, saremmo rimasti ancor più atterriti e impotenti ad attendere l'evento funesto di una patologia.
Molto meglio allora quanto avviene oggi, costretti a vivere come in una roulette russa, pensando che il brutto male sia una faccenda degli altri, e sperando che il colpo non capiti proprio a noi.
Se sapessimo invece che da un conflitto inaspettato parte comunque il colpo mortale, ci bloccheremmo in una sorta di immobilismo emozionale.
E questo è anche l'impatto che vivono le persone che ascoltano per la prima volta le Leggi Biologiche.
Infatti, quando tengo i corsi introduttivi di Nuova Medicina, dopo aver spiegato i primi concetti relativi alla connessione tra gli shock e le patologie, subito emerge la preoccupazione: come si fa a evitare gli shock?
Per fortuna la quinta Legge apre le porte di un meraviglioso mondo biologico creato dalla Natura, governato da Leggi Biologiche dove nulla è lasciato al caso, dove non v'è nulla di maligno e nessuno è "scientificamente sfigato".
Abbiamo visto che per lo più ogni sintomo, anche il più doloroso, è configurabile come la fase vagotonica di un processo biologico sensato, regolato da programmi fisiologici precisi in rapporto alla loro durata e intensità, diversificati in base alla connessione con i foglietti embrionali collegati alle parti del cervello.
Vedremo, nel capitolo relativo alla terapia, che si può far molto, grazie alle scoperte utili della scienza medica, ma solo per **accompagnare** il paziente nel suo programma del corpo e non per "**guarire la guarigione**".
Nei programmi sensati c'è - e per fortuna, devo dire - anche la morte con il suo senso biologico: consente di mantenere e continuare il gioco dell'altalena della vita, nei suoi processi bifasici, solo a chi riesce a reggere l'asta che mantiene in equilibrio.
Nel capitolo della terapia proverò, in base anche alla mia esperienza, a indicare alcuni consigli per migliorare questo equilibrio.
Sarà un compito di tutti, specialmente di coloro che dopo di noi

potranno continuare più serenamente ad applicare le Leggi Biologiche, escogitare sempre nuovi e migliori sistemi, non per evitare gli shock, inevitabili, ma per imparare a risolverli in tempo utile.
A chi, preoccupato, spera di non subire shock, bisogna ribadire che il conflitto inaspettato non si può evitare. Anzi, più ne subiamo, e più siamo in grado di risolverli, più ci fortifichiamo.
Pensate alle figure opposte di un **ingenuo** e, con buona pace dei napoletani, allo **scugnizzo.**
Intanto l'etimologia, cioè l'origine della parola "ingenuo": viene dal latino "in genus", cioè chi viene da una famiglia nobile e ricca. Non tutti i ricchi sono ingenui, ma chi viene allevato nella bambagia del benessere e non è educato alle difficoltà della vita, di solito cade facilmente ai primi ostacoli da superare. Diverso e molto più solido sarà il procedere di chi, come lo scugnizzo napoletano, avrà l'esperienza di aver affrontato sin da piccolo le avversità della vita.
Questi spunti ci servono a comprendere che, se nella vita non si possono evitare gli shock, siamo comunque confortati e supportati dal contenuto della quinta Legge Biologica, dalla quale sappiamo che, una volta superata la fase conflittuale, quanto si verificherà nel nostro organismo sarà solo un programma di riparazione che ci aiuterà a ritornare in equilibrio.
Una volta consapevoli, potremo aver bisogno del supporto di un nuovo tipo di medico e terapeuta. E allora una Nuova Medicina sarà organizzata per accompagnarci al meglio e con gli strumenti più idonei, intervento chirurgico compreso, all'equilibrio della normotonia.
L'incontro tra paziente e terapeuta sarà però un dialogo e non un monologo, come è accaduto sinora.
Radicale e decisiva sarà la nuova posizione della persona, finora chiamata **paziente** che, non essendo più incatenata dalla paura, sarà a capo del suo processo di guarigione, e forse solo **impaziente** di riprendere il suo equilibrio.
Ribadisco, esiste anche un superamento del limite conflittuale. Fin dove la Nuova Medicina potrà intervenire con supporti clini-

ci, potrà anche aiutarci a rientrare nel binario della vita, ma oltre non potremo che essere obbiettivi spettatori del programma sensato della Natura: la morte.
Provate a immaginare gli scenari che vedremmo su questa Terra se, presi dal morboso attaccamento alla vita, potessimo decidere di non morire mai e, incapaci di gestire i continui problemi, ci trascinassimo tutti con i corpi indeboliti e sempre doloranti in continue fasi vagotoniche.

Cancro e selezione naturale: un'apparente contraddizione

Finalmente questo è il momento in cui possiamo riagganciarci al tema di fondo e titolo del libro: l'anello mancante nell'evoluzionismo di Darwin.
Lo scienziato, nel terzo capitolo di "L'origine delle specie" aveva enunciato: "*Qualsiasi variazione, anche se lieve, qualunque ne sia l'origine, purché risulti in qualche grado utile ad un individuo appartenente a qualsiasi specie...contribuirà alla conservazione di quell'individuo e, in genere, sarà ereditata dai suoi discendenti...A questo principio, grazie al quale ogni più piccola variazione, se utile, si conserva, ho dato il nome di selezione naturale*".
La scienza, nonostante le forti e sempre attuali resistenze sull'evoluzionismo, è pressoché unanime nel riconoscere la fondatezza delle teorie di Darwin.
Ma, alla luce del principio del miglioramento continuo implicito nell'evoluzionismo, come rispondere alla domanda legittima: "Perché la selezione naturale non ha eliminato la proliferazione delle cellule tumorali, che di sicuro non è utile alla conservazione dell'individuo?"
Secondo la scienza odierna, infatti, le cellule tumorali non sono attacchi esterni, ma cellule che, apparentemente, ingannerebbero il corpo attaccandolo e distruggendolo sino alla morte. Anzi, la ricerca scientifica sembra addirittura aver scoperto che i geni imputabili al tumore sono proprio quelli che si sono evoluti più di recente, contribuendo a rendere il cancro più aggressivo.
Tutto questo contrasta con l'evoluzionismo e l'unica risposta sinora

data è che i meccanismi di difesa contro il cancro non si sarebbero ancora evoluti.
Non c'è risposta a questi interrogativi, perchè sono errati nella loro impostazione di fondo e non si riuscirà mai a conciliare la teoria darwiniana con la tesi sul cancro, finché si continuerà a vedere la proliferazione di cellule come qualcosa di maligno e anomalo.
Con le Leggi Biologiche i fenomeni fisiologici, definiti malattie, s'inseriscono perfettamente in un programma sensato biologico e la modificazione genetica non è il risultato di un'assurda evoluzione verso il peggio, ma il tentativo continuo di risolvere, nei limiti sinora raggiunti, le conflittualità biologiche da parte dell'essere umano.
Non solo si riesce a dare finalmente una giustificazione darwiniana alle domande della Medicina ma, cosa più importante, questi programmi della Natura che rispondono al superamento conflittuale biologico delle specie, forniscono una nuova e decisiva integrazione al principio della selezione naturale: **la lotta per la sopravvivenza oltre a premiare il più forte, perché più utile alla specie, consente di migliorare anche il più debole, in una lotta che diventa "simbiosi" reciproca.**
Il leone può sopravvivere se riesce a mangiare la gazzella, ma la gazzella per superare il conflitto di essere mangiata diventerà sempre più veloce, adattandosi a diventare sempre più "scugnizzo napoletano" e sempre meno ingenua, pena l'eliminazione dal gioco della vita.
L'anello mancante dell'evoluzionismo ci consente finalmente la visione di un mondo ordinato, regolato da Leggi Biologiche che ci consentono di perseguire il fine evolutivo di un continuo miglioramento, ancora tutto da completare.
Per raggiungere un traguardo, peraltro a noi ancora sconosciuto e da definire nei suoi contenuti, l'essere umano si è adoperato, e continua tuttora, a risolvere sempre nuovi conflitti.
Ogni passo in avanti è stato suggellato da strutture anatomiche e fisiologiche, costituite sino a oggi in tre foglietti embrionali e quattro parti di cervello.

La regola generale è che tanto maggiore sarà il controllo dell'essere umano nella gestione dei conflitti, tanto minore sarà la chiamata in causa dei programmi biologici. Se però veniamo colti in contropiede da un evento acuto e drammatico, possiamo usufruire, senza alcuno sforzo o decisione da parte nostra, delle Leggi Biologiche ereditate nei nostri DNA.
In questi processi c'è un limite conflittuale, oltrepassato il quale c'è il programma biologico della morte, che siamo obbligati ad accettare, nostro malgrado, al pari degli altri programmi biologici, cioè senza sforzo o decisione da parte nostra.
Da questa visione del Creato emerge però che tutti i conflitti, controllati o inaspettati, in quanto prove da superare, continuano a permettere il programma evolutivo della fisiologia del corpo umano.
Tutto questo porta Hamer ad affermare: "Non è necessario credere a questo miracolo, che è comprovabile, evidente e non può essere negato da nessuna persona intelligente. Questo miracolo ora è meravigliosamente chiaro!".

Al termine della trattazione delle 5 Leggi Biologiche ritengo utile la loro esposizione completa in successione.

Le 5 Leggi Biologiche

I° Legge
Ogni shock biologico (DHS =Sindrome di Dirk Hamer) estremamente grave, acuto, drammatico, inaspettato e vissuto in un senso di isolamento, genera nel corpo un Programma Speciale, Biologico e Sensato (SBS), che si verifica contemporaneamente sui tre livelli: Psiche – Cervello – Organo e decorre in modo sincrono sugli stessi.

II° Legge
L'andamento del Programma Speciale segue un decorso bifasico, per cui dopo una DHS inizia una fase definita del "conflitto attivo" (CA), simpaticotonica, seguita dopo la soluzione del conflitto, da una fase definita di "riparazione", vagotonica.

III° Legge
Gli organi del corpo umano sono ripartiti funzionalmente secondo l'appartenenza ai tre foglietti embrionali: endoderma, mesoderma ed ectoderma, correlati rispettivamente nel cervello al tronco cerebrale, al cervelletto/midollo, e alla corteccia cerebrale.
Nella fase di conflitto attivo, gli organi collegati al tronco cerebrale e al cervelletto producono un aumento di funzione e quindi una proliferazione cellulare, mentre gli organi collegati al midollo e alla corteccia cerebrale, producono una riduzione di funzione e quindi una necrosi o un'ulcera.
Nella fase di soluzione, gli organi collegati al tronco cerebrale e al cervelletto producono una riduzione di funzione, mentre gli organi collegati al midollo e alla corteccia cerebrale, producono una rigenerazione e normalizzazione di funzione.

IV° Legge
La presenza di funghi, batteri, micobatteri e virus nel corpo uma-

no è da riconsiderare ontogeneticamente, in base alla suddivisione degli stessi nei tre foglietti embrionali secondo il seguente schema:

- endoderma: funghi e micobatteri
- mesoderma antico: funghi e micobatteri
- mesoderma recente: batteri
- ectoderma: virus

V° Legge

Ogni cosiddetta malattia è da riconsiderarsi, secondo il punto di vista della filogenesi, come **una parte** di un Programma, Biologico e Sensato della Natura.

Capitolo 13

"La Natura non è una dittatrice ostinata
che costruisce lo stesso edificio
indipendentemente dall'ambiente,
ma una coccinella scout, flessibile e preparata,
con piani di emergenza per ogni evenienza"
Gary Marcus

LA CRISI EPILETTOIDE

Dobbiamo definire un argomento lasciato in sospeso nel capitolo 4 riguardante la *crisi epilettoide*.
E' una parte del programma della Natura scoperto da Hamer del quale non troviamo nessun riscontro nella Medicina accademica, se non come tentativo di spiegare alcuni casi isolati, senza peraltro comprenderne il senso e il perché.
La scoperta di Hamer è frutto di una ricerca del tutto empirica, sulla base dei casi da lui trattati, e grazie alla quale ora riusciamo a trovare quel senso e quel perché.
Preciso subito che il termine "crisi epilettoide" è un neologismo di Hamer, da non confondere con la crisi epilettica, nota alla Medicina classica, e che riguarda esclusivamente la corteccia motoria. Quest'ultima è anch'essa una crisi epilettoide, ma riguarda unicamente i crampi tonico-clonici, diretti dai centri motori. Una trattazione completa sulla crisi epilettoide necessiterebbe di un testo ad hoc, per cui rimando gli esperti interessati all'approfondimento specialistico di questo fenomeno straordinario elaborato dalla Natura.
Qui basterà una spiegazione generale.
Riprendiamo il grafico della curva bifasica nella sua completezza.

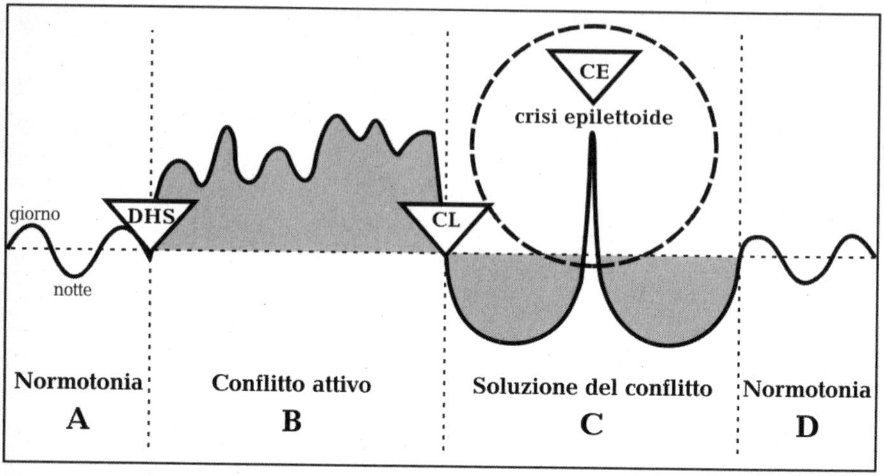

Vediamo che, durante la fase vagotonica della fase di riparazione, la curva ritorna decisamente verso la zona di simpaticotonia per poi ridiscendere nella fase vagotonica.
Questo picco è la crisi epilettoide. Si manifesta nel corpo con una serie di sintomatologie che avvengono per lo più durante una fase di riposo e non vengono spiegate dalla Medicina classica, salvo essere definite in alcuni casi come delle "distonie vegetative" (un po' come dire: il corpo ogni tanto va fuori di testa).
Vediamone subito alcune: uno svenimento, un attacco di diarrea, gli starnuti, i crampi, la presenza di sangue nelle feci, la tachicardia notturna, l'infarto, un attacco d'asma, il sanguinamento dell'ulcera allo stomaco, in genere i dolori acuti all'improvviso, come pure naturalmente le crisi epilettiche vere e proprie.
Possono essere più o meno intense e più o meno pericolose, ma dall'elenco notiamo il loro denominatore comune: non si configurano come patologie a se stanti. Sono oggetto di attenzione da parte della Medicina limitatamente al loro manifestarsi, mentre per noi, ora, è possibile collocarle in un preciso momento del processo bifasico, riuscendo a capirne il senso biologico.
Che cos'è e a cosa serve la crisi epilettoide?
E' il punto di svolta al culmine della fase di riparazione. Da una parte è il tentativo dell'organismo di uscire dalla fase acuta di

riparazione, come una virata del processo per consentire il ritorno alla normalità, dall'altra può configurarsi come una sorta di prova d'appello voluta dalla Natura e che ci riporta alla fase simpaticotonica, superata la quale possiamo ritenerci sulla via definitiva verso la guarigione con la seconda fase di riparazione.
In questo processo la Natura rispetta sempre la regola delle proporzioni d'intensità e di durata.
Quindi se siamo in presenza di una forte fase vagotonica, dopo un'altrettanto forte fase simpaticotonica, la crisi epilettoide sarà proporzionalmente più intensa, e in alcuni casi può essere anche la causa di morte, come durante l'infarto cardiaco.
Una regola temporale di massima è la seguente: la crisi epilettoide si manifesta all'incirca a metà della fase vagotonica, ma non supera le 4/6 settimane dalla soluzione del conflitto. Per cui, se il conflitto attivo è durato più di due o tre mesi, la fase vagotonica sarà proporzionalmente pari al tempo conflittuale, ma la crisi epilettoide si manifesterà comunque entro le 4/6 settimane.
Troviamo un'ulteriore prova dell'agire sensato e ordinato della Natura nel limite massimo di nove mesi imposto per risolvere il conflitto di territorio maschile o di frustrazione sessuale.
In sostanza, se un maschio non è in grado di mantenere il controllo del suo territorio entro questo limite temporale, corrispondente al periodo di una gravidanza, la Natura non gli consente di sopravvivere e la crisi epilettoide, cioè l'infarto cardiaco, sarà inevitabilmente letale dopo 4/6 settimane dalla soluzione del conflitto: "o t'elevi, o te levi".
La tipologia delle diverse crisi epilettoidi è naturalmente connessa ai diversi tessuti embrionali e si differenzia per durata e caratteristiche.
Ribadisco, la materia è molto vasta e rimando agli approfondimenti.
Merita qui rilevare ancora come la curva bifasica, compresa la crisi epilettoide, sia un fenomeno biologico che si ripete in molti cicli naturali.
Per esempio rappresenta perfettamente tutte le fasi precedenti all'orgasmo sessuale e l'intero ciclo di una gravidanza.

L'orgasmo sessuale e il parto: due crisi epilettoidi

Possiamo considerare il tempo per la conquista della donna da parte di un uomo corrispondente alla fase conflittuale, per cui, una volta sicuro di possedere la sua femmina, entra nella fase vagotonica necessaria e indispensabile per avere l'erezione.

L'orgasmo è la crisi epilettoide con l'eiaculazione: un vero e proprio acuto ritorno alla fase simpaticotonica, per poi passare alla seconda fase vagotonica di rilassamento: "post coitum homo tristis est".

Da notare come in questo meccanismo biologico troviamo le regole che disciplinano l'erezione di un uomo. Si comprende cioè perché a volte i maschietti danno forfait quando, ritrovandosi in uno stato simpaticotonico e non di rilassamento (tipico della prima volta con l'amante), non s'alza nulla.

Jacopo Fo in uno dei suoi pregevoli saggi sulla sessualità ha scritto a tale proposito che l'uomo, in difficoltà, ha bisogno di 32 minuti per avere un'erezione: 30 per rilassarsi e 2 per l'erezione.

Così come si comprende l'effetto vagotonico meccanico, e necessario per l'erezione, dato dall'assunzione del Viagra.

Un altro processo biologico completo lo troviamo nel ciclo della gravidanza.

Dalla fecondazione della donna inizia un periodo di simpaticotonia come quello di un conflitto attivo, altrettanto biologico, della durata di tre mesi. In questo periodo la donna incinta, oltre ad avere le mani e i piedi freddi, deve avere le condizioni per essere sicura di essere in grado di superare questa fase biologicamente simpaticotonica.

Dopo i primi tre mesi, passati con qualche disturbo, passa alla fase vagotonica calda, le mani e i piedi torneranno subito caldi e la donna entra in una fase di completo rilassamento e benessere. La crisi epilettoide è il parto, seguito da una fase di riduzione degli edemi durante la quale rilascia il liquido materno: il latte. Ancora una volta non possiamo che restare spettatori meravigliati dello spettacolo della Natura.

Capitolo 14

"Una nuova comprensione scientifica comincia
sempre come un'eresia"
Aldous Huxley

LE ALLERGIE E LE INTOLLERANZE: il binario conflittuale

A sostenere le teorie di Hamer ci si ritrova presto a esaurire gli aggettivi di encomio.
Vorrei dire che l'argomento delle allergie, e quello delle intolleranze è illuminante e straordinario al fine di un'ennesima verifica che ci permette di rispondere ad altri "perché" senza risposta della Medicina.
Le premesse ormai sono quelle di sempre.
Tutti sanno cos'è un'allergia, secondo la definizione classica della Medicina.
Si tratta di una reazione immunitaria specifica dell'organismo, quindi di difesa, verso sostanze o situazioni in genere, riconosciute estranee e dannose per l'individuo. Questo non accade a tutti, ma solo ad alcuni. Perché? Mi spiace, ma devo ripetermi: sono "scientificamente sfigati".
A questa, apparentemente assurda, anomalia della Natura va aggiunto che le allergie sono ancora più strane, perché le reazioni immunitarie che si manifestano variano sul corpo e variano da persona a persona; per non dire poi delle cause scatenanti, inspiegabilmente, le più disparate: polline, polvere, acari, alimenti vari e chi più ne ha più ne metta. Aggiungiamo poi che le ipotesi di allergia possano essere ricollegate a eventi atmosferici o stagionali e la confusione così diventa totale.
I tentativi per trovare la causa si arenano subito nelle solite ipotesi: genetica, ereditarietà, stress, inquinamento, ma il sistema immunitario impazzito la fa da padrone.
I rimedi: tenere lontano il paziente dall'allergene responsabile e combattere le reazioni del corpo con farmaci antistaminici o

cortisonici.
Si può guarire dalle allergie? Neanche per sogno, salvo l'incomprensibile decisione del sistema immunitario che cambia idea sul da farsi.
Troviamo le risposte ancora nelle scoperte di Hamer.
Come sempre la soluzione è nella psiche dell'individuo e nei suoi conflitti.
La diagnosi della Medicina ufficiale sembra impeccabile nel rilevare i sintomi: sembra tutto vero ciò che viene detto sulla fisiologia del corpo umano, sulla dinamica del sistema immunitario e sul fatto che un certo oggetto o alimento scatenino quel tipo di reazione, ma al solito, limitando l'indagine solo a ciò che manifesta la persona e non a quello che ha vissuto, i risultati considerati sono solo quelli del laboratorio.

Questa la nuova definizione delle allergie.
Le allergie sono reazioni sensate dell'organismo determinate dalla riattivazione di uno shock (DHS), dovuta alla presenza di una sostanza o di una situazione specifica esistenti al momento della DHS, e che per questo costituiscono un binario conflittuale.
Il cervello in sostanza innesca un binario a livello psichico, per cui il nostro corpo recepisce sempre, o almeno sino a quando lo shock non venga risolto del tutto, che quella sostanza o quella situazione sono collegate al conflitto subìto e quindi ripropone la sua azione di difesa.
Niente, meglio dei casi vissuti, ci fornisce migliore prova di quanto assunto.

Caso 42) Un'allergia alle creme
Una signora da anni sperimentava sempre nuove creme anallergiche, perché ogni volta che si spalmava una crema sul collo, questo si gonfiava.
Tutti i test allergenici confermavano che il suo collo non ne voleva sapere di creme estetiche.
Ovviamente si era rivolta anche a un dermatologo considerato, a dire della signora, tra i migliori in Italia. Quel giorno era tornata

a casa con 600 euro in meno, tra visita e creme nuove, ma il suo collo ancora una volta si era gonfiato.
Di fronte all'irrimediabile, la risposta del dermatologo era stata quella di sempre in questi casi: "Allora dobbiamo fare tutte le analisi del sangue!".
Proviamo a ragionare in termini di Nuova Medicina. Dalla definizione citata delle allergie occorre ricercare il binario conflittuale.
Una prima considerazione per arrivare alla soluzione: se era vero che la crema era la causa del suo disturbo, come è possibile che la reazione allergica si manifestasse solo sul collo? Si può cominciare a dedurre che il binario conflittuale non fosse la crema, ma le mani sul collo.
Chiesi alla signora da quanto tempo avesse questo disturbo, mi rispose: "Da sette anni". Anche se un po' titubante provai a chiederle: "Ricorda se qualcuno sette anni fa, le ha messo le mani al collo in modo violento?"
Non avevo ancora finito la domanda che i suoi occhi si riempirono di lacrime.
Chiaramente il suo collo non era allergico alle creme, ma ogni volta che con il palmo della mano vi spalmava una crema, il suo corpo ricollegava il gesto allo shock subito, forse in parte rimosso dal ricordo della mente, ma non della psiche.

Caso 43) Una classica allergia a una pianta
La presunta reazione immunitaria a sostanze della Natura è tra le più classiche forme di allergia. Il caso riguarda un signore cinquantenne dichiarato allergico alla fioritura della betulla. Il disturbo perdurava da nove anni.
Fu sufficiente ricordare quale shock avesse subito nove anni prima durante il mese della fioritura della betulla: una mattina trovò la figlia morta nel letto e nel giardino c'era la betulla in fiore.
Sono frequenti i casi come questo, collegati a eventi della Natura. Una volta conosciuta la dinamica della reazione immunitaria e la causa scatenante, si comprende facilmente come si è instaurato il meccanismo.
Infatti, quando la Natura si manifesta con fenomeni specifici che

si avvertono facilmente con i sensi, come per esempio la produzione di pollini o la fioritura di piante, il fenomeno non determina di per sé alcuna reazione fisiologica. Ma, se in concomitanza all'evento naturale, viviamo un evento traumatico configurabile come una DHS, allora s'instaura quello che ho definito "il binario conflittuale".
Questo binario determinerà, al momento del ripresentarsi di quella sostanza o di quella situazione collaterale alla DHS, la riattivazione dello stesso programma fisiologico scatenato dalla DHS.
Questo ci permette di comprendere anche perché alcune reazioni allergiche si riflettono nei bronchi = rievocazione di una minaccia di territorio; nella mucosa nasale = paura di un evento incognito; nell'epidermide = separazione da qualcuno.
Vediamo, al riguardo, un caso di reazione epidermica.

Caso 44) Un'allergia al Sole
Una signora di 45 anni aveva passato la vita con l'incubo di andare al mare ad agosto. Le era sufficiente esporsi al Sole in questo periodo per riempirsi il corpo di un forte eritema. Tutto era iniziato quando lei aveva cinque anni. Diagnosi: allergia al Sole. Terapia: creme solari con protezione totale, prodotti cortisonici quando il fastidio diventava insopportabile.
L'indagine secondo la Nuova Medicina si muove sempre con gli stessi criteri.
Innanzitutto alla domanda se avesse riscontrato l'insorgenza del disturbo anche al Sole di montagna, la risposta, un po' sorpresa, della donna fu negativa. Dunque non era il Sole il suo binario conflittuale, ma la combinata di Sole, spiaggia e ombrelloni ad agosto al mare. Cos'era dunque accaduto al mare quando aveva cinque anni?
Ricordò e raccontò questo fatto. Si era addormentata sotto l'ombrellone. Quando si svegliò si ritrovò in mezzo alla gente, ma la mamma non era più lì. Disperata cominciò a piangere e nessuno dei vicini sapeva dove fosse andata. Ricordò che passò diverso tempo prima che la mamma ricomparisse. Abbastanza, comunque, da subire uno shock, acuto e drammatico, come può viverlo

una bimba che perde improvvisamente la mamma.
Dunque il suo binario conflittuale restò per anni non il nostro "povero" Sole, troppo spesso imputato ingiustamente, ma l'insieme di fattori: spiaggia, ombrellone, mare e Sole, che riattivavano in lei non un ricordo mentale, ma biologico, dello shock di separazione subito.

Caso 45) L'allergia alla polvere
Il caso seguente è stato verificato in diretta durante uno dei corsi introduttivi di Nuova Medicina.
Stavo illustrando appunto il processo del binario conflittuale che determina l'allergia, e una signora, un po' perplessa, mi controbatte: "Io sono allergica alla polvere, come faccio a capire la relazione tra la polvere e il conflitto subìto?". La invitai a cercare di ricordare, risalendo indietro nel tempo, un fatto che le avesse potuto creare uno shock legato alla polvere. Lì per lì non venne fuori nulla. Continuai il mio corso, quando ad un certo punto sentii un singhiozzo e un sussulto, la signora visibilmente scossa, mi interruppe : "Ora ricordo, ero piccola, forse otto o nove anni, e mentre giocavo nella piazza del paese, si avvicinò un signore cercando di molestarmi; non sapevo cosa volesse, riuscii a scappare e andare a casa; raccontai il fatto alla mia mamma piangendo e lei mi rimproverò, dicendomi: "Ora smettila! Non dire niente a nessuno. Prendi lo straccio e togli la polvere dai mobili!"
Questo caso ci serve a considerare che non sempre è facile individuare lo shock concomitante a un binario conflittuale, specie quando l'evento è avvenuto nella prima infanzia. Così come è importante rilevare che, anche se viene individuata la DHS, il binario conflittuale non è facile da rimuovere.
Il substrato psichico sul quale si innesca il conflitto non è a livello mentale, ma a livello biologico. Se così non fosse, sarebbe facile, una volta conosciuto razionalmente, rimuovere altrettanto volontariamente il binario.
Indubbiamente conoscere il meccanismo è già molto importante e soprattutto utile per cominciare un lavoro terapeutico. Anzi, anche se, nonostante una ricerca, non si riuscisse a individuare la

DHS perché troppo remota, è comunque determinante per il paziente arrivare alla consapevolezza che il suo corpo non è impazzito casualmente e che l'oggetto o la situazione, scatenante la reazione, non è la causa diretta.
Vediamo un caso di allergia e la sua risoluzione, per introdurre il metodo d'intervento per eliminare il fenomeno.

Caso 46) Un'allergia allo zucchero
Una donna di 34 anni viveva nell'impossibilità di assumere zucchero da oltre 25 anni. Bastava che un alimento contenesse un po' di zucchero e il suo organismo reagiva provocandole tre situazioni patologiche molto specifiche: candida vaginale, raffreddore ed eritema alla pelle. Abbiamo già visto tutti e tre i programmi citati, nella loro fase di riparazione, e le loro connessioni conflittuali: candida = repulsione sessuale; raffreddore = paura di un evento incognito; eritema = separazione.
Non fu difficile trovare la DHS, perché il fatto avvenne all'età di circa nove anni e purtroppo per lei era stato un vero evento traumatico, difficile da dimenticare. Fu avvicinata da un uomo anziano che tentò di farle violenza.
A questo proposito vorrei fare un inciso che ci riporta a osservare i meravigliosi programmi della Natura.
Per una bambina, prossima all'età dello sviluppo, i tentativi di abuso vengono subiti in modo traumatico non perché la bambina è stata educata a rifiutarli, ma perché rifiuta l'approccio sessuale, in quanto, molto semplicemente e biologicamente, non è pronta a un atto il cui fine biologico è la procreazione (non voglio minimamente considerare il fine pornografico del maniaco di turno). Il richiamo porta all'altra evidente conseguenza che si determina sull'organismo di una bambina. Se, nell'età prima dello sviluppo, una bambina viene in qualche modo disturbata, sino a subire una DHS con intensità diverse - può essere semplicemente irretita oppure coinvolta in un grave atto di violenza - allora accade che la Natura protegga lo sviluppo della bambina e, finché non supera biologicamente il conflitto, non comincia il periodo mestruale.
Questo processo ci consente di capire perché molte bambine hanno

il primo ciclo mestruale sino a diversi anni dopo gli 11/12, ancora una volta non per un capriccio ormonale, ma per un altro preciso e sensato programma biologico della Natura.
Per la bambina che subisce tale evento si verifica in sostanza un blocco della crescita, possiamo constatare che tali donne presenteranno caratteri somatici più infantili (anche se poi da adulte diremo semplicemente che sembrano molto più giovani). Hamer definisce queste donne, o anche uomini, "baby face".
Da parte nostra, dopo la conoscenza della correlazione, deve restare l'obbligo di un rispetto più misurato verso queste donne per le quali la femminilità in qualche modo è stata alterata.
Torniamo al caso dell'allergia allo zucchero.
Perché lo zucchero divenne un binario conflittuale per la donna?
Il tentativo di violenza di quell'uomo stava andando "a buon fine" per lui, perché, per realizzare il suo scopo, mise un lecca lecca (praticamente zucchero puro) in bocca alla bambina.
I conflitti subiti erano già chiari: candida = repulsione sessuale verso quell'uomo, raffreddore = paura incognita di cosa sarebbe potuto accadere, eritema = sentirsi separata da chi avrebbe dovuta proteggerla. Lo zucchero del lecca lecca divenne l'elemento che riattivava i tre conflitti.
Una volta messi insieme tutti gli eventi e stabilita la causa dell'allergia, si pone, per il terapeuta e il paziente insieme, il problema di venirne fuori.
Il caso descritto fu risolto in questo modo. La donna innanzitutto arrivò a comprendere che il suo corpo non aveva nulla contro lo zucchero, ma soprattutto che il suo sistema immunitario non era alterato da qualche cellula impazzita. Con l'aiuto di uno psicoterapeuta fu fatto un lavoro per riconciliare quella bambina ferita con quella figura di uomo, disturbato dalle sue paranoie sessuali. Per questo le venne prescritto un lavoro di scrittura che durò alcuni giorni. Il lavoro più importante andava fatto invece sul suo corpo e sulle sue reazioni. Non bastava semplicemente sapere l'origine dell'allergia, occorreva conciliare l'organismo con lo zucchero. Per questo le venne data una prescrizione di terapia breve secondo le teorie di Erikson. Ogni giorno doveva assumere

un po' di zucchero in misura quasi impercettibile e aumentare la dose progressivamente, senza arrivare mai a scatenare la reazione immunitaria. Durò diverso tempo la terapia. Ma dopo pochi mesi la donna, soddisfatta, si avventò su una torta intera. Il problema poi divenne un altro: come fare a mangiare meno zucchero.
Dunque, nonostante le difficoltà di un dialogo rivolto alla diretta interessata delle questioni biologiche, la psiche, possiamo finalmente affrontare direttamente ogni problema, avendone individuato la causa vera.
Si può intervenire, nel frattempo, con la somministrazione di farmaci che contribuiscano a lenire i sintomi durante una crisi allergica. Ma è altrettanto indubbio che questi non risolveranno mai il problema a monte.
Asciughiamo pure un pavimento bagnato con degli stracci, ma preoccupiamoci di chiudere il rubinetto.

Caso 47) Una storia particolare
Ogni caso affrontato con la Nuova Medicina ci fa scoprire la meravigliosa connessione della psiche con il corpo, ma non solo: per il terapeuta è anche l'occasione di conoscere straordinarie storie di vita. Certo a molti medici questo è precluso, soprattutto a chi, conosciuto il sintomo, si limita a definire il caso secondo protocollo e prescrive il farmaco.
Il caso che riporto è una delle storie che mi ha coinvolto maggiormente per l'intensità dei fatti accaduti.
Una signora, una bella signora, di professione psicologa, da qualche anno aveva qualche dolore alla schiena, ma nulla di preoccupante. Era vicino ai sessanta anni ed era entrata in menopausa un po' precocemente all'età di quarantacinque.
Era entrata in un forte stato di depressione, ma il sintomo più singolare era che aveva incominciato ad avere freddo, quasi da battere i denti. E il freddo era del tutto indipendente dalla temperatura esterna. Questo sintomo andava e veniva, ma con una tendenza al peggioramento. Addirittura, si ritrovò, quasi goffamente, a girare in pelliccia nel periodo estivo. L'unica soluzione al

problema era il suo studio, dove sei caloriferi accesi mantenevano una temperatura africana, procurando sollievo a lei , ma grossi problemi di sopravvivenza a chi fosse andato a trovarla. Il disagio era diventato ormai di tutta la famiglia, per le figlie quando le facevano visita, ma soprattutto per il marito che viveva con lei.
Intanto aumentavano i dolori alle articolazioni, ma il freddo diventò cronico e nessun medico era in grado si risolvere la situazione. Iniziò uno stillicidio di farmaci sempre più forti. Le diagnosi si ipotizzavano: da una prima forma di osteoporosi, si passò all'artrosi, per ipotizzare dopo la crioglobulinemia (una reazione anomala - come sempre - di anticorpi che precipitano nel sangue quando scende la temperatura). La diagnosi però paventata era quella di linfoma, con possibilità di inizio di leucemia.
Passarono gli anni e la camera surriscaldata della donna era diventata una torre d'avorio e unico rifugio di sollievo. Non sembrava esserci soluzione.
Un giorno venne a conoscenza della Nuova Medicina e poté finalmente raccontare la sua storia per intero.
Per anni aveva coltivato la sua professione preferita: fare la mamma di due bambine. La sua bellezza femminile aveva alimentato giustamente il suo orgoglio di donna, fiera di essere la moglie del suo uomo. Il suo lavoro di psicologa poi la supportava in un continuo gioco di rivalutazione, insieme ai mille interessi di una persona benestante e felice di stare al mondo.
L' equilibrio famigliare era però minato dal comportamento del marito che lasciava intendere di avere delle relazioni extraconiugali.
Di fronte al passare del tempo accadde inevitabilmente che le figlie, ormai grandi, uscirono di casa.
Questo fatto insieme all'improvvisa menopausa costituirono per lei un primo grosso e inaspettato capovolgimento di vita. Ormai bussava sempre di più alla porta la svalutazione di una donna che si vedeva portar via gli scopi migliori della sua esistenza.
Il fatto eclatante, la DHS, arrivò in questo clima di difficoltà. Un giorno la donna scoprì l'indumento intimo di un'altra donna.

Le crollò il mondo addosso. Avvertì brutalmente la separazione dal marito. Biologicamente era l'inizio della fine di una vita serena e motivata.
In quel momento iniziò la sua depressione, seguita dai momenti di freddo intenso e successivamente dall'aggravamento dei dolori.
Per spiegare compiutamente il caso dal punto di vista dei programmi biologici implicati ci vorrebbero molte pagine.
Abbiamo già visto peraltro il programma della svalutazione della persona che comporta la decalcificazione delle ossa, poi quello della separazione brutale che tocca il periostio, la depressione come conseguenza del conflitto di territorio.
Quello che interessa rilevare ora è il perché la donna vivesse il tutto con un'estrema sensazione di freddo che non l'abbandonava.
Per trovare il suo binario conflittuale è stato necessario risalire al suo parto.
La madre le raccontò che era nata dopo un parto molto difficile, e poco dopo si raggelò sino ad essere creduta morta. Poiché era sera, la madre pensò di attendere la mattina seguente per ufficializzare il decesso e, preso il corpicino gelido, lo mise in una scatola di scarpe, accanto al camino acceso.
Come sia avvenuto resta un mistero, o se preferite un miracolo, ma dopo alcune ore la bambina riprese colore e cominciò a urlare dalla fame. Questa bambina era rinata dal freddo.
Il fatto non sembrava ancora sufficiente ad avvalorare il binario conflittuale legato al freddo, se non ci fosse stato un secondo episodio. Quando, dopo molti anni, morì la madre, lei non era presente e riuscì a vedere il suo corpo solo nell'obitorio.
Quando la vide distesa, quasi nuda, sul piano di marmo andò su tutte le furie e cominciò a inveire perché, secondo lei, pativa il freddo. Non si fermò di fronte al compassionevole silenzio delle persone intorno e andò a prendere due coperte e dei vestiti di lana - la lasciarono fare - e lei tentò così di "scaldare" il corpo della madre.
Non c'erano dubbi che per questa donna il freddo era un binario di morte, così come si era sentita biologicamente morta quando aveva subito la separazione brutale dal marito, all'età in cui sentiva ormai di aver perso le motivazioni di vita.

Seguì un lungo lavoro di recupero emotivo. Ristabilì un compromesso ottimale con il marito, che non avrebbe mai potuto lasciare. Ritrovò le giuste motivazioni anche per continuare il suo lavoro. Ora è nuovamente serena, senza più dolori, e con i caloriferi ormai spenti da tempo.

Le intolleranze alimentari

Oggi sono diventate una patologia di moda. Fioriscono continuamente, in seguito a test alimentari fatti con le macchinette più strane. Ritorna il pensiero di Huxley: "La ricerca sulle malattie è progredita così tanto, che è quasi impossibile trovare qualcuno che sia completamente sano".

Le intolleranze alimentari sono presunte risposte immunitarie, spesso a livello intestinale, per cui un certo alimento non sarebbe tollerato dal nostro organismo. Che appaiano dalla prima infanzia o che si manifestino in età adulta, non cambia la diagnosi clinica.

Le argomentazioni, sia riguardo alla Medicina classica sia alla Nuova Medicina, sono le stesse di quelle affrontate per le allergie. Affronterò quindi l'intolleranza più diffusa e conosciuta, quella al glutine: la celiachia.

Innanzitutto non si comprende un fatto. Le intolleranze agli alimenti, o a sostanze in genere, sono molte e diverse, ma questa è l'unica che ha avuto il privilegio di avere un nome che identifica una malattia. Nessun'altra intolleranza (lattosio, farmaci, latticini e ogni altro tipo di alimenti) può vantare questa prerogativa. Il perché si aggiunge agli altri tanti perché senza risposta.

Dunque il glutine, una proteina cereale che si trova nel grano, nella segale e in minima parte nell'orzo e nell'avena, viene considerato il responsabile dei disturbi intestinali, provocando un appiattimento della mucosa del digiuno. La terapia: eliminare il glutine dall'alimentazione.

Un programma nazionale sanitario prevede un aiuto economico agli sfortunati celiaci, con un contributo mensile (circa 100 euro)per acquistare in farmacia alimenti privi di glutine, naturalmente molto costosi.

Mi sia concessa una perplessità un po' tendenziosa: l'effetto combinato delle due condizioni sembra aver contribuito a un innalzamento dei casi di celiachia. E' stato stimato un aumento annuo costante del 9 per cento, pari a 2.800 casi nuovi all'anno. Tralascio ogni altro riferimento causale all'economia della cosa, d'altra parte non conoscendo la causa della celiachia, è giusto che ci si preoccupi di queste persone, costituendo associazioni e forme di assistenza.
Vediamo come viene spiegata dalle Leggi Biologiche.
Quando si parla di intolleranza intestinale, dovuta al glutine o ad altro alimento, dobbiamo riferirci alla qualità **assorbente** dell'intestino. Siamo in un tessuto endodermico, quindi con un aumento di funzione e crescita cellulare durante il conflitto attivo e una riduzione funzionale con necrosi nella fase di soluzione.
La celiachia si può manifestare in diverse età, ma il conflitto è sempre lo stesso: **non potersi nutrire in modo adeguato**.
Uno dei casi più frequenti è la celiachia della prima infanzia, nella quale si verificano i primi disturbi intestinali, dovuti apparentemente all'assunzione di alimenti con il glutine. Per risalire al conflitto si deve considerare il rapporto madre-bambino.
Ogni volta che si è in presenza di un caso ritenuto celiaco si può riscontrare che a monte c'è sempre un conflitto vissuto dal bambino, per lo più dovuto ad una separazione dalla madre e alla contestuale assunzione dei cibi del primo svezzamento. La separazione in questione può essere imputabile a diverse situazioni: la madre che è costretta a interrompere l'allattamento per andare a lavorare, o quella che ritiene di non aver più tempo per seguire e tenere in braccio il proprio piccolo, relegandolo da solo nel box girello. Le variabili sono tante, ma alla base il conflitto ha il comune denominatore di un bambino che vive un conflitto di distacco e il glutine, innocuo componente di un alimento, attiva ogni volta il binario conflittuale, perché la separazione è concomitante con l'assunzione di questi nuovi alimenti.
Bisogna sottolineare quanto sia importante la richiesta biologica del bambino di ricevere una giusta attenzione affettiva e protettiva dalla madre. Purtroppo siamo figli del nostro tempo e le mam-

me sembrano aver sempre meno disponibilità per stare dietro ai propri figli.
Sono molti i casi risolti di presunta celiachia, semplicemente ricucendo il legame biologico tra mamma e figlio.
Il caso che riporto di seguito è quanto meno singolare, sia per come è stata effettuata la diagnosi, sia per lo sviluppo che ne è seguito, che ha provocato un vero caso di celiachia in una persona perfettamente sana.

Caso 48) Da sana a celiaca

Una giovane donna all'età di 29 anni cominciò ad accusare disturbi intestinali. Sottoposta agli esami di intolleranza al glutine vengono rilevati gli anticorpi e l'abbattimento dei villi. Quindi niente più alimenti col glutine, esenzione a vita per gli esami specifici e buono in farmacia.
Passa più di due anni con l'acquolina in bocca nel vedere le pizze, da sempre gustate e gradite, e ricerca le rare gelaterie con prodotti senza glutine.
Bussa alla porta della Nuova Medicina e si scopre la seguente storia.
Tre anni prima aveva sofferto per un lungo periodo di sinusite. Questo disturbo è lo stesso del raffreddore, ma determinato da continue recidive, nel caso specifico: paura continua, per un anno di preparazione, di non riuscire a superare la tesi di laurea. Superato lo scoglio si presenta al mondo del lavoro, ma incappa in un ambiente per lei insopportabile. E' alla prima esperienza e non riesce a reagire per il suo atteggiamento remissivo. Passa alcuni mesi ad ingoiare "bocconi amari" e quindi attiva la qualità assorbente e secretoria dell'intestino. Esausta, decide finalmente di licenziarsi da quel posto insopportabile. Entra nella fase vagotonica e comincia ad avvertire i primi disturbi intestinali. Si sottopone agli accertamenti citati e viene dichiarata celiaca. La concomitanza tra la fine della soluzione dei suoi problemi lavorativi e quelli intestinali, che nel frattempo si erano attenuati, coincide con l'eliminazione degli alimenti contenenti glutine: dunque era vero, il colpevole era il glutine.

Ogni alimento contenente il glutine, anche se agognato, diventa un veleno per lei e la dieta costituiva una recidiva.
Messa a conoscenza dei vari collegamenti tra disturbi e conflitti vissuti non restava che dimostrare con i fatti che il glutine non c'entrava nulla con il suo intestino. Ma il problema era che lei, di fatto, era diventata celiaca.
Provate a valutare l'atteggiamento che assumereste portando alla bocca un qualcosa che sapete essere veleno per voi: immediatamente attivereste la qualità peristaltica = diarrea.
La donna aveva perfettamente capito che forse per lei non c'era alcun attinenza con il glutine, ma **non era sufficiente che la sua mente sapesse o volesse credere**, occorreva tranquillizzare la parte più profonda, quella che continuo a definire **biologica**.
Fu adottato lo stesso procedimento terapeutico usato per la donna del caso n. 46 relativo allo zucchero. Ogni giorno doveva assumere minime quantità di alimenti con glutine, solo briciole. In questo modo era quasi sicura che non le sarebbe successo nulla. Realizzando che effettivamente non succedeva nulla, cominciò entusiasta ad aumentare le dosi, sino ad azzardare una quantità così grande da pensare di aver esagerato: ebbe solo le feci un po' più liquide.
Le fu detto che si sarebbe potuta ritenere completamente libera solo quando avrebbe mangiato di tutto, parlando tranquillamente con chi avesse avuto di fronte, senza pensare a quello che portava alla bocca.
Non posso dare la conclusione di questo caso, perché non conosco come sia proseguita la storia. Mi auguro la soluzione positiva in una prossima edizione del libro.

Capitolo 15

"La Medicina torna a essere un'arte,
la più bella e onesta del mondo"
Ryke Geerd Hamer

LA TERAPIA

In Medicina è da sempre l'obiettivo primario: la terapia, quella giusta che guarisce la malattia.
I soggetti in gioco sono tre: il paziente, la terapia e la malattia. Il paziente è solo il campo di battaglia, sul quale terapia e malattia si scontrano e uno dei due vince.
Siamo abituati a sentire frasi come: "Ha sconfitto la malattia" "La vittoria dei farmaci sulle malattie" "E' stata una lunga battaglia, ma alla fine è stato debellato il male" "E' stata dichiarata guerra al cancro".
Nel corso della storia medica si sono riempite biblioteche di libri sulle strategie di guerra, di volta in volta studiate per combattere questo irriducibile nemico: la malattia.
In questo scenario, potremmo dire universale, la parola "terapia" si è radicata nella nostra mente come sinonimo dell'esercito della salvezza.
Oggi se ne fa un vero e proprio abuso, specie in tempi in cui la Medicina classica sembra perdere colpi a favore delle Medicine alternative o, cosiddette, complementari.
Così, a parte le terapie più datate, come l'omeopatia o le erbe medicinali, oggi basta prendere un oggetto o un'attività e attaccarci la parola terapia.
Le variabili sono infinite, tra le più recenti e originali: floriterapia (terapia con acqua e fiori, dove non ci sono principi attivi, ma vibrazioni), vinoterapia (terapia estetica per problemi alla pelle), coccoloterapia (terapia dolce in acqua), massoterapia (non è una terapia con le pietre, ma col massaggio), cristalloterapia (questa è con le pietre), urinoterapia (bisogna bere la propria urina) e si

potrebbero riempire pagine intere. In questo modo si è certi che l'uso della parola terapia esaudisce l'obiettivo di fondo: rispondere all'aspettativa terapeutica delle persone, concedendosi una patente di legittimità.
Senza entrare nel merito delle singole terapie e senza nulla togliere ai nobili intenti di chi pensa al benessere delle persone, osserviamo che restano sempre comuni a tutte queste tecniche gli attori di questo campo di battaglia: il paziente e i due contendenti, terapia e malattia, tutti distinti tra loro.
I cosiddetti terapeuti, dal canto loro, in qualsiasi ambito si cerchino, sono portati a sostenere ciascuno la propria pratica terapeutica, dimostrandone la validità e l'efficacia.
Se potessimo convocare un ipotetico congresso, mettendo intorno a un tavolo un esperto di ciascuna delle principali terapie esistenti, e chiedessimo loro di rispondere alla domanda: "Chi di voi può dire di aver guarito una persona da un tumore o comunque da una malattia grave?", c'è da presumere che tutti alzerebbero la mano.
Alla prova dei fatti, questo risulterebbe anche vero.
Lo stesso padre Romano Zago, con la sua ricetta di aloe, grappa e miele, ha prodotto casi di guarigione dai tumori. Così sono innegabili le guarigioni avvenute con l'omeopatia, una terapia in completa antitesi con la farmacologia della Medicina classica.
Sono note le vicissitudini del prof. Di Bella e della sua terapia alla fine degli anni '90, sconfessata dalla Medicina ufficiale, ma sono altrettanto vere le testimonianze riportate dalle persone guarite con il suo metodo.
Ovviamente, in testa al gruppo e privilegiata dalla legalità del sistema, è la Medicina classica che può vantare, a buon diritto, casi di successo.
Relegati invece in una nicchia, dove non si può mettere naso scientificamente, sono i casi di guarigione per miracolo e grazia ricevuti.
Come è potuto accadere che tutte queste persone, con le stesse patologie siano guarite con terapie diverse? Questa è una domanda spontanea che si pone ogni osservatore attento e non prevenuto.
Se giriamo la domanda alla Medicina ufficiale, unica in teoria, a

essere legittimata per una risposta, non ne ricaviamo soddisfazione.
Spesso questi casi vengono relegati, in modo non scientifico, nella nicchia dei "miracoli", quasi a non voler perdere la granitica fortezza della legalità scientifica.
Si legge nel già citato testo universitario di Medicina: "*Talvolta i tumori si riducono di dimensioni e perfino scompaiono spontaneamente, ma tali "miracoli" sono talmente rari da restare delle curiosità.*"
Siamo di fronte all'ennesima domanda senza risposta.
Ma se non si riesce a fornire giustificazioni alle guarigioni delle medicine alternative, non troviamo risposte migliori dalla Medicina accademica.
Timothy Hunt, premio Nobel per la Medicina nel 2001, ha recentemente ammesso: "*I farmaci vengono scoperti per caso e nessuno sa perché e come funzionino veramente. Ad esempio, il Taxolo è un farmaco al quale viene attribuita la capacità di uccidere certi tumori, ma nessuno ha la più pallida idea di come ciò avvenga*".
E non ci possono essere soluzioni alternative, perché il campo ristretto dell'indagine non le permette. Quindi, mentre si continua imperterriti nella ricerca del farmaco che risolverà il problema malattia, la soluzione resta sempre dietro l'angolo.
In compenso il progresso scientifico continua a sfornare prodotti e tecnologie sempre più sofisticate. Gli ospedali sono come moderne astronavi, dove monitor e apparecchi di tutti i colori sono i fiori all'occhiello di scoperte dell'intelletto umano, mentre il contatto fisico e verbale con il paziente ha lasciato il posto ai risultati di esami clinici sempre più sofisticati.
Abbiamo già visto nei capitoli iniziali i limiti di questa impostazione diagnostica e l'esclusione della psiche del paziente.
A fronte dei continui progressi della scienza sale anche l'aspettativa del cittadino sino, a volte, all'esasperazione di rivendicare e confondere il suo diritto di essere curato con un preteso diritto di essere guarito.
Al riguardo va spesa una parola a difesa dei medici che, in un mondo sempre più burocratizzato, hanno dovuto costituirsi degli

strumenti a loro difesa. Sono state redatte le norme sul "consenso informato", che lasciano l'ultima parola al paziente e deresponsabilizzano in parte il medico.
Questo modo di progredire di fatto allontana sempre più il paziente dal medico, obbligando per di più quest'ultimo a distaccarsi emotivamente dalle vicende umane, più per eccesso di difesa che per disinteresse.

Dopo queste considerazioni non ci resta che conoscere il nuovo modo di intendere e fare "terapia" secondo le Leggi Biologiche.

La terapia secondo la Nuova Medicina
Il concetto di terapia, così come inteso sinora, **non esiste più**, così come **non esiste più il concetto di malattia**, inteso come nemico da sconfiggere, ma soprattutto **non è più possibile sostenere il paziente inerme**, che offre passivamente il suo corpo come campo di battaglia ai due contendenti.
A parte qualche cenno, non ho voluto di proposito parlare di terapia durante l'esposizione dei casi. Era necessario prima comprendere il processo fisiologico dei programmi del corpo a seguito della DHS, ma soprattutto occorreva riunire i tre soggetti (paziente, terapia e malattia) attraverso la quinta Legge Biologica.
Ora è possibile comprendere la prima deduzione: non è una terapia nuova, o meglio ancora, **non esiste alcun metodo Hamer**, come spesso erroneamente si sente dire in giro.
Se vogliamo definire l'intervento del nuovo medico, che conosce le 5 Leggi Biologiche, nei confronti di un paziente, possiamo al limite argomentare sulla sua valenza terapeutica, ma non più considerarlo come l'antagonista di un processo da combattere.
Dobbiamo innanzi tutto considerare l'intervento terapeutico in due tempi diversi.
Verrà il giorno, ancora molto lontano, in cui le scoperte di Hamer saranno acquisite dal genere umano, e allora sarà tutto molto più semplice: il paziente, indipendentemente dal suo conflitto, sarà consapevole di vivere un processo biologico sensato e il medico dovrà solo dare il suo supporto clinico con le tecniche migliori,

attingendo dalla farmacologia, dal pronto intervento e dalla chirurgia.
Al momento siamo ancora alla fase di una richiesta di verifica da parte di pochi ricercatori. Quindi, ammesso che venga concesso di sperimentare la fondatezza delle 5 Leggi Biologiche, occorrerà prima pensare a formare la nuova figura del medico. Non sarà un cammino facile e veloce, ci vorrà tempo.
Si possono però dare delle indicazioni su come si dovrebbe configurare un intervento terapeutico in questa fase di transizione.
E' all'individuo che bisogna subito prestare attenzione e, salva l'indispensabile diagnosi clinica ricavata dalle analisi, e fatto salvo ogni intervento d'urgenza, la prima preoccupazione deve essere quella di rimediare alla possibile situazione di "profugo" nella quale può trovarsi il paziente. Abbiamo già visto che tale conflitto, comportando la ritenzione dei liquidi, va ad aggravare e intensificare i sintomi del processo.
Fondamentale è riuscire a trovare immediatamente la collocazione migliore e, soprattutto, fugare ogni situazione di panico.
Rileviamo una dimostrazione indiretta di questa primaria e fondamentale preoccupazione, della quale occorre tener conto, dai risultati ottenuti dalla sempre più consolidata azione terapeutica dell'opera del dottor Patch Adams, medico e clown.
La sua bandiera: "la salute si basa sulla felicità", viene sempre più piantata nelle corsie degli ospedali. Ma il successo ascrivibile a questa iniziativa non risiede certo in un'azione terapeutica diretta sulla fisiologia della malattia, ma nella primaria preoccupazione a cui tende: l'individuo e la sua paura.
Quando Patch Adams sostiene che non è la risata la miglior medicina, ma l'amicizia che lega il clown al paziente con il sorriso, rinnova la validità del fondamentale bisogno di un paziente, come di ogni essere umano, di non essere lasciato solo: esattamente ciò che Hamer definisce lo stato di "profugo".
C'è da credere che l'opera straordinaria di Patch Adams sia un "cavallo di Troia", riuscito ad entrare negli ospedali; da questo "cavallo" usciranno i clowns a conquistare e a dimostrare la valenza dell'individuo nella sua interezza: psiche e organo.

Una volta risolto o attenuato lo stato di panico e di paura, l'ulteriore intervento sarà certamente rivolto ad aiutare il paziente, eventualmente con i rimedi di sostegno forniti dalla Medicina, per alleviare eventuali sintomi di dolore della fase vagotonica in atto, in modo da riportarlo in una fase di consapevolezza e controllo.
L' anamnesi successiva potrà allora riguardare la ricerca, da parte del terapeuta, della situazione conflittuale per accertare in quale fase del processo bifasico si trovi il paziente. Tutte le notizie ricevute saranno finalizzate a valutare l'intensità e la durata presumibile del programma fisiologico. Ovviamente il medico dovrà possedere la conoscenza perfetta delle connessioni psiche-cervello-organo, utilizzando queste come una sorta di agenda interna e manuale delle istruzioni.
L'incontro con il paziente diventa così un incontro tra due persone che collaborano, ciascuno con un suo compito. E' un incontro di grande umanità, un valore spesso non considerato dai medici di oggi.
Nel capitolo successivo spiegherò approfonditamente la nuova metodologia d'indagine.
Nella Medicina attuale, invece, i protocolli riguardano il corpo e non la psiche della persona e quindi ci si deve preoccupare di gestire al meglio la battaglia contro la malattia.
L'umanità delle persone e dei medici che lavorano oggi nel campo sanitario è altra cosa. E' una prerogativa di singoli individui che svolgono il loro lavoro con il cuore in mano e, indipendentemente dai protocolli, sanno guardare negli occhi il proprio paziente, consapevoli della grande aspettativa di guarigione che comporta il loro ruolo. L'ho già scritto, questi sono i costruttori dell'evoluzione.
In definitiva di fronte a ciò che sinora era definito il brutto male non ci potrà più essere alcuna battaglia, ma un supporto clinico da parte del medico e una partecipazione consapevole da parte del paziente.
Vale la pena ricordare che le regole del gioco della vita rimangono democraticamente invariate per tutti, soprattutto quella del

limite conflittuale: se viene superato si muore.
La tipologia dell'intervento descritto, nell'ambito della Nuova Medicina, può valere per le situazioni più gravi, ma la metodologia è la stessa anche per le patologie cosiddette più semplici.
Un caso ad esempio di leggera riparazione alle ossa, per un precedente conflitto di svalutazione, diventerà un processo dolorifico limitato nel tempo, se vissuto senza "profugo", e se supportato eventualmente da un analgesico.
Soprattutto, se è vissuto consapevolmente dal paziente come una fase di riparazione del suo conflitto di svalutazione, e non come possibile recidiva di ulteriore svalutazione.
Ancora: una fase febbrile denota chiaramente una fase vagotonica di riparazione, forse accompagnata da un'infiammazione di qualche tessuto, come una semplice laringite e bronchite. Per questo non importa imbottirsi di antibiotici, come purtroppo si fa oggi. Piuttosto si valuterà congiuntamente al proprio medico l'opportunità di accompagnare questa fase con qualche lenitivo, stando rigorosamente a riposo.
Dobbiamo rifiutare gli antibiotici? Assolutamente no. Accompagnare il paziente nella fase vagotonica vuol dire anche stemperare la fase stessa, se questa risulta troppo intensa, e allora si potranno anche assumere a volte degli antibiotici per attenuare sintomi e acutezza del processo in riparazione.
Ricordate come si comportavano i nostri nonni nelle fasi febbrili? Una bevanda calda la sera, tipo vin brulè, e poi sotto le coperte a sudare: la mattina dopo generalmente si stava meglio.
Un esempio semplice, ma sembra che i nostri nonni avessero intuito che per "stare meglio" era sufficiente "accompagnare" una fase vagotonica.

Il medico cura, la Natura guarisce

Adesso riformuliamo la domanda, prima senza risposta, relativa a tutte quelle guarigioni incomprensibili e ottenute con i farmaci o i sistemi più diversi.
Le guarigioni avvenute **sono tutte vere**: la soluzione terapeutica non è però dovuta all'elemento chimico, quale che sia, ma sem-

plicemente al fatto che si verificano due condizioni essenziali:
1) qualunque sia il principio attivo assunto, soddisfa l'aspettativa terapeutica del paziente, rendendolo tranquillo e consapevole che sta facendo qualcosa per combattere il suo male,
2) mitigando panico e paura. Il principio attivo **agisce a supporto** del processo di guarigione.
   Il processo bifasico, biologico e sensato, fa il suo decorso.
   Questo processo può essere solo alterato o impedito. Ciò avviene per lo più con la chemioterapia che, avendo un forte effetto simpaticotonico, aumenta maggiormente la fase attiva di crescita di un processo legato ai tessuti dell'endoderma o del mesoderma antico, con conseguente aggravio del processo, oppure va a inibire la fase di riparazione dei tessuti del mesoderma nuovo e dell'ectoderma.
   Così si spiegano tutti quei tumori, che alterati o bloccati dalla chemioterapia, si ripresentano regolarmente, dopo alcuni mesi dal trattamento, dovendo ultimare la loro fase attiva o di riparazione.
   La diagnosi successiva non può che essere nefasta: "Ci dispiace, il tumore è ripartito". Insieme riparte il panico del paziente, con altre DHS e con altri programmi, sensati per la Natura, ma devastanti per il paziente.

Grazie a queste considerazioni si riesce a dare anche una risposta al perché la terapia Di Bella riusciva a funzionare per alcuni casi di tumore e non per altri.
Funzionava solo per la fase di riparazione dei tessuti dell'ectoderma e del mesoderma nuovo, in quanto il ridotto principio attivo chemioterapico contenuto nelle prescrizioni del medico siciliano, accompagnava il processo vagotonico di riparazione.
Infine non si può tacere uno degli interventi di maggior pericolosità attuati dalla Medicina ufficiale, e continuamente messo sotto accusa da Hamer: la morfina. I suoi effetti diventano **letali** nei processi vagotonici, specie in concomitanza del conflitto del profugo. Ho già citato nel capitolo relativo a quest'ultima problematica, l'effetto che la morfina ha sull'attivazione dell'ormone antidiuretico (ADH): contribuisce ad aumentare ulteriormente

la ritenzione di liquidi e aggrava i sintomi di riparazione. A questo va aggiunto, come leggiamo sempre nel testo del Merck, la sua azione di riduzione e blocco della peristalsi intestinale, oltre alla riduzione della risposta respiratoria dei polmoni alla CO_2, cioè si deve ricorrere quasi sempre alla bombola d'ossigeno.
Non bisogna quindi stupirci se Hamer denuncia come iatrogene le molte morti prodotte dalle reiterate chemioterapie e assunzioni di morfina.

La soluzione del conflitto

Se cominciamo a tirare le somme dalle considerazioni sulla terapia e ancor prima sul senso biologico di quanto sinora considerato malattia (5° Legge) la nostra attenzione ritorna necessariamente sull'argomento del conflitto e della sua soluzione. La conoscenza del processo conflittuale e della sua soluzione rimane la parte fondamentale della trattazione del nuovo modo d'intendere la terapia.
Dopo aver appreso i primi rudimenti di Nuova Medicina a tutti nasce quasi istintivo il problema dei conflitti, preoccupandosi subito di come fare a non averli e poi eventualmente di come fare a risolverli.
E' un argomento già iniziato nel capitolo della 5° Legge e va approfondito per l'importanza di essere compreso, soprattutto per valutare quali possono essere le migliori strategie comportamentali al fine di raggiungere il vero e più importante obiettivo che la vita ci chiede: **risolvere i conflitti in tempo utile.**
Provo a ripeterlo: non si possono evitare i conflitti inaspettati, anzi, abbiamo già visto che sarebbe paradossalmente auspicabile averne il più possibile, ma sapendoli risolvere.
Innanzi tutto ci dovrebbe confortare una prima considerazione: ogni volta che avvertiamo un sintomo, un dolore o comunque una manifestazione del corpo, così come descritta da Hamer nei processi fisiologici dei programmi embrionali, vuol dire che di fatto abbiamo già risolto il conflitto e quindi siamo già nella fase di riparazione. Avere questa consapevolezza, oltre a liberarci immediatamente da una situazione di panico e di paura, ci con-

sente di essere supportati dal nuovo medico con i rimedi più appropriati.
Se invece non siamo in alcuna delle situazioni indicate, cioè se stiamo vivendo una normale fase di normotonia, allora può essere utile porci la domanda: "Come si fa a risolvere i conflitti in tempo utile?"
Per rispondere dobbiamo prima considerare un aspetto sfiorato, ma non ancora emerso nella sua importanza, che riguarda l'attuazione delle Leggi Biologiche nei confronti dell'individuo: in quanto Leggi universali sono tanto provvidenziali quanto imparziali verso tutti. Non ci sono raccomandati o privilegiati, non ci si può appellare o aspettare un condono che sani l'errore.
Ricordo il pensiero di una studentessa al termine di un corso introduttivo: "Sono rimasta affascinata dalla logica bellezza delle Leggi Biologiche, ma ora mi rendo conto di essere sola, **responsabilmente sola**". Queste parole sintetizzano bene la posizione nuova di ciascuno di noi di fronte all'universo biologico del nostro organismo e rinnovano il perché del titolo del libro: "...non ancora per tutti".
Non c'è dubbio: la vecchia impostazione dell'individuo nei confronti della malattia può risultare in fondo più comoda e meno responsabilizzante. Ad esempio per chi è abituato a risolvere ogni problema con i soldi, perché ricco, è più semplice pensare di risolvere la questione malattia affidandosi al meglio della professionalità medica esistente. E questo può avere un'attuazione pratica, sino però al famoso limite conflittuale, oltre il quale si torna a fare i conti con l'imparzialità delle Leggi Biologiche.
Avere il privilegio di conoscerle e, dopo aver eliminato la paura del male incognito che non esiste, riuscire a risolvere in tempo utile i possibili conflitti inaspettati, possono diventare le prerogative per una vita più lunga, ma soprattutto migliore.
A questo punto chi potesse avere la risposta esatta per ogni situazione conflittuale avrebbe quasi il dono dell'eternità, perché se è vero che il corpo ha i suoi programmi biologici di riparazione, se è vero che risolvendoli nel tempo minimo per vivere una vagotonia sopportabile, si arriva di nuovo alla normotonia, non resterebbe

che pensare solo all'ossidazione biologica cellulare come fenomeno di vecchiaia.
Questa teoria può sembrare paradossale, ma contiene un fondo di verità il cui riscontro è facile da trovare in molte situazioni di persone longeve.
Partiamo da un fatto ricorrente riproposto spesso dai media: la ricerca delle cause della longevità, interrogando gli ultracentenari. La solita limitata capacità d'indagine porta gli intervistatori a chiedere quale sia l'alimentazione, pensando forse di trovare l'elisir della giovinezza.
Così mi è capitato di sentire che è opportuno mangiare il formaggio di capra, perché è il cibo base degli abitanti dell'altopiano del Caucaso, notoriamente longevi.
A parte queste banali considerazioni, trovo invece interessante il resoconto di un'intervista a un pastore sardo, di 103 anni, pubblicata sul National Geographic (11/2004).
Alla solita domanda di quale fosse il suo segreto, la risposta fu straordinariamente disarmante: "Non ho particolari segreti da svelare o consigli da elargire. Non ho ricette per ottenere la longevità. La mia lunga vita non si spiega nemmeno con l'ereditarietà, perché i miei genitori sono morti molto giovani. Continuo la mia vita di sempre, lavoro un po' nell'orto quando mi è possibile, e mi preparo a spegnere le prossime candeline".
Dunque, apparentemente nulla di eclatante o di particolarmente utile da apprendere. Eppure da questo condensato di parole semplici si possono dedurre alcuni principi basilari per saper affrontare e risolvere i conflitti di una vita intera, che ora, dopo aver conosciuto le regole biologiche delle Leggi scoperte da Hamer, possiamo sintetizzare, senza più alcuna retorica: **equilibrio interiore, capacità di rinnovarsi, curiosità per la vita, armonia e saggezza interiore**.
Ciascuno poi troverà il modo di estendere e diversificare quanto esposto, ma di una cosa sono certo. Alla base di queste qualità c'è una dote che non si compra e non si eredita, ma si conquista: la **flessibilità**.
Siamo tutti concordi sulla necessità di un'alimentazione sana ed

equilibrata, ma se non troviamo il modo di essere capaci ad adattarci alle difficoltà della vita, cioè se viviamo con schemi mentali troppo rigidi, rischiamo un giorno di subire inaspettatamente un evento e di non essere in grado di superarlo. Il programma biologico bifasico farà allora sicuramente il suo decorso e se si supera il limite conflittuale, saremo costretti alla soluzione biologica estrema.
E' la stessa dinamica figurata che vediamo nell'energia di una foglia che, flettendosi, è capace di far scivolare la neve, mentre un bacchetto di legno avrà nella sua rigidità anche il suo limite conflittuale.
Ritroviamo un esempio lampante di questi concetti nel detto popolare: "Come sempre muoiono i buoni e restano i cattivi". Questo pensiero si comprende meglio in un altro modo: quelli che vengono chiamati buoni sono spesso coloro che subiscono le conflittualità e non sono capaci di reagire, mentre i cosiddetti cattivi non sono altro che persone capaci di farsi scivolare addosso il problema.
Ovviamente non è in questa ripartizione tra buoni e cattivi che troviamo un esempio di vita, ma è nel suo significato biologico. Così ci è possibile comprendere che una persona ricca avrà certamente più possibilità di far fronte alle conflittualità sopravvenute. Non a caso il maggior tasso di mortalità per tumori al fegato si riscontra in alcuni paesi sottosviluppati, dove maggiore è "il conflitto di morire di fame".
Se però i soldi rappresentano un indice di benessere e aiutano indubbiamente ad arrivare a molte soluzioni conflittuali, non dimentichiamo che spesso nelle famiglie più ricche si vive anche in modo più rigido e secondo schemi comportamentali che lasciano poco spazio alla flessibilità necessaria alle soluzioni, specie quando si parla di conflitti di territorio, del boccone da buttar giù e soprattutto della svalutazione di sé.

Ho esposto solo per sommi capi i concetti generali del nuovo modo di concepire la terapia in Nuova Medicina.
Questo capitolo però è ancora tutto da scrivere e da ampliare.
Hamer sostiene che un paziente, consapevole del processo di riparazione e del conflitto biologico che l'ha generato, è già gua-

rito all'80 per cento. L'esperienza dei casi ci obbliga forse a rivedere questa percentuale, ma solo perché siamo in una fase dove tutto questo capovolgimento risulta ancora di difficile comprensione e attuazione.
C'è spazio, a mio avviso, per cominciare a valutare l'utilità delle tecniche terapeutiche migliori per aiutare le persone, non solo a rimuovere i conflitti, ma soprattutto a far sì che non ricadano in continue recidive.
Per applicare le Leggi Biologiche ai fini terapeutici occorrerà inevitabilmente un periodo di assestamento graduale e non senza confusione iniziale nell'attuazione.
E' come cambiare tutti i sensi di marcia nelle strade di una grande città: inizialmente lo sconcerto e gli ingorghi sono tanti.
Le difficoltà non saranno solo degli individui in quanto pazienti, ma soprattutto di chi si assumerà la responsabilità e il compito di accompagnare i pazienti attraverso i loro individuali processi biologici.
I protocolli terapeutici potranno avere ancora una validità per la conoscenza dei principi attivi dei farmaci, non più per una loro applicazione indiscriminata per eliminare una malattia.
Il regista Alejandro Jodoroswki racconta spesso di suo nonno calzolaio che, nel periodo dell'ultima guerra, sosteneva che le scarpe dovevano essere fatte per i piedi delle persone, tutti diversi tra loro e, poiché si cominciavano a produrre scarpe industriali tutte uguali, non concepiva e trovava assurdo che dovessero essere i piedi delle persone ad adattarsi alle scarpe.
Un nuovo modo di fare terapia dovrebbe tener conto delle teorie del nonno calzolaio di Jodorowski: forse non si riuscirà più a trovare il calzolaio che fa le scarpe su misura, mentre si spera che si arriverà a fare la terapia a misura d'uomo.

Capitolo 16

"La vita è inspiegabile, se la si possiede.
Solo le cose morte possono essere spiegate.
Ogni volta che incontri una persona viva,
percepirai un mistero"
Shree Rajneesh

VERSO UN NUOVO METODO SCIENTIFICO D'INDAGINE

Mi sto avviando alla conclusione e, dopo questo ribaltamento delle "carte in tavola" della scienza medica, è fondamentale cogliere il quadro d'insieme che detta le regole di una **nuova metodologia d'indagine** in Medicina.
Nell'introduzione ho evidenziato le difficoltà a recepire i fondamenti delle scoperte di Hamer.
Dopo aver conosciuto i contenuti delle Leggi Biologiche, ci accorgiamo che la riunione di psiche e organo nell'unità dell'individuo ha come conseguenza un capovolgimento del metodo di indagine. Questo comporterà un ulteriore sforzo e altre difficoltà per la scienza in generale.
D'altra parte, occorre prendere atto che le implicazioni di questo cambiamento sono epocali, come del resto tutte le scoperte di Hamer.
La nuova anamnesi in Medicina ora verte su due fronti:
1) i sintomi del corpo e tutti i processi fisiologici, rivisitati secondo il nuovo schema del processo bifasico;
2) la valutazione del coinvolgimento psichico dell'individuo, in particolare del come ha vissuto un evento, con riferimento al suo "sentito biologico" nei confronti del conflitto.
Per il primo aspetto, abbiamo già visto nel capitolo della terapia il nuovo modo di considerare il decorso del programma ai fini terapeutici.
Per il secondo aspetto, dobbiamo aprire un nuovissimo capitolo che riguarda la nuova metodologia d'indagine, con l'obiettivo ul-

teriore di conferire a questa la patente di scientificità.
In questa nuova metodologia non solo vengono riconnessi psiche e organo, ma soprattutto si riuniscono i due modi di indagine perseguiti sinora su binari diversi, con risultati opposti e inconciliabili. Mi riferisco a tutte le dispute storiche tra scienziati e teologi, tra medici e psicologi, tra chimici e filosofi, dovute alla catalogazione e suddivisione tra materia e spirito.
Finora è come se l'essere umano fosse stato smembrato nelle sue varie manifestazioni e i ricercatori, ciascuno nel proprio laboratorio di studio, si fossero appropriati di un pezzo. Da questa ripartizione i risultati - sia nel metodo d'indagine, sia nelle conclusioni - non potevano che essere diversi e spesso in contrasto tra loro.
Le conseguenze sono evidenti ancora oggi nelle dispute tra scienza ed etica, tra i risultati della ricerca scientifica e i valori morali della religione.
Facendo un passo indietro si comprende come si è arrivati a questa divisione. Farlo è importante, per comprendere l'unità della nuova metodologia scientifica scoperta da Hamer. Si può iniziare con la demonologia medica del cristianesimo.

Breve storia del metodo d'indagine

I metodi usati dalla Chiesa, con la sua ingerenza in un mondo che oggi consideriamo di esclusivo appannaggio della Scienza, sollevano ancora perplessità e una facile critica. Ma è con il rispetto della Storia che dobbiamo valutare queste evoluzioni di pensiero nel percorso umano: "Con un'analisi storicistica che colloca e comprende gli eventi nel loro contesto", come dice Benedetto Croce.
Anche noi, forse tra mille anni, saremo criticati per il nostro accanimento a voler **guarire la guarigione** della fase vagotonica.
Nel Medio Evo le autorità ecclesiastiche consideravano la malattia come una volontà divina che punisce un peccato. Peste ed epidemie erano di volta in volta attribuite al diavolo o alla collera di Dio. Mentre ogni tentativo di Medicina scientifica veniva bollato come superstizioso, si curavano i malati con penitenze e preghiere, al massimo con intrugli di erbe e acqua benedetta. Se poi

il malato, considerato peccatore, non guariva, allora veniva riempito di botte, perché ritenuto indemoniato. I corpi dei defunti non potevano essere analizzati, perché ciò impediva la loro resurrezione.
In questo guazzabuglio di Medicina e Religione erano accomunati tutti: cattolici, protestanti, puritani, anglicani, a esclusione degli ebrei, che traevano dagli arabi le loro conoscenze scientifiche in materia di Medicina, per questo erano sospettati di magia e, in ogni caso, periodicamente epurati per placare l'ira di Dio.
Dunque un'ingerenza totale nella gestione dell'individuo dall'anima al corpo.
L'uomo scientifico a fatica e con profonde sofferenze riuscì a farsi spazio in questo contesto totalitario. Da Copernico a Galileo, sino all'evoluzionismo di Darwin, per citare solo i più importanti, fu un continuo riappropriarsi di ambiti scientifici, con una Chiesa sempre più riluttante alle ammissioni, ma sempre più debole nel difendere i suoi dogmi dai colpi della logica della ricerca scientifica.
La ripartizione tra Scienza e Religione continuò per molto, e in parte continua tuttora, in questa forbice che divise i due modi di considerare l'essere umano e di appropriarsene.
A parte alcuni eccessi - colpi di coda di uno stretto ambito religioso - come quando, nei primi anni del '900 a Montreal, si ritenne che un'epidemia di vaiolo fosse stata causata da un carnevale troppo festoso, oggi assistiamo da una parte al tentativo di convivenza di due metodi d'indagine diversi, dall'altra al riacutizzarsi periodico dello scontro metodologico, quando vengono riaperti temi come l'aborto, le cellule staminali, la fecondazione assistita, la pillola anticoncezionale, ecc.
Nel frattempo la Scienza si è andata sempre di più ritagliando gli schemi e le regole convalidanti il proprio metodo d'indagine, adottando come principio regolatore la riproducibilità scientifica.
Questa nuova visione delle cose fu presto acquisita nel campo della Medicina.
La sperimentazione divenne la regola, ma questo pur valido e oggettivo metodo d'indagine ha di fatto chiuso lo scienziato nel ristretto ambito del laboratorio, portandolo all'indagine

riduzionistica della fisiologia del corpo umano e quindi escludendo tutte le manifestazioni psichiche dell'individuo.
Solo da pochissimo tempo la psicologia e la psicanalisi sono entrate negli ospedali; non però con un'aspettativa terapeutica diretta, ma solo come supporto clinico.
Un oncologo oggi accetta di buon grado l'intervento dello psicologo, non come terapeuta che guarisce, ma come un aiuto il cui massimo risultato riconosciuto è un presunto innalzamento del cosiddetto sistema immunitario, accompagnato dal conforto alla persona malata, magari ritenuta "terminale".

I risultati di un metodo d'indagine senza la psiche
In definitiva, la Scienza medica conquistò i suoi spazi, ma le regole che si dette misero fuori dalla porta del suo laboratorio di analisi l'anima e la psiche, distaccando queste due entità dal corpo e lasciandole pure all'eredità e al controllo di ambiti consolidati, come la religione, o emergenti, come la psicologia e la psicanalisi.
In fondo, una volta che lo scienziato ricercatore ha scomposto gli elementi del corpo sino ai suoi atomi e alle particelle più piccole, con i suoi elettroni, neutroni e protoni, come può verificare la psicologia, la fede o l'anima di un elettrone o di una particella in generale? Non è roba per lui!
La conclusione è che un'analisi di laboratorio consente numeri apparentemente certi; con questi numeri vengono create tabelle di riferimento che considerano normale un range di valori e anormale lo sconfinamento di questi.
Da un esame del sangue e in base a questi valori, quindi, si crede possibile stabilire se una persona è sana o malata.
Ma nessun valore riferibile alla psiche della persona potrà aver accesso in quel vetrino di laboratorio. Con lo stesso metro di giudizio, ma all'inverso, non si potrà mai affermare che la variazione di quei numeri di laboratorio inciderà sulla sfera emotiva della persona.
In sintesi: lo spirito non ha alcun effetto sulla materia e la materia non ha alcun effetto sullo spirito.
Per questi motivi non si riusciva a conciliare l'evoluzionismo

darwiniano, i cui principi erano applicabili ai corpi animali e alle piante, ma non potevano essere applicati ai corpi degli esseri umani, ritenuti dotati di valori superiori.
Corpo e spirito diventano così due lancette di un orologio da cui non si riuscirà mai a leggere l'ora, perché un osservatore guarda solo la lancetta dei minuti e l'altro solo quella delle ore; può accadere che qualche volta si accavallino, sino a far pensare ai nostri due osservatori che siano una cosa unica, ma questa sensazione dura pochi secondi.
Così come dura pochi secondi il riferimento alla psiche da parte della scienza medica, quando ci si riferisce allo stress psicofisico. Alla domanda: come incide sul corpo umano? La risposta resta un mistero.
Una volta imboccato il percorso deterministico della sperimentazione di laboratorio, non ci si poteva più occupare della fenomenologia umana nelle sue altre variabili. Per questo vennero tralasciati argomenti come il libero arbitrio, la volontà, la morale e la psiche, che furono relegati agli studi e alla competenza di altri settori della ricerca, chiamati a volte psicologia, psicanalisi, a volte etica, religione o ricerca spirituale.
La Scienza pensò di aver trovato così la sua certezza: il potere della scoperta di leggi causali. Tutto ciò che è riproducibile e verificabile è Scienza, tutto il resto è altro.
La convinzione che il corso della Natura sia regolare conferisce un senso di sicurezza e tutto ciò che non rientra nei protocolli, di volta in volta codificati, resta fuori.
Questa distinzione tra scienza empirica, accettata solo in quanto accertabile, e psicologia, relegata a studio delle percezioni individuali, è stata utilizzata anche per motivi di opportunità sistematica. Come dire: se costruisco un cassetto di una certa dimensione tutto quello che non ci sta è più facile da scartare.
Certamente, scoprire l'eliocentrismo, la forza di gravità e soprattutto che un fulmine o una malattia non sia opera di agenti diabolici, ha indotto gli uomini ad apprezzare il determinismo, facendoli sentire in diritto di istituire le "cattedre scientifiche".
Questo portò a credere che l'uomo avrebbe sempre di più domi-

nato la Natura, attraverso le sue conquiste scientifiche.
Ora, finchè si adotta il determinismo scientifico nei fenomeni chimico-fisici della Natura, le scoperte verificabili e riproducibili si replicheranno all'infinito, ma, volendo applicare questa metodologia all'essere umano, la sua validità si ferma proprio alla conoscenza dei fenomeni chimico-fisici del corpo, escludendo il motore principale: il cervello, quindi la psiche.
Il percorso così strutturato, non può che portare a risultati limitati e la comprensione completa della fenomenologia umana sarà irraggiungibile, finché il ricercatore non deciderà di uscire dall'ambito limitatissimo del laboratorio.
Le linee guida per determinare ciò che è scientifico in Medicina hanno portato a costituire i protocolli di terapia e di ricerca. Microscopi, macchine sempre più elaborate (TAC, PET, RMC), sperimentazioni in doppio cieco, test su animali, determinazione di range di valori fisiologici, sono tutti strumenti e metodologie che rispondono a questa esigenza della certezza e della verificabilità.
E fin qui onore al merito della ricerca scientifica. Tutto ciò che porta a realizzare una nuova macchina o una nuova procedura atta a migliorare l'indagine, pur riduzionistica, è un passo avanti nella ricerca. C'è da credere che non ci saranno limiti al miglioramento di questo tipo di ricerca. Specialmente negli ultimi anni gli stessi medici devono essere rimasti sbalorditi dai progressi che si sono visti passare davanti.
Alla prova dei fatti, però, le cose non tornano e ce lo dicono i consuntivi ammessi, a denti stretti, dalle recenti statistiche.
Nel 1971 Richard Nixon aprì il fronte della guerra al cancro. Un fiume di denaro fluì nelle casse del nuovo National Cancer Institute. Sono state scritte milioni di pagine sui tumori, sulla genetica e sulla ricerca in generale.
I risultati: i casi di cancro aumentano e la mortalità, secondo i dati della American Cancer Society (ACS) pubblicati nel 2006, dimostrano che sostanzialmente non è cambiato nulla. Traspare, anzi, dai resoconti provenienti dai maggiori istituti di ricerca, una sorta d'impotenza: viene rimandata di continuo la data della vit-

toria e ci si lancia quasi in un moto di rimprovero, quando si vorrebbe attribuire la colpa al cittadino che non si sottopone abbastanza in tempo agli esami preventivi.
La prevenzione sembra essere l'unica azione terapeutica con dei risultati che fanno statistica. Come non vivere una sorta di tristezza d'impotenza leggendo la dichiarazione recente di Aaron Ciechanover, premio Nobel della chimica nel 2004: *"I progressi nella cura dei tumori sono legati alla diagnosi precoce, non alla comprensione dei meccanismi della malattia"*.
In definitiva abbiamo assistito alla vittoria dell'uomo scienziato sull'uomo superstizioso, abbiamo codificato sino all'estremo i protocolli scientifici, abbiamo creato le macchine più sofisticate e costose, continuiamo a sfornare farmaci con fatturati miliardari, ma la mortalità e la diffusione delle malattie sono in crescita.
Sulla base dei risultati degli ultimi cinquant'anni si è costretti ad ammettere che il trend sarà sempre questo, sia del tasso di crescita delle patologie, sia della mortalità, sia ... del fatturato.
C'è da chiedersi quante altre strade si vorranno ancora esplorare secondo la vecchia metodologia. L'ultima in ordine di tempo, e che cito per la sua particolarità, l'ho letta su di una rivista scientifica. Avrebbero deciso di avvalersi del veleno di uno scorpione giallo (leiurus quinquestriatus), che vive per lo più in Israele, perchè avrebbe dato dei risultati sul glioma cerebrale. Quindi, caccia allo scorpione!
Cambiano le sperimentazioni, cambiano i farmaci, migliorano le macchine, ma la metodologia resta sempre la stessa.
Siamo in grado di asserire che tutto questo non potrà portare a uno sviluppo della scienza medica, nel senso di veder ridurre gli indici e la mortalità data dai tumori, inclusi gli indici di incremento di tutte le altre malattie.
La metodologia è schiava dello stesso paradigma su cui si fonda: la limitazione riduzionistica dell'indagine.
E' dunque arrivato il momento di sperimentare non prodotti nuovi, ma **un nuovo metodo d'indagine.**
Le Leggi Biologiche lo forniscono, attraverso uno schema nuovo. Hamer ha più volte fatto una semplice richiesta: non una

sperimentazione a larga scala, sarebbe troppo, ma solo una stanza con venti posti letto, dove lavorare insieme a medici tradizionali e dimostrare con i fatti la sua teoria. Ma questo non gli è mai stato concesso.
Questa è cronaca. Torniamo alla metodologia proposta da Hamer.

Il metodo d'indagine secondo le Leggi Biologiche

Si considerino e si utilizzino pure tutte le procedure diagnostiche, frutto della ricerca moderna, ma si chiuda quella forbice che divide il corpo e la psiche, in nome di una visione omnicomprensiva della fenomenologia dell'essere umano.
Abbiamo ampiamente trattato del riflesso sull'organismo dei conflitti biologici elaborati dallo studio comparato della filogenesi e dell'embriologia.
Ora vediamo come si attua questa metodologia d'indagine.
Imprescindibile è la chiamata in causa dell'individuo, da considerarsi unico e irripetibile, che si presenta davanti al medico, portatore di **un solo protocollo**: il suo "vissuto" e il suo "sentito".
I programmi biologici sono sempre gli stessi, ma per valutare la loro incidenza sulla persona è alla persona stessa che il nuovo medico dovrà rivolgere l'attenzione.
Dopo quasi trent'anni di studio, Hamer ci ha fornito su di un piatto d'argento tutte le chiavi di lettura e di supporto per fare questa nuova anamnesi.
Ne abbiamo viste molte durante lo sviluppo del libro: i programmi embrionali, la lateralità mancino e destrimane, la bilancia ormonale, la crisi epilettoide, i binari conflittuali, le recidive conflittuali; sono lì per noi pazienti, e per il nuovo medico, che deve aiutarci ad applicarle.
Non solo, e lo dico a chi può e deve andare avanti nello studio delle scoperte di Hamer: esiste tutto un capitolo nuovo, non affrontato in questo testo, che riguarda la comprensione dei superprogrammi speciali, definiti da lui Costellazioni Schizofreniche, che riguardano e danno risposta a tutte le psicosi: la depressione, la bulimia, l'anoressia, la megalomania, la schizofrenia, la costernazione, le ossessioni.

C'è quasi tutto, o meglio, come ci disse in Spagna, manca la spiegazione del tartaro nei denti, ma ancora un po' di pazienza.
A questo punto si pone l'ostacolo principale: la verificabilità delle Leggi Biologiche secondo gli schemi della scienza attuale.
Se, davanti a un individuo malato, vogliamo confrontare i suoi sintomi con la connessione a un conflitto predeterminato, è evidente che non possiamo imbastire una metodologia da doppio cieco o considerare la persona alla stregua di un'analisi di laboratorio. Occorrerà guardare negli occhi la persona e cominciare un dialogo che riguarderà solo lui, tenendo conto del suo "sentito", che è il risultato di quanto ha vissuto, e percepito nel corso della sua vita.
Le variabili possono essere molte, diverse da individuo a individuo.
I criteri, adottati dalle più recenti interpretazioni sulla verificabilità e la scientificità di una scoperta, non possono essere applicati rigidamente alla variabilità psichica di un individuo. Per riprendere l'esempio del cassetto: occorre allargarlo.
Un'indagine a doppio cieco potrà essere valida per una sperimentazione dell'efficacia di un farmaco, ma non per valutare se "il sentito" davanti a uno stesso conflitto biologico sia uguale per tutti.
Così ancora, se il criterio della "falsificabilità", introdotto da Karl Popper, cioè della possibilità di dimostrazione del contrario, rimane valido per le sperimentazioni cliniche e in genere per i fenomeni naturali, non può valere ad esempio per il caso n. 26 dove la separazione vissuta nei confronti della madre si è riflessa sulle orecchie, perché lei e solo lei aveva vissuto questo tipo di legame con la madre.
Applicando i criteri della verificabilità scientifica, un ricercatore può indicarci con estrema precisione tutti i componenti della nostra alimentazione: proteine, lipidi, carboidrati e sali minerali vari.
Dato poi che veniamo continuamente ammoniti di assumere questi alimenti in proporzioni equilibrate, mi chiedo perché non si sia ancora pensato a una soluzione scientificamente corretta e controllabile. Ad esempio, invece di perdere tempo a scegliere gli alimenti, cucinarli, sedersi a tavola e lavare i piatti, sarebbe più

facile e sbrigativo, oltre che scientificamente approvato, fare delle flebo quotidiane, nelle proporzioni di alimenti ritenuti giusti e verificabili dalla scienza dell'alimentazione.
Se poi una sera volessimo uscire a cena con degli amici, invece di andare al ristorante, potremmo recarci insieme all'ospedale e dialogare serenamente distesi su di un letto, attaccati a sacche di flebo, contenenti le dosi giuste di tutto e, invece di lasciare la mancia all'oste col grembiule macchiato di alimenti, la lasceremmo al nostro ricercatore scientifico col camice bianco ordinato e pulito.
Non mi spingo oltre per dimostrare come gli spunti di un'analisi scientifica, nella semplice e quotidiana abitudine dell'alimentazione, non possano trovare applicazione quando si vuole affrontare l'alimentazione vista dal "sentito" biologico dell'essere umano. Se poi ci aggiungiamo le molteplici variabili possibili (gioia, rabbia, depressione, ecc.) con le quali ci si siede a tavola, allora gli stessi alimenti subiranno un diverso metabolismo nell'apparato digerente. Al solito, però, tutte queste argomentazioni non si possono vedere al microscopio, quindi non entrano nel "cassetto" delle sperimentazioni scientifiche.
Viene poi indicata, come non rispondente alla verificabilità scientifica, la suggestionabilità del paziente durante l'incontro con il medico, nella ricerca del conflitto.
Cioè si contesta ad Hamer che la ricerca della causa nella sfera emotiva può essere condotta così abilmente dal terapeuta da riuscire a farsi dire quello che vuole. Si mette cioè in dubbio la neutralità dello sperimentatore.
Questa, in prima istanza, è un'osservazione giusta. Anzi, può anche capitare che il paziente stesso, conoscendo le connessioni delle Leggi Biologiche, interpreti a suo modo gli eventi e arrivi ad attribuire un significato errato.
E' però lo stesso Hamer ad avvertire sulla difficoltà e sulla necessaria precisione da adottare nella ricerca delle conflittualità biologiche, sottolineando l'importanza di condurre l'indagine, come dice lui, in modo "criminologico", cioè senza escludere mai nulla e attenendosi ai fatti piuttosto che alle interpretazioni.
La risposta migliore all'osservazione sollevata è che proprio nelle

connessioni univoche tra psiche e organo troviamo la precisione della Natura e quindi la scoperta del conflitto.
Così sarà sufficiente dimostrare che se una patologia avviene sulla lateralità sinistra di una persona destrimane, il conflitto relazionale dovrà essere avvenuto solo ed esclusivamente nei confronti di chi è madre o di chi figlio/a. E qui non c'è spazio per la suggestionabilità, o è avvenuto o non è avvenuto.
Certo, si può anche giocare con la suggestione, come fanno gli abili avvocati penalisti o gli investigatori negli interrogatori, sino all'utilizzo di tecniche ipnotiche o subliminali. Potrebbe avvenire anche questo!
Ma quello a cui ci riferiamo veramente è l'incontro tra un paziente e il suo terapeuta, un confronto tra due esseri umani, dove le percezioni e le deduzioni potranno anche essere diverse da caso a caso, ma, avendo in mano la guida delle Leggi Biologiche, si può trovare con pazienza il punto d'arrivo.
Questo è l'ambito dello scontro con la metodologia prettamente scientifica, dove si richiede che la percezione e la deduzione debbano essere sempre sperimentate in modo identico da ogni osservatore. Ma questo è un "cassetto troppo stretto".
Questo modo di valutare il paziente non è possibile in un'anamnesi di Nuova Medicina.
In ogni caso, ad avvalorare la scientificità della ricerca sul "sentito" dell'individuo è il ristretto ambito biologico entro il quale ci si deve muovere, escludendo quello psicologico.
E' il concetto nuovo che traspare in tutta la trattazione delle scoperte di Hamer. Abbiamo più volte richiamato, nel corso del libro, la distinzione tra psicologico e biologico, specie nell'esposizione dei casi.
La psiche, intesa come momento volitivo ed emozionale dell'individuo, riguarda la sfera prettamente psicologica in quanto riferibile a tutte le nostre azioni mediate dalla mente. Cioè tutto quello che compiamo e che avviene sotto il nostro controllo. L'intensità o la durata dell'impegno che ci viene richiesto non produce alcun tipo di riflesso sull'organismo. Al limite, e qui ci sta, causerà il cosiddetto stress psicofisico.

Mentre se accade l'evento della DHS, cioè lo shock inaspettato, se si perde il controllo della situazione e il fatto riguarda uno degli ambiti biologici, formatisi nel corso dell'evoluzione (boccone, attacco, svalutazione, sessualità, territorio, separazione, ecc.) **allora e solo allora** si attiverà uno dei programmi fisiologici.
Questo è l'ambito limitato entro il quale si deve attuare la nuova indagine diagnostica. I confini sono molto precisi e la conseguenza immediata è l'esclusione di tutte quelle connessioni sinora cercate negli ambiti di tipo psicologico, psicanalitico o generalmente emozionale.
Ecco perché, pur riconoscendo alla psicosomatica e alla psicologia in genere il generoso tentativo di cercare connessioni con le malattie, deduciamo il loro limite applicativo e la mancanza di riproducibilità nei risultati.
Ancora una volta le scoperte di Hamer costringono a rivedere scuole e metodologie di ricerca.
Tutte le sperimentazioni sinora ricercate, tutte le tecniche e le materie scientifiche adottate sono come gli oggetti contenuti in una stanza; possiamo continuamente spostarli o aggiungerne dei nuovi, non riusciremo mai a mettere ordine, perché la soluzione è: "**bisogna cambiare la stanza**".
Sembra non esserci spazio per compromessi.
Non a caso il titolo di uno dei suoi ultimi libri è: "Uno contro tutti".

Capitolo 17

"I tre stadi della verità per gli scienziati:
1) Non è vero
2) Se è vero, non è importante
3) Lo abbiamo sempre saputo"
Leo Szilard

LE DOMANDE E LE CRITICHE

Il carattere divulgativo del testo e l'enorme vastità della materia sono limiti invalicabili alla pretesa di completezza.
E' auspicabile che la necessaria definizione di tutta la trattazione dell'opera di Hamer possa essere oggetto di una verifica scientifica in ambiti più competenti e autorevoli. Ma, ai fini di un minimo assolvimento degli scopi proposti, ritengo opportuno dare alcune risposte alle molte e inevitabili domande che spesso mi vengono poste, senza escludere anche quelle mosse da una volontà di critica.
Se poi questo libro non risulterà "lettera morta", ma potrà essere lo spunto di un dialogo con i lettori, non mi esimerò dal riproporre in eventuali edizioni aggiornate le nuove e ulteriori domande ricevute.
Comincio da quelle più ricorrenti poste alla fine dei corsi introduttivi.

1) Le malattie ereditarie e della prima infanzia

E' forse la domanda più ovvia: come si giustificano le malattie ereditarie, o comunque quelle dei bambini appena nati?
Per la Medicina classica è uno dei punti di forza per escludere la componente psichica delle patologie e, non avendo altro sistema d'indagine di quello d'intendere solo ciò che si vede, non resta che pensare all'ereditarietà genetica. Se poi si trova qualche parente, più o meno lontano, con la patologia manifesta il gioco è fatto. Se non si trova nessuno si viene archiviati nel classificatore "SS" (scientificamente sfigati).
Nei testi di Medicina si riportano anche a supporto i dati delle

statistiche, ma non si capisce come si possa dar credito e ritenere validi i risultati di malattie, considerate ereditarie, con percentuali che non superano il 5% dei casi. D'altra parte l'accettazione di questi assunti è d'obbligo se non si dispone di altri settori d'indagine. Se si affronta invece il discorso secondo le Leggi Biologiche le patologie dei bambini appena nati acquistano la stessa valenza come "punto di forza" per dimostrare la connessione tra psiche e organo, ma soprattutto **l'imputabilità alla sfera biologica e non psicologica**.

Si è più volte affrontato questo argomento e ora si ripresenta l'occasione per approfondirlo e verificarlo nuovamente.

Risulta evidente che per un bambino appena nato e, tanto più se si considerano i nove mesi di gestazione, non si configurano situazioni che coinvolgono la psiche intesa come momento volitivo. Al limite viene riconosciuto dalla scienza moderna l'inizio di un'attività ricettizia da parte del bambino delle sue qualità sensoriali ed emozionali, dipendenti dal vissuto della madre durante i nove mesi di gravidanza, mentre si discute a lungo sulla formazione psicologica del bambino nelle varie fasi di sviluppo dopo la nascita.

Ma, ai fini della connessione tra psiche e organo, abbiamo già visto che nell'impianto elaborato da Hamer non interessa la psicologia, come attività mediata dalla mente, né dell'adulto, né tanto meno del bambino.

Invece ritroviamo nel bambino al pari di un adulto, l'esatta rispondenza delle connessioni tra i tessuti embrionali e i conflitti biologici eventualmente subiti sia durante la fase di gestazione sia durante e dopo il parto.

Il feto, dal momento iniziale del concepimento, contiene "l'hard disk" cioè una massa completa di informazioni, colte in milioni di anni di evoluzione e di adattamenti. Questo determina che egli possa vivere naturalmente dei conflitti biologici.

Nel caso di un embrione il "sentito" seguirà, durante la fase della gestazione, la successione filogenetica evolutiva: dal conflitto primario legato all'antico cervello (il boccone) a quello mesodermico (l'attacco) per poi passare al perfezionamento dei

successivi tessuti del midollo (svalutazione) e dell'ectoderma (sensoriale).
Il processo non è ancora definito e diversificato, ma indubbiamente è esistente e con un potenziale energetico altissimo.
E' indubbio che, per risalire alla comprensione dei possibili conflitti vissuti da un feto o da un bambino appena nato, occorrerà riferirsi alla madre e a quanto da lei vissuto. Il feto o neonato dipenderà dunque dalla madre, ma, in quanto individuo a sé stante, vivrà con i suoi limiti tutti gli eventi intorno a sé, senza esclusione di possibili DHS. Ad esempio, se la madre vive una forte DHS per la morte improvvisa di qualcuno, il bambino, in gravidanza, non vivrà il conflitto di separazione vissuto dalla madre. Sarà possibile invece che, a causa della DHS, la madre produca una forte vasocostrizione, determinando al bambino una mancanza di nutrimento o di ossigeno. "Il boccone mancante" metterà in atto i vari programmi dell'endoderma del bambino: in questo caso si potrà configurare il tipico quadro diagnosticato come mucoviscidosi; analizzeremo in dettaglio questa patologia.
Vediamo alcuni casi di cosiddette patologie ereditarie.

Caso 49) Rene policistico

Una donna di circa quarant'anni aveva passato parte della sua vita col timore di iniziare a fare la dialisi, perché sin da piccola era affetta da formazioni di cisti renali.
Nelle patologie indicate nel prospetto del mesoderma ho riportato il conflitto biologico e il programma bifasico connesso.
Ripeto in sintesi che la cisti renale è la fase di riparazione di una precedente necrosi renale dovuta "al conflitto del liquido", cioè quando si subisce una DHS nei casi di pericolo di affogamento, di inondazione o comunque quando si subisce una DHS in relazione ai liquidi.
Nel caso in questione tutti i requisiti sembravano confermare l'ereditarietà della patologia: la madre e lo zio erano stati entrambi dializzati, perché soffrivano appunto di cisti renali.
Un'indagine che non tenga conto delle Leggi Biologiche non può che limitarsi alla diagnosi di patologia ereditaria.

Questi invece i fatti che confermano le scoperte di Hamer.
Quando fu chiesto alla donna se ricordava qualche evento drammatico vissuto in acqua, sia riguardo a lei o ai suoi parenti con le cisti renali, ricordò due fatti distinti: uno capitato alla madre e uno a lei all'età di cinque anni.
Il primo episodio le fu raccontato dalla madre, proprio perché accadde mentre era incinta di lei. Risiedeva in una casa di campagna di due appartamenti: in uno viveva lei col marito, l'altro era occupato dallo zio.
Un giorno, in autunno, la madre si trovava da sola in casa e lo zio era nell'appartamento di sotto. Pioveva da giorni ininterrottamente. All'improvviso lo zio entrò in casa urlando: il fiume era straripato e l'acqua aveva invaso tutto il piano sottostante, tutta la zona era ormai inondata. L'acqua continuava a salire e a loro non restò che rifugiarsi in soffitta. La sera arrivarono i primi soccorsi, ma se la videro veramente brutta.
Dopo alcuni mesi dal fatto i due soggetti, a breve distanza uno dall'altro, accusarono lievi dolori al rene. La diagnosi fu cisti renale.
Lei invece raccontò che, all'età di cinque anni, scivolò nel fiume mentre giocava con i suoi amici. La prontezza di un amico più grande fu provvidenziale e riuscì a tirarla fuori dall'acqua, ma lei ricorda ancora con terrore quel momento passato sott'acqua, nel fiume che la trascinava via.
Anche a lei venne diagnosticata in seguito una cisti renale. Ma quella cisti di 10 cm. rimase tale per tutti i suoi quarant'anni, a parte la paura di sottoporsi prima o poi alla dialisi, continuamente paventata dai medici.
Due fatti diversi dunque, in due momenti diversi, ma la concomitanza famigliare porta inevitabilmente alla diagnosi di malattia ereditaria, se non si conoscono le Leggi Biologiche.
Quello che viene passato dai genitori ai figli è il corredo genetico, la conformazione corporale. Possiamo aggiungere che i genitori influiscono sulla caratterialità della persona, ma questo riguarda la modalità di reagire alle varie situazioni, risultato di un apprendimento dei primi mesi e anni di vita. Non c'è dunque alcun pac-

chetto cromosomico preordinato alla malattia. A questo riguardo mi riallaccio a quanto già riferito in merito alle argomentazioni riportate sul DNA.
Vediamo un'altra patologia della prima infanzia considerata genetica.

La fibrosi cistica o mucoviscidosi
E' una malattia che viene diagnosticata in molti lattanti che conduce a un'abnorme viscosità delle secrezioni mucose. Si sostiene in Medicina accademica che sia la causa di infezioni polmonari, cirrosi epatica, insufficienza pancreatica, ostruzione intestinale, ma è una deduzione dovuta ancora una volta solo alla concomitanza degli eventi, non a una connessione specifica e sempre riscontrabile.
La definizione della mucoviscidosi in Medicina è puntuale e analitica: "*L'anomala funzione della proteina del canale epiteliale del cloruro codificata dal regolatore della conduttanza transmembrana della fibrosi cistica (CFTR) il cui gene si trova sul cromosoma 7, banda q31.2*".
E' una terminologia difficile, solo per addetti del settore, ma va letta **con rispetto** verso una scienza medica, che grazie al continuo progresso scientifico, ha saputo arrivare a una lettura così particolareggiata del corpo umano.
Quando però si domanda il perché avvenga tutto questo la risposta è disarmante: "*La fibrosi cistica è uno dei migliori esempi del concetto* ***un gene, una malattia***", cioè: te la tieni a causa del tuo gene.
La conclusione sui testi di Medicina è ancora e solo una descrizione di tutto quello che avviene: "*Poche malattie dei bambini sono così versatili nella sintomatologia come la fibrosi cistica...dalle forme lievi a forme gravi, dalla nascita a fasi più ritardate, da un organo a più organi*".
Vediamo la soluzione al problema, fibrosi cistica, secondo il programma biologico scoperto da Hamer.
E' una risposta abbastanza tecnica, ma dovrebbe risultare comprensibile dopo la conoscenza dei processi biologici.
La causa è da ricercare ancora nel collegamento alle conflittualità

vissute dalla madre nel periodo di gravidanza.
I sintomi della mucoviscidosi sono riconducibili ai tessuti dell'endoderma in fase di risoluzione, cioè si tratta di una caseificazione in eccesso che viene attivata dopo il parto.
Questo eccesso avviene quando, durante la gravidanza, la madre ha vissuto continui e ripetuti conflitti attivi per le più svariate ragioni.
Durante la fase conflittuale si determina sempre una vasocostrizione. Le fasi di simpaticotonia vissute dalla madre si traducono cioè per il bambino in una vasocostrizione della placenta, che porta inevitabilmente a una mancanza di nutrimento. E' come se il bambino vivesse ogni volta il conflitto del boccone. Il bambino però non dispone ancora della fase batterica necessaria alla caseificazione, perché nella pancia l'ambiente è asettico e non ci sono batteri, quindi il tessuto cresciuto in eccesso viene incapsulato.
Non appena viene al mondo il tessuto incapsulato resta tale, mentre con le successive recidive, essendoci la presenza di batteri, vengono attivati i processi di caseificazione, e si manifesta quanto definito fibrosi cistica.
Conoscendo ora il perché e quanto avviene si potrà intervenire preventivamente aiutando la donna in gravidanza a trovare la sua tranquillità.

La sindrome di Down

E' uno dei capitoli studiati da Hamer ma, come da lui stesso ammesso, ancora da esplorare e definire. Siamo sempre nel ristretto ambito delle conflittualità subite durante la gravidanza e questo rende difficile l'approfondimento della ricerca.
La trisomia 21, come viene definita la sindrome di Down, è un'alterazione cromosomica per cui un cromosoma (il 21) non si disgiunge per meiosi presentando quindi un cromosoma in più.
I sintomi più noti: ritardo nello sviluppo con ritardo mentale, tratti mongoloidi, profilo piatto. Possibili variazioni cromosomiche determinano poi anche altre manifestazioni cliniche.
La Medicina non è riuscita ad andare oltre la conoscenza dei feno-

meni clinici, apportando però significativi progressi nell'assistenza medica e prolungando l'età media dei pazienti con trisomia 21. Hamer, dal canto suo, convinto che nulla nasce a caso, ha portato avanti la sua ricerca sulla possibile concomitanza dei possibili conflitti vissuti dal feto durante la gestazione
Un primo risultato della sua ricerca è stato il riscontro di un conflitto uditivo vissuto dal feto. Nei casi da lui verificati ha potuto, infatti, rilevare situazioni in cui la madre, per diverse circostanze, è stata ripetutamente vicina a rumori molto forti.
Famoso è il caso di una famiglia con una bambina down di quattro anni e mezzo. Il marito falegname lavorava quotidianamente con la sega circolare e per la moglie incinta era naturale vivere spesso vicino a questa situazione rumorosa, mentre non altrettanto doveva esserlo per il bimbo in grembo: il rumore assordante della sega circolare costituiva, secondo Hamer, un continuo shock uditivo, che può comportare paura frontale, conflitti motori e altro.
Hamer ebbe la controprova della sua ipotesi quando, dopo aver invitato i genitori ad allontanare tutte le fonti di rumore dalla bambina, avvenne un repentino miglioramento delle sue condizioni, soprattutto migliorando la crescita e le funzioni in genere.
Rimando al testo di Hamer per i dettagli della storia e per le sue interessanti considerazioni. Per la sindrome di Down però siamo ancora alle fasi di studio e lo stesso Hamer ammette che occorre ancora indagare.
Del resto le fasi conflittuali durante la gravidanza non sono di facile interpretazione, ma la strada è quella indicata e, col tempo e la collaborazione dei ricercatori, si potranno fare molti passi avanti.

2) Il diabete

Riporto in questo capitolo la trattazione del diabete, perché, oltre a essere una domanda ricorrente, questa patologia insieme a poche altre (sclerosi multipla, SLA, Parkinson, disfunzioni del talamo, glaucoma, ipoglicemia, distacco della retina, paresi sensoriale del periostio) fanno parte di un gruppo a sé stante definito da

Hamer come **malattie oncoequivalenti**.
Con questo termine ha voluto raggruppare alcune patologie che, pur avendo sempre una DHS come momento originario di un programma fisiologico, e quindi ugualmente con un processo bifasico (conflitto e risoluzione del conflitto), non presentano fasi di crescita o di riduzione cellulare, ma si manifestano con una **riduzione o blocco funzionale di un organo nella fase conflittuale attiva**.

Il diabete secondo la Medicina classica
Nel caso del diabete l'organo coinvolto è notoriamente il pancreas (isole di Langherans) e il diabete di cui parliamo è quello definito *mellito*, per lo più distinto tra quello di tipo 1 e 2.
Cosa ci dice la Medicina classica? Anamnesi, diagnosi e terapia sono sempre conseguenti a definizioni analitiche, scientificamente comprovabili e ineccepibili, dedotte con strumentazioni sempre più moderne. Il limite è sempre però la visione riduttiva e l'esclusione del motore principale: la psiche del paziente diabetico.
Si definisce il diabete un'iperglicemia nel sangue, causata da un difetto di secrezione o di attività dell'insulina. Molti effetti, sui reni, sugli occhi e sui vasi sanguigni sono ritenuti collaterali, ma queste sono correlazioni prese in considerazione solo perché, a volte, concomitanti -"effetto cicogna" - senza valutare perché non sempre avvengano.
Si stima che nel mondo siano più di 140 milioni le persone affette da diabete e si ritiene che nel 2025 il numero raddoppierà.
In sintesi: nel diabete mellito tipo 1 l'iperglicemia è causata dalla distruzione delle cellule Beta causata dai nostri linfociti T; nel diabete tipo 2 invece l'insulina funziona solo un po' meno del dovuto.
Nei testi canonici troviamo così motivate le cause: per il tipo 1 si parla di **malattia autoimmune**, cioè è la solita sfortuna che assale il paziente; per il tipo 2 si dice testualmente: *"A dispetto dei recenti progressi della ricerca la causa del diabete tipo 2 rimane enigmatica"* quindi si prosegue sostenendo che, a parte i soliti fattori ambientali, alimenti, vita sedentaria e obesità, *i **fattori genetici** rivestono un ruolo importante*.

L'indagine riduzionistica è perfetta.
Veramente singolare è una nuova applicazione "dell'effetto cicogna": è stato constatato che sia in Europa, sia negli Stati Uniti, l'incidenza del diabete tipo 1 si è triplicata nei bambini a partire dal 1960, e siccome, più o meno da tale data, sono diminuite le infezioni virali dei bambini, la deduzione è: *"i dati fanno ipotizzare che le infezioni possano essere protettive contro il diabete e che quindi l'aumentata incidenza del diabete sia dovuta alla riduzione delle comuni infezioni"*.
Quindi la deduzione ulteriore, anche se non detta, dovrebbe essere la seguente: se aumentano le infezioni virali nei bambini diminuiscono i casi di diabete.
Come sempre siamo costretti a concedere il beneficio a un'indagine che si ferma a esaminare solo ciò che vede. E la terapia non può che essere altrettanto conseguente: assunzione di insulina, sino alla somministrazione a vita nei casi più gravi, dieta ipoglicemica nei casi meno gravi.

Il diabete secondo la Nuova Medicina
L'oggetto d'indagine è ancora e sempre l'individuo.
Il conflitto biologico individuato da Hamer è così definito: **il conflitto di opposizione, di repulsione, quando si oppone resistenza a qualcuno o a qualcosa**.
Nessun conflitto come questo è così tanto ricorrente e in aumento come nel mondo attuale. In Paesi industrializzati e cosiddetti moderni dove, ogni risultato, budget o scalate societarie è ottenuto a suon di scontri e lotte infinite, non è difficile individuare le connotazioni tipiche di questo conflitto.
Il discorso vale ugualmente anche per i bambini, se e quando vengono sottoposti agli imperativi o abusi dei grandi, sempre più pretenziosi nei loro confronti, americani in testa. E soprassediamo alla concomitante riduzione delle infezioni virali dopo la guerra.
Per capire cosa succede al pancreas (isole di Langherans), per cui l'insulina non fa più il suo lavoro d'immagazzinare il glucosio nelle cellule, ma lo lascerebbe disperso nel sangue, possiamo partire da un fenomeno ricorrente nel comportamento degli ani-

mali. Osservate (in trasmissioni come Quark e Superquark abbondano gli esempi) il combattimento tra due animali, per lo più della stessa specie.
La lotta non è mai immediata, passa attraverso due fasi: la prima è di studio, durante la quale i due contendenti misurano le rispettive forze e mostrano ciascuno le potenzialità di combattimento. Questa prima fase è utile in Natura, nel senso che mira a ridurre il dispendio di energia e a far desistere uno dei due contendenti, qualora ravvisi l'inutilità della lotta perché si rende conto di essere inferiore all'altro.
Durante questa prima fase di **opposizione**, oltre a mostrare quanto di meglio possa produrre come offensiva, l'animale si deve anche preoccupare di prepararsi alla seconda fase del vero e proprio combattimento, per cui attiva nel sangue l'aumento di glucosio disponibile e necessario per essere utilizzato come energia da bruciare.
La forza e la resistenza dell'animale saranno quindi proporzionali a quanto "carburante" abbia a disposizione e riesca a utilizzare. A questo processo se ne aggiunge un altro, ritenuto incomprensibile dalla Medicina classica, ma del tutto sensato se si conosce la Natura: durante la fase di opposizione e precombattimento il processo di gluconeogenesi del fegato aumenta. Cioè, nonostante ci sia aumento di zucchero nel sangue, il fegato continua a produrre zucchero, e questo si comprende per l'impellente necessità biologica richiesta dall'animale al suo corpo.
Quando poi il combattimento accade, il tasso di glucosio scende per il suo utilizzo energetico.
Il processo non è diverso per noi esseri umani, con la differenza che spesso noi viviamo la fase iniziale di precombattimento, senza però riuscire a scaricare questo eccesso di energia accumulata. Non a caso viene detto ai pazienti diabetici di fare dello sport o della ginnastica per diminuire il tasso glicemico. E' solo un modo meccanico di abbassare la guardia.
Osserviamo i casi di pazienti di diabete e non sarà difficile individuare il conflitto di opposizione e resistenza in atto.
Un esempio limite si trova nel testo di Hamer[18] e riferito pro-

prio al caso di un bambino che ha subito questo conflitto durante la gravidanza della madre, perché quest'ultima, in una lite furiosa con il marito, si era presa un calcio nella pancia gravida. Il bambino nacque con il diabete e con il piede equino, come estrema difesa da quel calcio. Ma, a parte questo caso limite e comunque probante, è sufficiente osservare come il diabete sia una patologia in costante aumento nelle società più industrializzate, non per i soliti ritornelli dei fattori ambientali, ma per il costante aumento di situazioni di potenziale offesa e scontro. Così si comprende la differenza tra il diabete tipo 1 per una cronicizzazione del conflitto e il diabete di tipo 2 per una situazione meno grave, anche se più frequente.
Un'interessante prova della causa del diabete è quanto avvenuto alla tribù dei Falasha, vissuta in Etiopia a nord del lago Tana. Sono circa 100 mila individui che si erano dichiarati eredi di Israele, facendo risalire la loro origine a re Salomone e alla regina di Saba. Negli anni '80-'90 circa 75 mila falasha si sono trasferiti in Israele ed è avvenuto che l'incidenza del diabete è salita alle stelle: oltre il 17 per cento di loro è diventato diabetico.
Lo stesso fenomeno è stato registrato a suo tempo per i polinesiani emigrati in Nuova Zelanda e per i messicani negli USA.
Non sapendo come giustificare l'evento si è pensato di attribuire la causa alla nuova diversa alimentazione. Ma si è tornati così a dare per buono un risultato sulla base di una percentuale e di un fatto concomitante; tra l'altro, nel caso dei falasha, inferiore a un quarto del totale. Ma se fosse veramente l'alimentazione la causa, tutti o comunque quasi tutti, sarebbero dovuti diventare diabetici. Molto più semplice e riscontrabile sarebbe la verifica su quel 17 per cento di falasha che, di fatto, trovandosi quasi forzatamente in un ambiente nuovo e per certi versi difficile, hanno vissuto il conflitto "di opposizione e resistenza".
Situazione ancora più plausibile per i polinesiani costretti a migrare in Nuova Zelanda.
Se poi si passa all'aspetto terapeutico del diabete le deduzioni sono conseguenti: ricorriamo senz'altro alla somministrazione di insulina per sopperire ai casi urgenti, ma rivolgiamoci soprattut-

to all'individuo per individuare cosa abbia determinato in lui il conflitto di opposizione e, una volta risolto il conflitto, non ci sarà più bisogno per il suo pancreas di attuare il processo di rilascio dello zucchero nel sangue.
Se questo resta il principio informatore di fondo, si dovrà comunque sempre tener conto delle situazioni reali e individuali, eventualmente cronicizzate e per questo più gravi, ma, come sempre, la conoscenza delle 5 Leggi Biologiche dovrà essere contemperata dall'ausilio del nuovo medico e delle sempre più innovative tecniche di supporto, senza quindi escludere l'utilità di una posologia di insulina per accompagnare un processo di riequilibrio.

Caso 50) Bettino Craxi: un diabete e un conflitto del profugo
Dall'insieme di quanto letto sinora non è difficile comprendere quanto è accaduto all'on. Bettino Craxi: una situazione che, per la sua intensità e drammaticità, lo ha portato alla morte.
I fatti sono noti a tutti: negli ultimi anni, prima di rifugiarsi in Tunisia, si era dovuto **opporre a ogni tipo di attacco**. Naturalmente non interessa qui il merito della vicenda giudiziale. Di certo indipendentemente dalla sua implicazione personale, occorre considerare che tutto il contesto in cui si muoveva allora la politica italiana era intriso di reciproci intrallazzi e collusioni tra imprenditori e politici. Questa situazione ha creato il classico ricorso storico: "tutti fuggono quando la barca affonda" e l'on. Craxi ha dovuto pagare per primo la difficoltà di gestire una difesa impossibile. **Da qui il conflitto di opposizione e di continua resistenza senza poter scaricare la sua tensione** e così si spiega il suo diabete.
Dal suo rifugio, apparentemente dorato, in Tunisia continuava a rilasciare interviste contro il sistema politico italiano, dimostrando quanto continuasse a recidivare il suo conflitto di opposizione. Ma l'aggravamento della drammaticità di questa situazione è stato determinato soprattutto in seguito al concomitante **conflitto del profugo**: costretto a vivere lontano dall'Italia.
Le ultime fotografie di quest'uomo lo ritraggono gonfio in ogni parte del corpo, indice chiaro della ritenzione dei liquidi:

emblematica figura della conflittualità di chi è "un pesce fuor d'acqua", senza più punti di riferimento; una situazione vissuta in modo tanto più drammatico quanto più alta era stata la risonanza di quest'uomo, del quale si può discutere sulle vicende giudiziarie, ma del quale non si può disconoscere il carisma personale.

3) La sclerosi multipla, la SLA, il Parkinson

Anche queste patologie, come anticipato, fanno parte del gruppo definite da Hamer oncoequivalenti, per la caratteristica comune di una riduzione o blocco funzionale di un organo.

La Medicina classica suddivide tutte queste patologie e non potrebbe fare diversamente, visto che tale suddivisone corrisponde esattamente alla rilevazione dell'indagine riduzionistica che porta a etichettare sempre ciò che si vede.

Hamer ha individuato in queste patologie un conflitto comune denominatore. Vediamo in sintesi le singole patologie prima secondo la Medicina classica e poi secondo quanto scoperto da Hamer.

La sclerosi multipla: si dice che la causa sia la demielinizzazione della guaina dei nervi, come se si degenerasse la protezione dei fili elettrici e comunque una sorta d'infiammazione cronica.

Col tempo il fenomeno porta alla formazioni di placche cicatriziali (sclerosi) che possono degenerare sino a causare l'immobilità, anche totale, del paziente; **la causa di questo processo: *rigorosamente* sconosciuta**.

Siccome però la perdita della mielina sarebbe indotta da un processo infiammatorio sconosciuto, allora la patologia viene catalogata tra le malattie **autoimmuni**, "un'aberrazione" del sistema immunitario e quindi archiviata nel solito classificatore "SS".

Il decorso patologico è, come sempre, descritto egregiamente dalla Medicina classica nei suoi particolari fisiologici. Risparmio quindi il lettore da tutta la trattazione sulle reazioni dei globuli bianchi e il collegamento al sistema nervoso centrale.

E' considerato uno dei disturbi neurologici più diffusi al mondo, con una stima di oltre un milione di casi.

I sintomi sono quelli riconducibili a una disfunzione dei nervi che determinano per lo più disturbi motori (parziale paresi e spasmi degli arti superiori e inferiori), danni ai nervi ottici, paresi facciale e possibili danni cerebrali e cognitivi (coordinazione della parole e memoria).
Con l'andare del tempo si assiste spesso a un aumento della sintomatologia portando il paziente a deficit neurologici sempre più invalidanti.
La terapia è conseguente all'interpretazione di malattia autoimmune, quindi si adoperano farmaci immunosoppressori, però viene ammesso che *"le armi disponibili hanno sinora una mira così poco precisa da non riuscire a individuare il bersaglio strategico" (American Scientific 2002)*. Altri tentativi sono stati fatti con farmaci rimielinizzanti, ma senza risultati incoraggianti. L' epilogo è lo stesso di sempre, al pari di quello visto nell'articolo riportato sull'osteoporosi: "tra qualche anno si scoprirà il farmaco giusto". Per ora si continua con le domeniche pro sclerosi multipla.

La SLA (sclerosi laterale amiotrofica): varia il termine rispetto alla precedente patologia perché viene riscontrata la distruzione dei motoneuroni del midollo spinale o dei nervi cranici o della corteccia motoria, ma si ripete la perdita di fibre mieliniche. I sintomi sono un'atrofia muscolare che, se progressiva, può arrivare a determinare una paralisi completa del paziente.
L' analisi da parte della Medicina classica porta alle stesse conclusioni della sclerosi multipla: sconosciuta la causa, ricorso a farmaci sempre sperimentali e alle domeniche pro SLA, visto che non si è ancora trovato nulla che possa far pensare alla soluzione di questa patologia.

Morbo di Parkinson: è considerata una degenerazione della "substantia nigra", cioè la distruzione di cellule nervose che risiedono nel tronco cerebrale, comunicanti con la corteccia cerebrale. Parliamo sempre di patologie neurodegenerative. I sintomi sono: riduzione dei movimenti volontari, rigidità e tremori a riposo, ridotta espressività facciale, posizione fissa del corpo. Con-

statata la riduzione concomitante del contenuto di dopamina si riesce ad alleviare terapeuticamente i sintomi del Parkinson con la somministrazione di L-DOPA (precursore della dopamina). Ma è un rimedio solo sintomatico, non si arriva ad annullare la patologia. Anzi, con il progredire della malattia il rimedio farmacologico perde la sua efficacia.
Anche per questa patologia non sono diversi i risultati ottenuti rispetto alle precedenti.

Secondo le Leggi Biologiche.
Preciso che il riferimento alle patologie indicate è solo esemplificativo e non esaustivo, nel senso che le patologie riguardanti questi fenomeni che coinvolgono gli arti e la muscolatura sono molteplici, comprendendo anche malattie come la distrofia muscolare, paraplegie varie, oltre a tutte le altre sottospecie con nomi diversi, ma sono comunque tutte sempre riconducibili all'innervazione del midollo o della corteccia cerebrale.
Hamer è riuscito a ricollegare tutte queste patologie, ritenute neurodegenerative, nella derivazione della muscolatura ai due centri d'innervazione dell'ectoderma, distinguendo l'innervazione nella parte corticale per il movimento (motoria o sensoriale) e l'innervazione nel midollo per il trofismo muscolare (muscolatura striata).
Per tutte queste manifestazioni assistiamo a una riduzione o a una perdita delle funzioni (paralisi e disturbi della sensorialità) a seguito di un **conflitto motorio o sensoriale.**
Diverso, ma spesso possibile e concomitante, è il **conflitto di svalutazione** che si determina in questi soggetti e che attiva i programmi del mesoderma.
In definitiva Hamer abbandona ogni tipo di etichetta (SM – SLA – Parkinson – Distrofia ecc.) per una nuova e globale reinterpretazione di queste manifestazioni neurologiche, e riesamina ogni caso alla luce della sua derivazione embrionale, nonché al connesso e preciso conflitto della persona.
Vediamo dunque questi distinti collegamenti tra i centri cerebrali e i conflitti.

Conflitto motorio	Organi interessati
- non poter fuggire da qualcuno o qualcosa; - non poter andare o seguire qualcuno;	- Gambe
- non potersi difendere, allontanare o non riuscire a trattenere	- Braccia
- non poter evitare una situazione, non sentirsi liberi nel movimento, sentirsi chiusi dentro una morsa	- Spalle, schiena
- non riuscire a prendere, ad afferrare o allontanare	- Mani

Conflitto sensoriale	Organi interessati
- perdere di vista qualcuno, non riuscendo a trattenerlo, paura nella nuca	- Retina dell'occhio
- perdere o rompere il contatto fisico di qualcuno con paralisi sensoriale	- Formicolii sulla pelle

Nel riflesso sul corpo dovremo poi tener conto della lateralità destra/sinistra nei riguardi delle persone con le quali si vive il conflitto (madre, padre, partner, figli, ecc.).
Da questo prospetto sommario si può cominciare a effettuare una diagnosi diversa e più precisa sui sintomi denunciati dal paziente. Lo vedremo meglio anche dai casi di seguito riportati.
Nel panorama delle valutazioni una considerazione inevitabile, anche se amara, è che la maggior parte delle volte, quando il paziente si trova in una fase conflittuale con la presenza dei sintomi vari di paralisi e si reca dal medico, non si riesce a evitare il secondo potenziale conflitto: la diagnosi di Sclerosi multipla o

similari, con l'aggiunta delle conseguenze.
Se il paziente, infatti, è consapevole di cosa vuol dire la terminologia usata, cade immediatamente nell'angoscia di "non poter più camminare", che purtroppo gli rimane attaccato come un programma postipnotico e l'uscita da tutto questo diventa difficilissima.
Si viene a innescare un' inevitabile "spirale all' ingiù" che fa sprofondare il paziente in un tunnel dove non gli è possibile vedere l'uscita.
Per questo il quadro clinico di un paziente si manifesta spesso con continue recidive e cadute conflittuali; è quanto accade per esempio nel caso definito Morbo di Parkinson, dove è come se il conflitto non andasse mai a termine. Vedremo meglio questa situazione nei casi esposti dopo.
Proseguendo il decorso del programma fisiologico di queste manifestazioni avviene che, se la persona risolve i conflitti, si verificano, a seconda della tipologia, delle diverse situazioni.
Per il conflitto motorio gli edemi cerebrali possono provvisoriamente peggiorare i sintomi neurologici con possibili convulsioni epilettiche e sbattimenti. La crisi epilettoide è appunto la crisi epilettica.
Nel conflitto sensoriale si manifesta invece, come una perdita totale di sensibilità, uno stato di assenza, che può durare anche qualche giorno.
Con questo nuovo ordine delle cose si comprende, infine, perché la formazione delle placche bianche, risultanti dalle RM (risonanze magnetiche) e relative solo alla parte del midollo, non c'entrano nulla con i conflitti motori o sensoriali, essendo queste invece solo la risultante di conflitti di svalutazione in soluzione e riguardanti le strutture del mesoderma, che, ripeto, si verificano spesso in concomitanza ai conflitti citati, ma non necessariamente sempre.
Quanto sopra esposto ci fornisce una nuova chiave di lettura delle cosiddette patologie neurodegenerative e l'indagine precisa dei distinti processi fisiologici decisiva per la nuova anamnesi del paziente.
Occorre però approfondire alcuni aspetti sul senso biologico del programma scoperto da Hamer e sul "sentito" di questa tipologia

di pazienti.
Tutte le manifestazioni fisiche riferibili a una **paralisi** e connesse all'innervazione corticale e del midollo sono dettate da un senso biologico che Hamer definisce: **il riflesso di morte apparente**.
Cioè, le situazioni di un improvviso (DHS) impedimento di fare sono caratterizzate da una concomitante volontà **"di stare fermo finché il pericolo si è allontanato"**, riproducendo per alcuni istanti lo stesso fenomeno che accade nella biologia degli animali, che usano la morte apparente come difesa da un nemico dal quale non possono più scappare.
Questa caratteristica del "sentito" da parte della persona diventa determinante per la ricerca del conflitto vissuto. Anche questo aspetto sarà più chiaro dopo l'esposizione dei casi.
Un'ultima considerazione, molto importante per la comprensione del verificarsi di questi casi, nasce dall'esperienza dei casi vissuti. Infatti dopo anni di verifica sui moltissimi casi analizzati da Hamer (e possiamo confermare la stessa risultanza dai casi analizzati nel nostro studio) è emerso che l'incidenza di questi problemi motori, che portano a delle forme di paralisi, è prevalente nei **soggetti rigidi**.
La rigidità è una qualità riferibile a quelle persone che **per carattere o per funzione sociale** affrontano la vita in modo estremamente schematico e secondo principi inderogabili, senza lasciare alcuno spazio alla flessibilità di comportamento.
Per carattere, intendo quel modo di atteggiarsi troppo rigido verso se stessi e verso gli altri, con una maschera comportamentale di rigore che, per educazione o per scelta di difesa, diventa parte integrante di noi.
Per funzione sociale, intendo quel ruolo che ci ritroviamo a coprire nell'ambito sociale e che ci obbliga ad assumere atteggiamenti in coerenza con il ruolo stesso: motivo in più per le persone rigide di preferire questi ruoli.
Abbiamo già visto nel capitolo della terapia che la **flessibilità** è una qualità propedeutica alla capacità di saper risolvere in tempo utile i conflitti, costituendo di fatto **la vera prevenzione per**

restare in equilibrio.
Più di tante parole, osservate i casi più eclatanti di Parkinson e di Sclerosi conosciuti nel mondo: Mohamed Ali, Ronald Reagan, Roosevelt, Hitler, Stalin, diversi giocatori di calcio (Signorini) e diversi Papi della storia.
Aggiungete voi altri nomi, ma il denominatore comune appare evidente: **nessun codice genetico, solo un "codice comportamentale"**.
L' evidenziazione di questo atteggiamento da parte della persona ci porta immediatamente a considerare quanto vada a incidere ai fini della scelta di un intervento terapeutico. Infatti non c'è nulla di peggio per una persona rigida di dover cedere all'impossibilità, continuamente recidivante, di "non riuscire" a muoversi bene.
Una delle terapie migliori per tutti queste persone è la rieducazione motoria in acqua, ambiente per loro di solito ostile, proprio perché rigidità del soggetto e fluidità dell'acqua sono situazioni antitetiche, a riprova di tutto quanto sostenuto sinora.

Caso 51) Una sclerosi alla gamba destra
Il caso è abbastanza classico. Seguendo le nuove indicazioni date da Hamer proviamo a rileggere il succedersi dei fatti.
Vi risparmio quanto tentato dalla Medicina classica perché è esattamente quanto vi ho già esposto nella parte teorica.
La persona è una giovane donna destrimane che, da alcuni anni, ogni tanto, quando camminava, aveva dei cedimenti alla gamba destra. Si portava dietro la diagnosi di sclerosi multipla, con tutti gli annessi terapeutici e i vari tentativi sperimentali.
Tutto era cominciato anni indietro quando stava ultimando i preparativi del suo matrimonio. Tra le varie incombenze aveva anche previsto le prove col fotografo. Raggiunto il classico posto dove si fanno le foto di matrimonio, il fotografo mise in posa la giovane e un po' distante il futuro marito. La foto doveva rappresentare uno slancio della sposa verso il marito e il fotografo invitò la donna a proiettarsi col corpo come volersi lanciare verso il fidanzato. In quel preciso momento la donna dichiarò di aver sentito una specie di paresi alla gamba destra.

Perché avvenne questa paresi? Per una serie di motivazioni riguardanti tutto il suo pregresso nei confronti del rapporto col fidanzato, che ora risparmio al lettore, la giovane donna di tutto era convinta, meno che del suo matrimonio.
In quel gesto motorio, che era stata invitata a effettuare, aveva riversato tutta la sua difficoltà e il suo conflitto di "non poter fuggire, di non sapere se andare".

Caso 52) Una sclerosi nell'occhio sinistro
A una giovane donna destrimane, mamma di due bambini, viene diagnosticata la sclerosi nel cristallino dell'occhio sinistro.
Questa la sua storia: si era sposata con un uomo senza troppa convinzione, ma nonostante le difficoltà della relazione erano riusciti a mettere al mondo due bambini. La relazione però arrivò irrimediabilmente a termine e iniziarono le pratiche di separazione.
La DHS fu subita dalla donna, quando il marito, in modo arrogante, le disse che aveva intenzione di portarle via i bambini e che lei non avrebbe potuto fare nulla per vincere la causa, perché lui aveva i soldi e avrebbe nominato il migliore avvocato della città.
Siamo di fronte a un caso in cui è interessata l'innervazione della corteccia sensoriale e il conflitto "paura di perdere di vista i propri figli, senza poter far nulla per impedirlo". L'organo coinvolto, il cristallino dell'occhio sinistro, perché la relatività verso i figli per una destrimane è sulla sinistra.
Tutto torna, come sempre, con le Leggi Biologiche.

Caso 53) Una SLA (sclerosi laterale amiotrofica)
A un uomo circa quarantenne, sposato e senza figli, un giorno viene diagnosticata la SLA, perché la sua mano sinistra, e progressivamente anche il braccio, avevano cominciato improvvisamente a cedere nei movimenti.
Vale la pena conoscere alcuni particolari della sua storia.
Da giovane aveva vissuto una strana competizione con il fratello maggiore e con il padre: la gara a chi conquistava più donne. Lui per questo si sentiva inferiore ai due. Un giorno finalmente prese la sua rivincita riuscendo a trovare un settore dove poteva

dire di essere il primo: il ballo.
Dopo anni di dedizione e di studio arrivò a essere un ballerino di levatura internazionale, ma riuscire a mantenere quella posizione comportava continuamente enormi sacrifici e **rigore comportamentale**, il tutto in un carattere già formato da continue sfide e gare.
Tutto questo è il substrato sul quale venne subita la seguente DHS.
A una gara internazionale successe l'irreparabile: la mano e il braccio sinistri, che un ballerino usa per condurre la compagna, sono l'oggetto di maggior attenzione da parte dei giudici, ma quella sera sbagliò ripetutamente le mosse del ballo.
Per un ballerino non è difficile capire quando e quanto sta sbagliando la sua prova. La consapevolezza degli errori e la svalutazione connessa lo portarono a vivere durante la gara di ballo ripetuti conflitti motori. Oltre al declassamento da parte dei giudici subì i rimproveri della sua compagna di ballo, nonché compagna di vita.
Da quella sera la sua mano e il suo braccio sinistri iniziarono una prima forma di paresi e la concomitante svalutazione, ma soprattutto gli fu fatto imboccare il tunnel della paura di quella patologia, con la consapevolezza che forse non avrebbe mai più potuto ballare.

Caso 54) Morbo di Parkinson alla mano sinistra
La persona in questione era un campione di judo, mancino, un uomo tutto di un pezzo, cadeva ma non si spezzava, o almeno così riteneva di essere, finché un giorno la sua rigidità divenne anche il suo limite e subì la seguente DHS.
Era un amante dei cavalli e quel giorno gli venne proposto un cavallo nuovo, ma fu avvertito che era anche imprevedibile, nonostante l'apparente calma.
Per lui l'avvertimento fu una sfida, alla quale come sempre avrebbe risposto con la sua sicurezza. Sellato il cavallo, stava per afferrare le briglia, con la mano sinistra in quanto mancino, quando il cavallo s'imbizzàrrì e gli scappò di mano. Questo avvenne davanti agli occhi di molti e lui s'impuntò, rincorse il cavallo, riu-

scì a montargli sopra, ma poco dopo a una seconda reazione del cavallo perse ancora la presa delle briglia e la sua mano sinistra rimase con quel movimento incompiuto.
Il giorno dopo era a tavola e fece per prendere il bicchiere sul tavolo e la mano cominciò a tremare. Iniziò anche per lui il tunnel di diagnosi e di svalutazione progressiva.

Caso 55) Morbo di Parkinson in tutto il corpo
Una signora di mezz'età si stava avviando a godere la pensione del marito, dopo anni di un tranquillo matrimonio, con un figlio convolato a giuste nozze.
Un giorno un'amica le disse: "Non vorrei dirtelo, ma ho qualche sospetto che tuo marito abbia una relazione con un'altra".
Impossibile crederci per la nostra signora. Il lavoro del marito lo portava spesso a lunghe assenze e molte volte tornava a casa tardi dal lavoro, ma mai avrebbe pensato che il marito potesse avere una relazione extraconiugale. Ma il tarlo era entrato.
Cominciò a non dormire la notte e un giorno decise, malvolentieri e impaurita, di seguire il marito. Cominciò a preoccuparsi quando si rese conto che il marito stava andando in una zona completamente diversa da quella del suo posto di lavoro. Finché lo vide entrare in un portone di una casa sconosciuta. Poco dopo entrò anche lei e decise di aspettare nell'atrio. Passò alcune ore d'inferno fino a quando sentì scendere due persone dalle scale, era il marito abbracciato con un'altra donna: la peggiore sensazione che possa provare una moglie e la più emblematica DHS secondo le Leggi Biologiche.
L'incrocio degli occhi dei due e una paralisi totale delle articolazioni della donna furono una cosa sola.
Da quel giorno cominciò ad avvertire quella forma di Parkinson che prende tutte le articolazioni e rende impossibile alla persona di stare ferma.
Non si separarono, perché il marito chiese perdono alla moglie, ma ogni volta che lui usciva di casa e tornava un po' più tardi o comunque ogni volta che tra i due si ripeteva una situazione conflittuale si ripeteva anche il tremore in tutto il corpo.

4) Il tumore al cervello

E' un'altra delle classiche domande.

Il tumore nel cervello, così come inteso dalla Medicina classica - una proliferazione maligna/benigna - non esiste.

Questa è l'introduzione data da Hamer alle sue scoperte sul presunto tumore al cervello.

Queste le sue argomentazioni: il cervello è costituito per un 10 per cento da cellule nervose e per il restante 90 per cento da cellule gliali, cioè da tessuto connettivo cerebrale, connesso al mesoderma.

Le cellule nervose cerebrali, una volta formatesi dopo la nascita non si possono né dividere, né moltiplicare. Ciò che può riprodursi è solo il tessuto gliale che, al pari di un tessuto mesodermico, produce in certe situazioni un addensamento gliale intorno alle cellule nervose. E' una sorta di rinforzo a protezione di un danno subito da queste ultime. La Medicina classica, non conoscendo i programmi bifasici e in particolare la fase vagotonica, in caso di un dolore alla testa o semplicemente negli esami di routine dopo precedenti situazioni tumorali, si limita a intervenire con l'esame di una TAC con liquido di contrasto. Il risultato è scontato: "C'è un grosso tumore alla testa". L' addensamento gliale, maggiormente irrorato, come lo sono tutte le cicatrizzazioni in atto, al pari di un cheloide, insieme al liquido iodato di contrasto fanno apparire nell'immagine della TAC la classica palla bianca ritenuta un tumore. Il passaggio a ritenere il tutto una metastasi è solo la rinnovata applicazione "dell' effetto cicogna".

Vediamo invece di capire quando e come si forma quest'addensamento gliale nel processo bifasico.

Nell'attimo della DHS s'innesca un programma speciale simultaneo a tutti e tre i livelli: psiche, cervello e organo. Abbiamo già visto il programma nella sua attuazione sulla psiche e sull'organo, resta dunque da vedere la parte del cervello.

Proprio in questa sede avviene il coordinamento di tutto il programma: è il processore dell'intero computer "essere umano".

Nel momento della DHS si attivano nel cervello i cosiddetti "focolai di Hamer" che appaiono come anelli concentrici di un ber-

saglio (vedi foto n. 3/4 a pag. 84). L'immagine alla TAC è simile a quella del cerchio che si forma in uno stagno nel quale si getti un sasso. Nella prima fase conflittuale questo cerchio si presenta estremamente preciso e nitido nei suoi contorni, come i bordi di una lente di ingrandimento.
Se il conflitto si risolve si passa alla seconda fase vagotonica. Come nell'organo del corpo inizia la fase di riparazione nel tessuto interessato (caseificazione, incistamento o ricostruzione cellulare), così inizia la fase di riparazione nel cervello. Il soggetto si trova in una fase in cui si sente stanco e fiacco, ha la febbre, spesso mal di testa, ma ha anche appetito.
A livello cerebrale inizia la formazione di un **edema**, cioè una fase espansiva con concomitante proliferazione del tessuto gliale, al pari della formazione di un sarcoma. E' un fase di risanamento del focolaio. Il tessuto gliale dunque va a circondare la parte danneggiata depositandosi negli spazi del reticolo delle cellule cerebrali e formando quindi un ispessimento della parte coinvolta.
Hamer definisce questo una fase positiva, perché indice di riparazione, ma siamo agli antipodi di quanto invece viene detto dall'altra parte: "Tumore in testa! Metastasi ... bisogna intervenire subito chirurgicamente". Un'altra DHS non gliela toglie nessuno al paziente.
Se questo è il processo base nel cervello di ogni fase di riparazione del programma bifasico, Hamer stesso non disconosce che possano esserci complicazioni da tener presenti, prevedendo la possibilità anche di esito letale. Quindi possono verificarsi casi di aggravamento o di decesso del paziente, ad esempio se un conflitto è stato troppo lungo o troppo intenso, oppure se si verifica una concomitanza di troppi edemi cerebrali, di ripetuti e recidivi conflitti nella stessa zona cerebrale, e purtroppo, nel caso della possibile caduta in panico a seguito della sentenza della diagnosi di tumore. Specialmente le recidive conflittuali avvenute sulla stessa area cerebrale possono essere pericolose e causare una lacerazione a causa dell'eccessiva rigidità tissutale creatasi nel tempo.
Ho esposto i principi fondamentali del processo cerebrale nella fase vagotonica, perché questo è lo scopo del libro, ma l'argo-

mento delle attività cerebrali nell'ambito delle scoperte di Hamer è molto vasto e rinnovo pertanto l'invito, a chi ha il dovere di farlo, a verificare.
Un'ultima considerazione sulle applicazioni terapeutiche è d'obbligo, perché attualmente gli interventi previsti sono l'intervento chirurgico, la chemioterapia o le irradiazioni in testa. Non possono essere diverse le soluzioni in una Medicina che considera quelle macchie bianche delle TAC il "brutto male" da estirpare.
Effettivamente, a volte, dopo le prime applicazioni di chemioterapia o di irradiazioni viene rilevata una riduzione della cosiddetta massa. Ma questo è solo un effetto astringente della tecnica usata. In sostanza il processo di riparazione viene solo interrotto, il liquido dell'edema scompare, ma inizia il cosiddetto effetto fisarmonica, perché il processo, non essendo riparato, ma solo bloccato, si riattiva e cerca di portare a termine la fase vagotonica. Purtroppo i collegamenti delle cellule nervose, ripetutamente sottoposte a stiramento, rischiano la lacerazione e spesso, nell'arco di un anno dall'ultima applicazione, avviene l'irreparabile.

5) Le sostanze cancerogene

Ripetutamente nel corso del testo ho avuto modo di spiegare la deduzione di Hamer di fronte alla presunta cancerogenicità di sostanze o situazioni ambientali: **non esiste il prodotto cancerogeno, né tanto meno l'ambiente imputabile come causa di tumori**.
Esistono certamente i prodotti tossici e possono determinare sicuramente dei danni ai tessuti del corpo a seconda del loro utilizzo, ma non confondiamo i danni con i tumori.
Anche se avete letto quanto sopra accompagnati dall'ennesino sbuffo di esasperazione, dopo tante, troppe affermazioni che sconvolgono un sistema, l'invito è a riflettere sulle seguenti considerazioni.
Innanzi tutto se una sostanza avesse questa proprietà di essere cancerogena su di un tessuto, sarebbe sufficiente provarlo prelevando una qualsiasi parte di un organo e immergerla o met-

terla a contatto con il prodotto cancerogeno.
Ma questo non avviene, neanche se il prodotto a contatto è in elevatissime concentrazioni.
Quando si vuole dimostrare le proprietà cancerogene di un elemento si fa il solito test sui topi o altri animali. E allora succede quello che è avvenuto per la formaldeide. Si spruzza il prodotto sul muso dei topi e cosa pensate che accada a quel piccolo topo terrorizzato, dopo continue sperimentazioni di quel prodotto tossico, sulle sue mucose? Un tumore, chiaramente! Ma per le continue DHS subite, non perché la formaldeide sia cancerogena.
Hamer, ironicamente, propone di tenere legata una persona e sbatterle in faccia tutti i giorni della m….! e potremo vedere lo stesso fenomeno accadere sulla sua pelle.
Così l'elenco delle sostanze ritenute cancerogene aumentano di giorno in giorno a spese dei piccoli topi o animali similari.
Abbiamo già visto ampiamente, parlando del fumo delle sigarette e dell'amianto, il ripetersi di questa situazione paradossale.
Ci vuole tempo!

6) Se volessi curarmi con la Nuova Medicina?
Secondo il classico concetto di cura, devo rispondere che in Italia non è possibile curarsi secondo la Nuova Medicina. In primo luogo non è riconosciuta come diagnosi e tanto meno come terapia.
Sappiamo già che tutte le nuove scoperte in Medicina trovano difficoltà per il loro riconoscimento e la loro attuazione.
La particolarità e difficoltà in più, è che, a parte l'Associazione, attualmente non vi è nemmeno un coordinamento fra coloro che hanno cominciato a riconoscere i fondamenti delle scoperte di Hamer e si assiste inoltre a iniziative arbitrarie di singole persone, medici o terapeuti. Ho paragonato la situazione per le Leggi Biologiche a quella descritta per il cambiamento improvviso dei sensi di marcia in una città. Ogni tanto si sente che qualcuno, improvvisatosi "apprendista terapeuta hameriano", prova a far girare un paziente nel senso inverso, con inevitabili risultati disastrosi o con possibili guarigioni tanto "belle", quanto difficilmente riconosciute dalla Medicina.

L'Associazione A.L.B.A. è oggi l'unica aggregazione di persone in forma giuridica che persegue lo studio preciso delle scoperte di Hamer. Il percorso intrapreso è quello di continuare la verifica delle Leggi Biologiche, ma nel contempo di portare avanti il riconoscimento da parte del Ministero della Salute. L'intento non è quello di una sperimentazione su scala nazionale, ma di un confronto scientifico e onesto con chi detiene il potere decisionale sulla salute delle persone.
Consapevole della difficoltà di affrontare questo discorso sul tema del tumore, con questo libro ho voluto affrontare il problema a partire dalle dimostrazioni più semplici, a dimostrazione dell'universalità delle Leggi Biologiche.
L' invito e l'auspicio è che ogni volta che qualcuno avrà il modo di verificare la scientificità delle Leggi biologiche, si rivolga al proprio medico e lo inviti a fare altrettanto. Solo i medici possono legittimamente portare avanti queste scoperte, gli altri possono solo richiedere che lo facciano.
La mia personale convinzione e tranquillità nei confronti di ciò che viene paventato "brutto male" o malattia in generale, è nata grazie alla fortuna di aver studiato e sperimentato per anni.
L' ho già detto nella prefazione: ritenevo giusto passare questo dono.

Capitolo 18

"E' possibile convincere a malapena un uomo di un errore nell'arco di una vita, ma devi accontentarti, pensando che il progresso della scienza è lento"
H.D.Thoreau

UN LIBRO DEDICATO

Ai medici,
ai quali mi rivolgo con profondo rispetto e riconoscimento per la loro professione.
Bertrand Russell scrisse: "*Quando tutte le conseguenze logiche di una innovazione vengono rappresentate simultaneamente, l'urto alle abitudini è così grande che gli uomini tendono a respingere il tutto, mentre, se fossero stati invitati a compiere un passo ogni dieci o vent'anni, avrebbero potuto adeguarsi alla via del progresso senza offrire una grande resistenza*".
Purtroppo le scoperte di Hamer non possono essere accettate un po' alla volta, perché il coinvolgimento della psiche nella diagnosi medica implica una destrutturazione totale del sistema adottato sinora.
Un medico, alla fine di un corso, mi ha detto: "Non posso accettare queste scoperte, mi cambiano tutto. Ho studiato per anni volumi e volumi di Medicina". Gli ho risposto: "Non si preoccupi, ha ancora una speranza: trovi un paziente che, a fronte della sua malattia, non abbia subito un conflitto biologico, lo portiamo insieme da Hamer e, se è vero, lui ha detto che brucia tutti i suoi libri. Ma, se non lo trova, provi a pensare che in gioco è la salute delle persone".

A chi ha il diritto e il dovere di verificare, avendo il potere di attuare.
A costoro non posso che rivolgere l'invito ad armarsi di ogni diffidenza e prevenzione plausibile, ma, allo stesso tempo, di un al-

trettanto serio proposito per una verifica approfondita e scientifica, in modo onesto e senza pregiudizi dovuti a interessi precostituiti.
Dopo quasi trent'anni dall'inizio di queste scoperte, siamo ancora a "presumere" che potrebbero essere vere, ed è giusto allora chiedere delle verifiche.
Karl Popper definisce la scienza come una disciplina fondata sulla creazione di ipotesi che predicono i fenomeni – preferibilmente nuovi – suscettibili di verifica. Se una di queste previsioni fallisce, l' ipotesi viene abbandonata, se invece resiste, lo scienziato non ritiene di averla dimostrata, ma semplicemente di averla posta come base per ulteriori ricerche. Quindi il criterio per giudicare una teoria scientifica è la **verificabilità,** e non la **verità**.
L' invito è di partire dalle più semplici patologie sino alle più complesse e verificare per ogni paziente la corrispondenza precisa e inconfutabile.
Un'unica avvertenza: il metodo d'indagine non può prescindere da quanto riportato nel capitolo precedente e la valutazione della componente psichica deve tener conto delle variabili individuali del "sentito" della persona.
Riguardo ai casi da scegliere per la verifica non esistono preclusioni di sorta, scegliete tranquillamente i pazienti che volete e non preoccupatevi nemmeno di verificare i casi indicati nei testi di Hamer e, tanto meno, in questo libro.
Così, da una verifica obbiettiva e controllata, si potrà evitare anche quanto mi è capitato quando mi sono rivolto ad alcuni medici curanti dei casi da me riportati. Di fronte all'evidenza delle guarigioni, la risposta era alternativamente una di queste due: 1) "A volte succede che guariscano senza un motivo"; 2) "Si vede che avevamo sbagliato la diagnosi".
E' giusto quindi fare tabula rasa ma, anche se per Hamer sarebbe l'ennesima verifica, è altrettanto giusto insistere finché qualcuno, "lassù dove si puote ciò che si vuole", si decida a riconoscere una validità scientifica in base a una verifica.
L' auspicio, non troppo nascosto, è che questo qualcuno sia mosso almeno dal sano e giusto egoismo che tutta la faccenda possa

riguardare anche la sua salute e la sua paura.
Ripeto quanto riportato per i medici, e posso garantire di essere portavoce autorizzato: Hamer sostiene che se si riesce a trovare un paziente, con qualsiasi patologia, nel quale si riconosca che non esiste il conflitto biologico, così come risulta nelle sue tabelle, lui è pronto a rinnegare tutte le sue scoperte.
Quindi, cari signori, abbiamo un'ottima occasione per sbarazzarci una volta per tutte di quest'uomo, senza dover più spendere tempo e soldi per portarlo in carcere per la terza volta.

A chi
volesse strumentalizzare la mia persona per fondare le sue critiche e rifiutare a priori la scientificità del libro.
Preciso subito che la mia persona non entra in gioco come autore, secondo gli schemi canonici di chi avrebbe diritto di parola.
Vi risparmio quindi il tempo di cercare nei nomi accreditati dal Gotha della Medicina. Vi chiederebbero: "Claudio Trupiano, chi è costui?" esattamente come ha scritto un giornalista, che ha sparato a zero sul suo giornale di provincia contro la Nuova Medicina, dimostrando però di non conoscerla e, ciò che è ancor più grave, senza darci la possibilità di interloquire per un tentativo di un confronto scientifico.
Goethe disse: "Non c'è nulla di peggio dell'ignoranza attiva" (ignoranza=non conoscenza).
Aggiungo, anche a voler dar credito ai miei titoli professionali, nessuno di questi può supportare una legalità scientifica medica. Né una laurea umanistica (Giurisprudenza) né una laurea scientifica (Farmacia, con specializzazione in erboristeria), né i corsi di studio effettuati in Spagna con Hamer, né quelli in Italia, né tanto meno i giorni e le notti passati a studiare la Medicina classica mi conferiscono, secondo la prassi medica, l'autorità o il diritto di chiedere la parola per dire: "Ehi, posso parlare di una cosa nuova in Medicina?".
Solo per due motivi mi sono sentito in diritto e in dovere di scrivere questo libro.
Il primo l'ho già enunciato nella prefazione, e cioè contribuire

con la testimonianza e con lo studio, quasi decennale, delle Leggi Biologiche a una più chiara e semplice divulgazione delle scoperte di Hamer. In questo senso il mio sforzo è un compendio di tutto il lavoro fatto insieme al Comitato Scientifico dell'Associazione A.L.B.A. e a tutti i medici e terapeuti che si sono prodigati per la raccolta dei risultati e delle verifiche.
I contenuti scientifici del libro, fedelmente riportati secondo le sue scoperte, implicano l'avallo di Hamer e a lui, **solo a lui**, andrebbero eventuali meriti e riconoscimenti.
Il secondo motivo, mi deriva proprio dalla fortuna, compresa a posteriori, di aver dedicato parte della mia vita a studi umanistici e parte a studi scientifici.
Lo raccomando a tutti, è un ottimo esercizio per destrutturare la propria mente, ma ve lo anticipo: se decidete di farlo, non potrete risparmiarvi le lacrime e il moto istintivo di gettare la spugna quando, dopo aver metabolizzato testi di Diritto, vi troverete improvvisamente di fronte alle formule di chimica organica e, a seguire, le centinaia di patologie dei testi di Medicina.
Credo proprio di dover a queste due opposte impostazioni di studio il merito di aver compreso la possibile e altrettanto opposta metodologia di studio, necessaria per coniugare le due entità sinora tenute separate dalla scienza: il corpo e la psiche.
Questa riunione è l'oggetto di questo libro, dove in definitiva non si parla della Medicina classica, se non per le sue domande senza risposta.
Con questo mio sforzo penso di aver dato il mio contributo, ora tocca ai miei **amici medici** dell'Associazione A.L.B.A. e a tutti gli altri, anche non facenti parte dell'Associazione, ma che hanno potuto cominciare a verificare le Leggi Biologiche.
Sono loro, a buon diritto, che devono portare avanti la loro applicazione clinica, prima con coraggio, poi con la gioia della verifica.

A chi non è nessuno di tutti i precedenti,
ma che ha letto il libro per curiosità, per interesse, perché è malato o per amore della ricerca.
A costoro posso dire che la Nuova Medicina è un dono: l'inizio di

un **nuovo modo di vivere, senza paura.**
Personalmente ritengo che, quando questo sarà una realtà per tutti (e ci vorrà tempo) l'essere umano sarà pronto ad affrontare la nuova conquista: la conoscenza di una libera spiritualità della vita.
Per ora la stiamo ancora ricercando, ma non è possibile fare molti passi, perché **siamo persi dalla paura**.
Parlare di libera spiritualità vuol dire porsi in antagonismo alle attuali maglie di religioni, che sfruttano l'anelito di amore e di elevazione delle persone, ma poi serrano in una struttura codificata e minacciosa ogni libertà di spirito.
Non si rinnega con questo il passato della storia delle religioni. Anzi, tutti ci siamo nutriti e siamo cresciuti con i simboli e i principi della religione, attraverso i quali abbiamo trovato un'appartenenza e un'identità.
Nessuno contesta i fondamenti di fratellanza e di amore che ci hanno uniti in una ricerca spirituale, e ora ci ritroveremmo smarriti senza questa unità di intenti.
Dirò di più, quelle stesse maglie che ci hanno messo addosso, fatte di paura e timore, cucite con i lacci dei dogmi e degli inferni paventati, hanno fondate giustificazioni storiche per aver tenuto a freno individui ancora troppo rozzi e poco evoluti.
Trasferendo in Medicina i concetti di maligno e benigno, che non esistono in Natura, si sono strette ancora di più le maglie della paura del male oscuro, della malattia che un giorno bussa casualmente alla porta del nostro corpo.
Ora però ci vengono date le chiavi per una nuova comprensione. Le scoperte di Hamer ci riportano alla luce un mondo naturale, giusto e giustificato dall'evoluzione verso il continuo miglioramento delle specie.
Nessuna cellula impazzisce e gioca a nascondino per il corpo. Tutto acquista un senso biologico, a noi così facilmente comprensibile da farci raggiungere la conquista più grande: l'eliminazione della paura.
Se prima era una domanda, ora diventa una certezza: se Hamer toglie la paura, fa paura.
In ogni caso, una volta liberi dalla paura, potremo inchinarci nuo-

vamente di fronte al miracolo della creazione e, come scrive Hamer, nella sua veste di teologo, realizzare che "*la Nuova Medicina ci libererà da percorsi sbagliati e ci porterà alla religione naturale, alla comprensione naturale di Dio e alla comprensione naturale di Madre Natura*".
Inevitabile è la meraviglia di scoprire la semplicità delle Leggi Biologiche, quella stessa meraviglia che diventa perplessità, e che mi viene ripetuta da molti alla fine dei miei corsi: "No, è troppo semplice!"
Per noi, esseri cerebrali impauriti, la semplicità può essere sinonimo di superficialità, ma tutte queste cose le aveva già scritte Boris Pasternak con questa poesia:

Imparentati con tutto ciò che esiste,
conoscendosi e frequentando il futuro
nella vita di ogni giorno
non si può non incorrere, alla fine,
come in un'eresia:
un'incredibile semplicità.
E noi non saremo risparmiati
e non potremo tenerla nascosta:
SEMPLICITA',
più di ogni altra cosa necessaria
a noi e agli uomini,
ma, loro, intendono meglio
solo ciò che è complesso.

Conclusioni

Il Tempo è galantuomo e, nonostante il nostro vociare, va avanti in silenzio, rispetta la nostra ignoranza e concede sempre il massimo di sé, perché sa che abbiamo bisogno di lui.

Per fortuna dell'essere umano ogni tanto nasce "una grande mente" che dà un'accelerata al Tempo.

Russell scrisse: "*Quelli per i quali la libertà intellettuale è personalmente importante possono essere una minoranza nella comunità, ma fra di loro si trovano gli uomini che hanno la massima importanza per l'avvenire.*

Abbiamo veduto l'importanza di Copernico, di Galileo e di Darwin nella storia dell'umanità, e non si deve supporre che l'avvenire non produca altri di questi uomini.

Se si impedisce loro si svolgere la propria opera e di raggiungere i risultati che ne attendono, la razza umana sarà stagnante e un nuovo oscuro medioevo si verificherà.

La nuova verità è spesso scomoda, specialmente per i detentori del potere; in mezzo a una lunga cronaca di crudeltà e d'infatuazione, essa è nondimeno la conquista più importante della nostra specie umana intelligente, ma capricciosa."

Da parte mia resta questo lavoro a testimoniare il mio ringraziamento al dottor Hamer, perché ora, insieme a tutti i soci di A.L.B.A. e insieme a tutti coloro che hanno verificato le Leggi Biologiche, posso dire: "Grazie al dottor Hamer, non ho più paura".

Se anche solo un'altra persona potrà aggiungere il suo grazie, non sarà stato un lavoro inutile.

NOTE

1) Michael Crichton - "Next" ed. Collins Gem. 2007
2) Bruce H. Lipton – "La Biologia delle Credenze" ed. Macro Gold 2006 (libro vincitore del premio come miglior libro di Scienza nel 2006 negli U.S.A.)
3) Jacopo Prisco – Riv. Le Scienze "Scientific American" 2006: "Se c'è un po' di sporco non fa così male".
4) Robbins e Cotran – "Le basi patologiche delle malattie"; 7° edizione ital. Eusebi 2005 pag. 736.
5) R. Geerd Hamer – "Il Capovolgimento diagnostico" ed. Amici di Dirk 1981 pag. 236.
6) Riv. Le Scienze "Scientific American" Maggio 2006: "Riprogrammare il melanoma".
7) R. Geerd Hamer – "Testamento per una Nuova Medicina" ed. Amici di Dirk 2005 pag. 1129.
8) R. Geerd Hamer – "Testamento per una Nuova Medicina" ed. Amici di Dirk 2005 pag. 217.
9) R. Geerd Hamer – "Testamento per una Nuova Medicina" ed. Amici di Dirk 2005 pag. 1184 e seguenti.
10) Desmond Morris – "La scimmia nuda" ed. It. Bompiani 2003.
11) Sean B. Carroll – "Infinite forme bellissime" 2007 ed. Codice Torino.
12) Theodor Schwenk – "Il Caos sensibile" 1992 ed. Arcobaleno. Oriago (Ve).
13) Patrick Renvoisé e Christophe Morin – "Neuromarketing. Il nervo della vendita" 2006 ed. Le lettere.
14) Robbins e Cotran – "Le basi patologiche delle malattie" 7° edizione ital. Eusebi 2005 pag. 848.
15) La proliferazione a strati, rispetto a quella a cavolfiore, è solo una modalità fisiologica diversa di crescita cellulare e si verifica solo nell'attivazione della qualità assorbente.
16) Desmond Morris – "La scimmia nuda" ed. It. Bompiani 2003.
17) Robbins e Cotran – "Le basi patologiche delle malattie" 7° edizione ital. Eusebi 2005 pag. 1310.
18) R. Geerd Hamer – "Testamento per una Nuova Medicina" ed. Amici di Dirk 2005 pag. 1032.

Nota Biografica

Il dott. med. Ryke Geerd Hamer nasce nel 1935 in Germania, a Frisia. A 18 anni consegue la maturità ed inizia gli studi di medicina, teologia e fisica all'università di Tübingen dove conosce Sigrid Oldenburg, anche lei studentessa di medicina, di cui si innamora immediatamente e due anni dopo, quando consegue la licenza intermedia (consegue l'esame intermedio in medicina), la sposa. A 22 anni supera l'esame di teologia.
La giovane famiglia ha una figlia ed un figlio, Dirk, che in futuro giocherà un ruolo determinante, ed in seguito altri due figli. A 24 anni supera l'esame di stato di medicina a Marburg . Dopo aver praticato due anni in qualità d'assistente e conseguito il dottorato, riceve nel 1961 l'abilitazione alla professione di medico .
Trascorre poi diversi anni d'intensa attività nelle cliniche universitarie di Tübingen e Heidelberg, e nel 1972 consegue la specializzazione in medicina interna . Impegnato alla clinica universitaria di Tübingen si occupa, quale primario in ginecologia, di molti malati di cancro collaborando con la moglie, anch'essa medico, nello studio privato.
Parallelamente coltiva un hobby particolare: quello dell'inventore. A lui si devono l'invenzione dello scalpello Hamer per chirurgia plastica, a taglio atraumatico, con lama 20 volte più affilata della lametta da barba; della sega speciale per ossa utilizzato sempre in chirurgia plastica, del lettino da massaggio che si adatta automaticamente alla forma di qualsiasi corpo, come pure di un apparecchio per eseguire diagnosi del siero in via transcutanea.
Nel 1976 il dott. Hamer, con la moglie ed i suoi quattro figli, va in Italia, per curare gratuitamente i malati nei quartieri più poveri, dal momento che i brevetti depositati delle sue invenzioni gli permettono un reddito sufficiente.
Poi un fatto terribile, cambia la loro vita per sempre.
Il 18 agosto 1978 , alle tre del mattino succede qualcosa d'orribile: un italiano, il principe di Savoia, all'Isola di Cavallo, spara dei colpi e colpisce il figlio del dott. Hamer, Dirk, che stava tranquillamente dormendo in una barca vicina. Il problema è soprattutto

che Dirk non viene soccorso subito, ma viene lasciato a dissanguare per circa 6 ore. Per più di tre mesi Dirk lotta tra la vita e la morte, subisce un'amputazione della gamba e 19 interventi operatori, mentre il padre veglia angosciato al suo capezzale giorno e notte.
Poi il 7 dicembre 1978 suo figlio Dirk muore. Questa perdita inaspettata cambia per sempre la vita del dott. Hamer e della sua famiglia. Poco dopo la morte di suo figlio lui si ammala di cancro ad un testicolo. Lavorando come primario in ginecologia nella clinica oncologica universitaria di Monaco, gli viene il dubbio che la sua malattia possa essere in rapporto allo shock per la morte del figlio e quindi non causata da una "cellula impazzita". Inizia a supporre che sia in relazione al cervello. Chiede alle sue pazienti se anch'esse avessero vissuto un avvenimento terribile e inaspettato, e scopre che tutte, in effetti, avevano subito un evento traumatico prima di ammalarsi. Così capisce che lo shock della perdita del figlio vissuto tre anni prima, era l'origine del suo cancro al testicolo. Si trattava di uno shock biologico, drammatico, inaspettato, al quale era assolutamente impreparato e che l'aveva colto "in contropiede".
Nell' ottobre 1981, quando vuole spiegare la sua scoperta con una conferenza medica, il dott. Hamer viene richiamato dal direttore della clinica in cui opera e posto davanti alla scelta di negare le sue scoperte o di lasciare la clinica. Non potendo certo rinnegare tale scoperte, e conscio di quale immenso beneficio avrebbero portato a chi è malato, decide, suo malgrado, di lasciare la clinica.
Prima di partire, lavorando giorno e notte, riesce a raccogliere i dati delle cartelle cliniche di tutti i pazienti affetti da cancro che aveva in cura.
Presenta quindi la sua ricerca, sotto forma di tesi d'abilitazione, all'università di Tübingen e Heidelberg, dove insegnava da diversi anni, allo scopo di verificare la fondatezza delle sue scoperte a livello universitario, nell'intento di permettere agli ammalati di beneficiare al più presto di queste immense possibilità di salvezza. Nel maggio 1982 i decani dell'università respingono in circostanze

misteriose le sue teorie sulla correlazione tra cancro e psiche, senza nemmeno verificarne l'esattezza su di un solo paziente!
Dal 1981 ci troviamo quindi nella grottesca situazione per cui un'università si rifiuta di svolgere un esame di verifica scientifica sebbene abbia ammesso davanti al tribunale di poterla effettuare facilmente nel giro di tre giorni.
Dopo la morte del figlio il dott. Hamer continua assiduamente la ricerca e la verifica delle leggi biologiche scoperte, verificandole su più di trentamila pazienti: in tutti i casi da lui esaminati ha potuto verificare l'esatta corrispondenza e fondatezza delle sue scoperte.
Negli anni successivi ha tentato più volte di aprire un ospedale o un rifugio simile a un ospedale per i suoi pazienti dove potevano essere curati con la Nuova Medicina. Ogni volta però gli è stato impedito con un'azione di forza. Senza un sostegno finanziario, un'organizzazione o altri collaboratori ha dovuto faticosamente procurarsi le documentazioni necessarie come le TAC per il suo lavoro di ricerca. Era quindi inevitabile che in alcuni casi non avesse materiale sufficiente per fare un lavoro accurato.
Il 1986 è stato il momento culminante della caccia alle streghe con un processo intentato dal governo del distretto di Koblenz allo scopo di vietargli l'esercizio della professione, con la motivazione seguente: "non vuole abiurare la legge ferrea del cancro" e "non si vuole riconvertire alla medicina ufficiale". Tale condanna è stata confermata dall'alto tribunale amministrativo di Koblenz in un'udienza nel 1990 dove gli viene anche vietata la possibilità di ricorso adducendo tra l'altro che al dott. Hamer manca la "capacità di autocontrollo" e inoltre ha "una scarsa capacità di comprensione riguardo alla terapia necessaria per il cancro". Dal 1986 dunque non gli è più consentito parlare con nessun paziente.
Nel 1986 un tribunale condanna l'università di Tübingen a portare avanti il procedimento per l'abilitazione alla libera docenza, ma non accade nulla fino al 1994.
Il 3 gennaio 1994 il tribunale condanna nuovamente l'università di Tübingen ad effettuare la procedura di verifica delle scoperte del dott. Hamer: un avvenimento unico nella storia universitaria!
Ma il 22 aprile 1994 l'Università risponde con un comunicato:

"Non è prevista l'esecuzione di un esame di verifica nell'ambito della procedura per l'abilitazione alla libera docenza ".
Nel 1997 in base alle osservazioni oramai già più di 10.000 casi, il dott. Hamer amplia il suo sistema a 5 leggi biologiche
Dal maggio 1997 al maggio 1998 viene incarcerato per un anno nella prigione di Colonia per aver informato gratuitamente tre persone ammalate sulla Nuova Medicina. Questo nonostante che in numerose occasioni, in presenza di medici ed oncologi, si sia proceduto alla verifica delle leggi biologiche da lui scoperte su pazienti scelti a caso e che il dott. Hamer non conosceva, trovandole sempre confermate!
L' 11 settembre 1998 , presso l'istituto oncologico S.Elisabetta a Bratislava ed il dipartimento oncologico dell'ospedale di Trnava si è proceduto alla verifica delle 5 Leggi Biologiche della Nuova Medicina a livello universitario, trovandole perfettamente confermate.
Nel novembre 2003 , il divieto all'esercizio della professione gli è stato nuovamente confermato dal tribunale amministrativo di Francoforte: con la motivazione della sua "inconciliabilità con la medicina ufficiale"! Già nel 1991 un giudice presidente del tribunale di Colonia lo aveva "consigliato ufficiosamente" di non occuparsi mai più di medicina. Solo così avrebbe potuto evitare l'arresto.
Il dott. Hamer si trova quindi costretto all'esilio in Spagna per la sola colpa di aver scoperto queste Leggi Biologiche della Natura che sono in netto contrasto con gli enormi interessi finanziari legati alla medicina ufficiale!
1 Aprile 2004. Il dott. Hamer intenta una causa presso il tribunale di Stoccarda per riavere l'abilitazione quale medico, dove viene chiesta che la Nuova Medicina venga ufficialmente riconosciuta. La sentenza è negativa.
Decide di proteggere le sue scoperte registrandole sotto il nome di NUOVA MEDICINA GERMANICA ® e pubblica il nuovo testo "Introduzione alla Nuova Medicina Germanica ® " che riscontra subito un grande successo.
Il 9 Settembre 2004 il dottor Hamer viene prelevato da casa sua ed incarcerato a Madrid in attesa di essere estradato in Francia

per il processo in corso del 2001. La condanna passa da un anno e mezzo a tre anni.
Viene quindi estradato in Francia e rinchiuso in una prigione di Parigi.
Dopo un anno e mezzo di detenzione viene liberato il 13 febbraio 2006.
In prigione ha continuato la sua ricerca e ha scoperto nuove connessioni fisiologiche del corpo umano.
Torna in Spagna ancora più determinato nel suo intento divulgativo.
Attualmente vive in Norvegia a seguito di un'ulteriore sentenza di condanna per antisemitismo da parte di un tribunale tedesco.